工学一体化企业新型学徒制培训教材
国家职业教育医药类规划教材

中药

ZHONGYAO

临方

LINFANG

制剂

ZHIJI

张晓军 赵延武 胡杰 主编

U0221832

化学工业出版社

·北京·

内容简介

本书根据中药临方制剂工作中的需求编写，内容涉及简单中药临方制剂、复杂中药临方制剂、中药临方制剂工艺设计3个模块，涵盖14个工作任务、43个职业能力点。

本书适合高职高专医药类院校师生、药店工作人员阅读。

图书在版编目（CIP）数据

中药临方制剂／张晓军，赵延武，胡杰主编．—北京：化学工业出版社，2024.5
ISBN 978-7-122-44917-7

Ⅰ.①中… Ⅱ.①张…②赵…③胡… Ⅲ.①中药制剂学-研究 Ⅳ.①R283

中国国家版本馆CIP数据核字（2024）第065057号

责任编辑：张　蕾　　　　　　　　文字编辑：何　芳
责任校对：李雨函　　　　　　　　装帧设计：史利平

出版发行：化学工业出版社
　　　　　（北京市东城区青年湖南街13号　邮政编码100011）
印　　装：中煤（北京）印务有限公司
710mm×1000mm　1/16　印张17½　字数335千字
2024年8月北京第1版第1次印刷

购书咨询：010-64518888　　　　　　售后服务：010-64518899
网　　址：http://www.cip.com.cn

定　　价：69.80元

编写人员名单

主　编　张晓军　赵延武　胡　杰

副主编　毛　磊　袁玉鲜　沈佳佳　季火英

编　者

毛　磊（杭州第一技师学院）

汤　丽（杭州第一技师学院）

张晓军（杭州第一技师学院）

李占颖（河南医药健康技师学院）

吴玉凤（杭州轻工技师学院）

沈国芳（杭州市食品药品检验研究院）

沈佳佳（杭州九源基因工程有限公司）

季火英（杭州胡庆余堂国药号有限公司）

邵淑媛（杭州第一技师学院）

胡　杰（杭州第一技师学院）

赵延武（河南医药健康技师学院）

倪珊珊（杭州第一技师学院）

袁玉鲜（杭州第一技师学院）

郭　娇（河南医药健康技师学院）

焦文静（河南医药健康技师学院）

黄雪波（杭州胡庆余堂国药号有限公司）

主　审　蒋玲霞

前言 ▸▸▸▸▸▸

　　为深入贯彻落实《国家职业教育改革实施方案》(国发〔2019〕4号)、《推进技工院校工学一体化技能人才培养模式实施方案》(人社部函〔2022〕20号),关于建设校企双元合作开发教材的要求,倡导使用新型活页式、工作手册式教材的要求,本教材依托国家级康养实训基地建设单位杭州第一技师学院、河南医药健康技师学院和杭州胡庆余堂国药号有限公司合作开发。

　　本教材以培养学生综合能力为目标,主要从中药临方制剂领域中提取了3个工作领域,涵盖14个典型工作任务和43个职业能力点。其中3个工作领域包括简单中药临方制剂、复杂中药临方制剂、中药临方制剂工艺设计,每个能力点围绕着核心概念、学习目标、基本知识、能力训练和课后作业这五个方面展开,其中能力训练包括操作条件、安全与注意事项或常见问题与解决方法、操作过程、学习结果评价四部分内容。

　　本教材以立德树人、培养学生创新意识和以学生为中心为理念,致力于开发新型活页式教材和工作手册式教材。配套信息化教学资源包,为个性化学习和"工学一体化"提供信息支持。本教材通过校企双元合作开发,促进产教融合、工学一体、共同构建服务于技工教育的现代职业教育教材体系。教材融会贯通课程标准、岗位需求、技能比赛,将工作群与课程中的典型工作任务相统一,使学校培养的技能人才与企业岗位所需人才实现零对接。

　　活页式、工作页式教材为新生事物,需深入探索的领域还有很多,加之编者精力、学识、时间有限,内容不足之处在所难免,望读者不吝指正。

编者
2023 年 9 月

目录

模块C　中药临方制剂工艺设计 / 205

模块A

简单中药临方制剂

项目A-1 普通汤剂的制备

任务A-1-1 能按照要求完成麻黄汤的制备

一、核心概念

1. 汤剂

汤剂系指中药饮片或粗粒加水煎煮，去渣取汁制得的液体制剂，亦称"汤液"，可供内服与外用。

2. 煎煮法

煎煮法是最常用的浸提方法之一，是以水为溶剂与药材共同加热煮沸而制成水提液的方法，又称煮提法或煎浸法。适用于有效成分能溶于水，且对湿、热较稳定的药材。

二、学习目标

1. 能正确解读麻黄汤制备任务单，具有信息分析和自主学习能力。

2. 能编制麻黄汤的制备方案，具有信息检索和信息处理能力。

3. 能审核并确认麻黄汤制备方案，具有语言表达能力。

4. 能按照麻黄汤的制备方案完成麻黄汤的制备，具有质量为本意识、药品生产质量管理规范（GMP）管理意识、规范生产意识、质量危机意识和诚信意识。

5. 具备社会主义核心价值观、工匠精神和劳动精神等思政素养。

三、基本知识

1. 处方中药饮片的鉴别

【麻黄】

本品为麻黄科植物草麻黄 *Ephedra sinica* Stapf、中麻黄 *Ephedra intermedia*

Schrenk et C.A.Mey. 或木贼麻黄 *Ephedra equisetina* Bunge 的干燥草质茎。秋季采割绿色的草质茎，晒干。

麻黄为圆柱形的段。表面淡黄绿色至黄绿色，粗糙，有细纵脊线，节上有细小鳞叶。切面中心显红黄色。气微香，味涩、微苦。

【桂枝】

本品为樟科植物肉桂 *Cinnamomum cassia*（L.）D.Don 的干燥嫩枝。春、夏二季采收，除去叶，晒干，或切片晒干。

桂枝为类圆形或椭圆形的厚片。表面红棕色至棕色，有时可见点状皮孔或纵棱线。切面皮部红棕色，木部黄白色或浅黄棕色，髓部类圆形或略呈方形，有特异香气，味甜、微辛。

【苦杏仁】

本品为蔷薇科植物山杏 *Prunus sibirica* L.、东北杏 *Prunus mandshurica*（Maxim.）Koehne 或杏 *Prunus armeniaca* L. 的干燥成熟种子。夏季采收成熟果实，除去果肉和核壳，取出种子，晒干。

苦杏仁呈扁心形。表面乳白色或黄白色，一端尖，另一端钝圆，肥厚，左右不对称，富油性。有特异的香气，味苦。

炒苦杏仁形如焯苦杏仁，表面黄色至棕黄色，微带焦斑。有香气，味苦。

【炙甘草】

本品为甘草的炮制加工品。

炙甘草片为类圆形或椭圆形切片。表皮红棕色或灰棕色，微有光泽。切面黄色至深黄色，形成层环明显，射线放射状。略有黏性。具焦香气，味甜。

2. 麻黄汤的基本知识

【处方来源】《伤寒论》

【处方组成】麻黄 9g，桂枝 6g，苦杏仁 6g，炙甘草 3g。

【组方原则】方中麻黄为辛温发汗之要药，且能宣肺平喘，故为君药。桂枝解肌发表，温通经脉，为臣药。麻黄、桂枝相伍，则发汗之力较强，为辛温发汗的基本配伍。肺气郁闭，宣降失常，佐以苦杏仁降利肺气，与麻黄相配，一宣一降，为宣降肺气、止咳平喘之常用配伍。炙甘草调和药性，兼能缓麻黄、桂枝峻烈之性，使汗出而不致耗伤正气，为使药。本方是治外感风寒表实证之基础方，又是辛温发汗法之代表方。

【功能主治】发汗解表，宣肺平喘。用于外感风寒所致的恶寒发热，头身疼痛，无汗而喘，舌苔薄白，脉浮紧。

【规格】每袋装 200mL。

3. 汤剂的优缺点

优点：①组方灵活，能适应中医辨证施治需要，可随症加减；②可发挥药材多种成分的综合作用及多效性；③以水为溶剂，制法简单；④吸收、奏效较为迅速。

缺点：①必须临时制备，携带、使用不方便；②多味苦、服用量大，儿童难以服用；③稳定性差，易霉败，不宜久贮；④挥发性及难溶性成分提取率或保留率低，可能影响疗效。

4. 汤剂的质量要求

汤液应具处方中药物的特殊气味，无焦糊气味，且无残渣、沉淀和结块。有胶类烊化加入者，应混合均匀，不聚结沉降。有粉末状药物加入者，经搅拌应分散均匀，不结块，不沉降。

5. 汤剂制备注意事项

① 煎煮器具的选择：传统多用砂锅；大量制备时多选用耐腐蚀的不锈钢容器。

② 煎煮用水及加水量：煎煮应使用符合国家卫生标准的饮用水，用水量一般以浸过药面 2 ~ 5cm 为宜，待煎饮片应在煎煮前先行浸泡，以利有效成分的煎出。浸泡时间一般不少于 30min。

③ 煎煮火候：沸前"武火"，沸后"文火"，煎药时应当防止药液溢出、煎干或煮焦。

④ 煎煮时间：一般药物煮沸后再煎煮 20 ~ 30min，解表类药物不宜久煎，煮沸后再煎煮 15 ~ 20min，第二煎的煎煮时间应当比第一煎的时间略缩短。

⑤ 煎煮次数：一般煎煮 2 ~ 3 次，应当充分煎透，做到无糊状块、无白心、无硬心。

四、能力训练

（一）操作条件

① 人员：操作员需要经过生产区更衣程序和净化区后进入操作间。

② 机器：煎药锅、电子秤、灌装机、封口机、多媒体设备等。

③ 材料：中药饮片（麻黄 45g，桂枝 30g，苦杏仁 30g，炙甘草 15g）、无纺纱布袋、药袋等。

④ 资料：《中华人民共和国药典》（简称《中国药典》）（2020 年版）；《中药汤剂制备技术规范》生产工艺、操作方法、操作规程；附件 1 学习任务书、附件 2 麻黄汤的制备任务单、附件 3 麻黄汤的制备方案、附件 4 麻黄汤的制备记录单等。

⑤ 环境：洁净度应达到大于 D 级洁净度要求，温度 18 ~ 26℃，相对湿度 45% ~ 65%，一般照明的照明值不低于 300lx；中药临方制剂一体化工作站。

（二）安全及注意事项

1. 汤剂煎煮室应宽敞、明亮、洁净、无污染。
2. 室内有排烟、排气、消防设施。
3. 生产过程中所有物料均应有标识，防止发生混药。
4. 煎药时应戴好防护手套，防止烫伤。
5. 按设备清洁要求进行清洁。

（三）操作过程

工作环节	工作内容	操作方法及说明	质量标准
下达任务	学习任务书的阅读理解（见附件1）	现场交流法，填写制备任务单（见附件2）	（1）正确解读学习任务书的剂型、数量、工期和质量要求等 （2）具有信息分析和自主学习能力
制订方案	麻黄汤制备方案的制订	资料查阅法；制备方案的编制（见附件3）	（1）方案全面合理，明确制备流程和质量标准 （2）具有信息检索和信息处理能力
审核方案	审核并确认麻黄汤制备方案	制备方案的汇报；制备方案的修订确认	（1）汇报时采用文稿或PPT形式，语言精炼，条理清晰，重点突出 （2）与指导教师进行有效沟通，及时修改完善方案
实施方案与过程控制	1.生产前准备	（1）人员净化 （2）器具准备：煎药锅、电子秤、灌装机、封口机、无纺纱布袋、药袋	（1）清场合格，文件齐全，生产环境和设备符合工艺要求 （2）具有GMP管理意识
	2.药材浸润	中药饮片用无纺纱布袋装置，煎煮前用冷水充分浸泡；填写制备记录单（见附件4）	（1）所选用的中药饮片净度符合《中国药典》（2020年版）及《中药饮片质量标准通则试行》之规定 （2）浸泡时间不少于30min （3）具有质量为本意识
	3.一煎	将浸透的药材放入煎药锅，采用煎煮法进行汤剂一煎制备，并填写制备记录单（见附件4）	（1）加水量：为中药量的5～8倍，或加水浸过药面2～5cm （2）煎药火候：沸前用"武火"，沸后改用"文火"，保持微沸状态 （3）煎煮时间：煮沸后15～20min （4）煎得滤液：1000mL左右 （5）具有规范生产意识
	4.过滤	将煎煮好的药液趁热倒入容器中待用	（1）汤液无残渣、沉淀、结块及焦屑等异物，应具处方中药物的特征气味，无焦烟气及酸败霉变味 （2）汤液汁浓味厚，有一定浓度 （3）具有安全生产操作的意识

工作环节	工作内容	操作方法及说明	质量标准
实施方案与过程控制	5.二煎	采用煎煮法进行汤剂二煎制备,并填写制备记录单(见附件4)	(1)加水量:加冷水浸过药面 (2)煎药火候:沸前用"武火",沸后改用"文火",保持微沸状态 (3)煎煮时间:煮沸后10~15min (4)煎得滤液1000mL左右 (5)具有规范生产意识
	6.合并滤液	将二煎煎煮好的药液趁热倒入,合并煎液,静置,取上清液;药液倒出后,待药渣稍凉后,加压绞取药渣所吸附的药液,即得所需药液。填写制备记录单(见附件4)	(1)合并滤液2000mL左右 (2)汤液无残渣、沉淀、结块及焦屑等异物,应具处方中药物的特征气味,无焦糊气或酸败霉变味 (3)汤液汁味厚,有一定浓度 (4)具有质量为本意识
	7.分装	将生产合格的药液分装入适宜药袋内,每袋药液200mL左右,共10袋;填写制备记录单(见附件4)	(1)药袋符合质量标准 (2)具有质量为本意识
	8.包装与贴签	在药袋表面贴上标签,标注操作员,生产日期,药名,容量等,填写制备记录单(见附件4)	(1)标注记录完整,真实 (2)具有诚信意识
	9.清场	清洁场地和设备	(1)场地清洁 (2)工具和设备清洁及摆放合理 (3)具有GMP管理意识

【问题情境一】

某药企员工用煎煮法制备麻黄汤,在生产过程中,发现煎煮药液偏少,试分析产生此现象的原因有哪些?应如何解决?

原因:煎煮药液偏少有多种原因,可能是加水量不足、浸润不完全、煎煮时间过长或煎煮温度过高导致。

解决方法:由加水量不足或浸润不完全导致煎煮药液偏少,可以增加水量或延长药材浸润的时间。如果是煎煮时间过长或煎煮的温度过高导致,则可以通过缩短煎煮时间,避免过度煎煮;或调整火力,使温度控制在适宜范围内。

【问题情境二】

某药企员工用煎煮法制备麻黄汤,在生产过程中,发现滤液中出现大量药材残渣,试分析产生此现象的原因是什么?应如何解决?

原因:滤液中出现大量药材残渣可能是无纺纱布滤袋质量不佳或未收紧袋口,在煎煮中出现漏口导致。

解决方法:用洁净的过滤网另行趁热过滤。

（四）学习结果评价

序号	评价内容	评价标准	评价结果（是/否）
1	学习任务书的阅读理解	（1）能解读学习任务书，解读任务书的剂型、数量、工期和质量要求等 （2）具有信息分析和自主学习能力	
2	麻黄汤制备方案的编制	（1）能编制麻黄汤的制备方案，明确制备流程和质量标准 （2）具有信息检索和信息处理能力	
3	审核并确认麻黄汤制备方案	（1）能采用文稿或PPT形式汇报，语言精炼，条理清晰，重点突出 （2）能与指导教师进行有效沟通，及时修改完善方案 （3）具有良好的语言表达能力	
4	准备工序	（1）能进行人员净化，正确领用制剂工具、材料 （2）具有安全生产操作的意识	
5	浸润工序	（1）能正确进行药材浸润操作 （2）能正确判断药材浸润程度是否合格 （3）具有质量为本意识	
6	一煎工序	（1）能规范使用煎煮工具、无纺纱布袋 （2）能判断汤剂药材的加水量、煎煮火候与时间 （3）能通过外观、色泽、气味等方面对汤剂质量进行初步判断，汤剂成品符合质量要求 （4）具有GMP管理意识和质量为本意识	
7	过滤工序	（1）能规范使用滤过工具 （2）具有安全生产操作的意识	
8	二煎工序	（1）能规范使用煎煮工具 （2）能判断汤剂二煎所需的加水量、煎煮火候与时间 （3）能通过外观、色泽、气味等方面对汤剂质量进行初步判断，汤剂成品符合质量要求 （4）具有GMP管理意识和质量为本意识	
9	合并滤液工序	（1）能规范使用滤过工具 （2）能判断合并药液量是否符合需求 （3）具有安全生产操作的意识	
10	分装工序	（1）能正确进行分装操作 （2）具有规范生产意识	

続表

序号	评价内容	评价标准	评价结果(是/否)
11	包装与贴签	（1）能选用适宜的容器分装药液 （2）能完整、真实标注药液信息 （3）具有诚信意识	
12	清场	（1）能对容器、工具和设备进行清洗、清洁 （2）能对一体化工作站进行清场 （3）具有GMP管理意识	

五、课后作业

1. 影响汤剂质量的因素有哪些？试给出相应的解决方案。

2. 请查询相关资料，试编制四逆汤的制备方案。

附件1 学习任务书

某患者前来某中医馆就医，医师开方为麻黄汤，5剂，每袋汤液约为200mL，共计10袋中药液。患者因工作繁忙，要求临方制剂部门在当日完成制备，交付符合《中华人民共和国药典》（2020年版）等法规的要求。

普通处方

×××中医院处方笺

姓名	×××	性别	男	门诊	××××××××
科别	中医科	年龄	40岁	日期	××××年××月××日
临床诊断：太阳伤寒表实证					
R: 麻黄9g　桂枝6g　苦杏仁6g　炙甘草3g 　　　　　　　　　　　　　　　　　　　　5剂 用法：每日一剂，水煎服400mL，每日两次					
医师	×××	审核	×××	金额	××
调配	×××	核对	×××	发药	×××

附件2 麻黄汤的制备任务单

任务名称			
剂型		数量	
工期		质量要求	
接单日期		接单人	

附件3 麻黄汤的制备方案

编制人：　　　　　　　　　　　　　　　　编制日期：

工具	
材料	
设备	
资料	
工作方法	
劳动组织形式	
制备工艺	
成品质量要求	
制备计划用时	制备地点

附件4 麻黄汤的制备记录单

工序	人员	起止时间	生产地点	控制项目
准备工序				取麻黄：　　　　g 取桂枝：　　　　g 取苦杏仁：　　　　g 取炙甘草：　　　　g
浸润				加水量： 浸润时间： 药材浸润程度：
一煎				第一次用水量： 第一次煎煮用时：
过滤				第一次煎煮滤液体积： 滤液外观：
二煎				第二次用水量： 第二次煎煮用时：
合并滤液				合并滤液体积： 滤液外观：
药液分装				外观： 容量：
包装与贴签				容器材质与规格：

任务A-1-2 能解决麻黄汤制备过程中出现的工艺问题

一、核心概念

1. 煎煮工艺

煎煮工艺指将中药材加水煮沸后降温的过程，以提取药材中的有效成分，并去除其中的不需要物质。

2. 质量控制

质量控制指在麻黄汤制备过程中采取一系列措施来保证产品质量稳定，包括药材质量控制、工艺参数控制、生产环境控制等方面。

二、学习目标

1. 能识别并处理麻黄汤制备过程中的常见问题，具有解决问题等通用能力和危机意识等职业素养。

2. 能规范安全操作、控制麻黄汤制剂生产的质量，具有安全生产、质量管理意识等职业素养。

3. 具备社会主义核心价值观、工匠精神、劳动精神和劳模精神等思政素养。

三、基本知识

1. 煎药机操作注意事项

① 煎药时应严格按照设备使用说明书规范操作。

② 煎药过程中注意检查设备安全设施的指标是否正常，如煎药温度显示是否正常；压力表的指示是否与煎药温度相对应；安全阀的起跳压力是否正常。如果出现异常情况应立即停机检查。

③ 煎药时应注意观察设备的运行情况，保持管道通畅、阀门无泄漏，否则立即停机检查。

④ 煎药人员必须熟知煎药机的煎药温度和压力的极限值，一旦超过该值应立即停机检查。

⑤ 经常保持锅内外清洁，及时擦去表面水迹，并防止机箱和电控盒内进水。

⑥ 定期检查并及时更换易损件，如煎药机的安全阀、密封圈、锅盖上的锁紧手柄、输送药液的金属软管等。

2. 药液包装注意事项

① 非密封包装要求：直接与药液接触的包装材料应以陶瓷、玻璃、不锈钢

等材料制作的器具（并附盖）为宜，不得使用铝和普通塑料制品，禁用铁制等易腐蚀器具。用前应当保持清洁，用后应及时清洗。

② 密封包装要求：外观上应无破损，无污染，无胀袋。一般情况下，总袋数应为总剂数的 2 倍或 3 倍，或遵医嘱。每袋药液量应为 50 ～ 300mL，每袋装量与标示装量相比，装量误差不超过 ±10%。直接接触汤剂的包装袋印刷内容应标明与药品直接接触包装材质、用法用量、贮藏信息、通用注意事项等内容。内服药与外用药应当使用明显不同的标识区分。外用汤剂在标签的右上角标明专用标识"外"字。

3. 影响汤剂制备的因素

① 环境卫生：制剂中心的操作环境应保持清洁和整洁，以防止杂质污染对制剂质量产生不良影响。

② 设备清洁：开始制备之前，必须对制剂设备进行彻底的清洁和消毒，以防止交叉污染影响制剂的质量。

③ 工艺流程：在制备麻黄汤的过程中，需要严格按照要求控制每个工艺环节的操作步骤和时间，以确保制剂的质量稳定。

④ 制剂包装：在完成制剂后，正确进行包装操作，包装容器要符合卫生要求，并进行严密封闭，以保证制剂的安全和质量。

4. 煎煮过程对药效的影响

煎煮是中药制剂过程中非常重要的一环，它对中药汤剂的药效有着直接的影响。煎煮过程对中药汤剂药效的几个主要影响因素如下。

① 煎煮温度：煎煮温度可以影响中药的提取效率和药效成分的稳定性，适宜的温度可以促进有效成分的释放，但过高的温度可能会导致某些成分的损失或破坏。

② 煎煮时间：煎煮时间长短直接关系中药提取效果和药效成分的含量。适当延长煎煮时间可以增加有效成分的提取，但过长的煎煮时间可能会导致部分药效成分的分解或损失。

③ 煎煮火候：不同的中药材对于火候的要求各不相同，如一些挥发性强的中药材在高温下容易失去有效成分，适合选择低温煎煮；一些坚硬的中药材则需要较长时间的煮沸才将其有效成分充分释放出来，适合高温持续煎煮。因此煎煮时需要根据中药材的特性采取合适的煎煮火候，以确保中药汤剂中的有效成分能够得到最大程度的提取和发挥作用。

四、能力训练

（一）操作条件

① 人员：操作员需要经过生产区更衣程序和净化区后进入操作间。

② 机器：煎药机、电子秤、灌装机、封口机、多媒体设备等。

③ 材料：麻黄汤中药饮片、无纺纱布袋、药袋、劳保用品等。

④ 资料：《中药汤剂制备技术规范》生产工艺、操作方法、操作规程。

⑤ 环境：洁净度应达到大于 D 级洁净度要求，温度 18～26℃，相对湿度 45%～65%，一般照明的照明值不低于 300lx，中药临方制剂一体化工作站。

（二）安全及注意事项

1. 汤剂煎煮室应宽敞、明亮、洁净、无污染。

2. 室内有排烟、排气、消防设施。

3. 煎药时应戴好防护手套，防止烫伤。

4. 煎药过程必须要有操作人员在场，严禁离岗。

5. 必须按设备清洁要求进行清洁。

（三）常见问题与解决方法

工作环节	常见问题	原因	解决方法
实施方案与过程控制	中药饮片称取不准确	称重器具精度不高、中药饮片取重错误	(1)定期校准称重器具，确保准确称取中药饮片 (2)具有解决问题的能力
	中药饮片浸润不达标	浸润时间过短或过长	(1)增加中药饮片浸润的时间，确保充分浸润；或缩短中药饮片浸润的时间，避免过度浸润 (2)具有解决问题的能力
	煎煮时出现糊锅现象	煎煮时间过长、加水量过少、煎煮温度过高	(1)根据麻黄汤制剂要求，准确控制煎煮时间、加水量和温度 (2)具有解决问题的能力和危机意识
	汤液颜色偏淡	中药饮片质量不好、煎煮时间短	(1)更换优质的中药饮片 (2)控制煎煮时间，充分煎煮 (3)具有解决问题的能力
	汤液含有杂质或沉淀物	中药饮片未经洗净或处理不当、过滤包质量或包扎不合格	(1)提前将中药饮片进行清洗和处理 (2)检查过滤包，确保质量无漏口 (3)具有解决问题的能力
	包装药液偏少	包装操作不规范出现漏液或药液煎煮量偏少	(1)确保包装袋袋口严密封闭，采取有效的包装措施 (2)控制煎煮水量 (3)具有解决问题的能力
	包装容器不符合要求	选择的包装容器不合适或质量存在问题	(1)更换符合要求的包装容器 (2)具有解决问题的能力
	煎煮设备故障	锅炉、煎煮设备出现故障	(1)及时维修或更换煎煮设备，确保设备正常运行 (2)具有解决问题的能力

【问题情境一】

在麻黄汤制备过程中，药液出现沉淀现象。试分析产生此现象的原因有哪些？应如何解决？

原因：药液出现沉淀可能有以下几个原因：饮片中存在不溶于溶剂的固体杂质；制备过程中的温度变化导致某些成分析出；细小杂质从纱布包滤出。

解决方法：首先需要检查中药饮片中是否存在不溶于溶剂的固体杂质，如果存在，需要在中药饮片煎煮前做好净制。其次，需要控制制备过程中的温度变化，避免温度变化引起某些成分析出；如有纱布包不能过滤的细小杂质，换用更精细的过滤器具过滤。

【问题情境二】

在麻黄汤制备过程中，发现包装过程中出现了漏液问题。试分析产生此现象的原因有哪些？应如何解决？

原因：在包装过程中出现漏液问题，可能的原因有包装袋密封不严或破损，包装机械故障等。

解决方法：检查包装容器的密封是否正常，如有损坏或不完整的情况，应立即更换或修复。检查包装机械是否正常运行，如有故障应及时维修或更换。

（四）学习结果评价

序号	评价内容	评价标准	评价结果（是/否）
1	中药饮片称取不准确	（1）能正确处理中药饮片称取不准确的问题 （2）具有解决问题的能力	
2	中药饮片浸润不达标	（1）能正确处理中药饮片浸润不达标的问题 （2）具有解决问题的能力	
3	煎煮时出现糊锅现象	（1）能正确处理煎煮时出现糊锅的问题 （2）具有解决问题的能力和危机意识	
4	汤液颜色偏淡	（1）能正确处理汤液颜色偏淡的问题 （2）具有解决问题的能力	
5	汤液中含有杂质或沉淀物	（1）能正确处理汤液中含有杂质或沉淀物的问题 （2）具有解决问题的能力	
6	包装药液偏少	（1）能正确处理包装药液偏少的问题 （2）具有解决问题的能力	
7	包装容器不符合要求	（1）能正确处理包装容器不符合要求的问题 （2）具有解决问题的能力	
8	煎煮设备故障	（1）能正确处理煎煮设备故障的问题 （2）具有解决问题的能力	

五、课后作业

1. 麻黄汤制备过程中出现的工艺问题有哪些？
2. 试分析麻黄汤煎煮汤液颜色偏淡的原因，并提出解决方法。

任务A-1-3　能正确判断麻黄汤的质量

一、核心概念

1. 质量标准

质量标准是指用于评价质量好坏的一系列指标和要求，汤剂的质量标准包括外观、色泽、口感、气味等方面的要求。

2. 验收方法

验收方法指判断质量是否达到标准的具体操作步骤和技术要求。

二、学习目标

1. 能对麻黄汤成品的质量进行判断，具有质量危机意识和 GMP 管理意识。
2. 能对麻黄汤成品进行验收交付，具有良好的沟通交流能力。
3. 能完善规范填写麻黄汤质量评价表，整理、存档相关操作记录，具有良好的信息处理能力。
4. 具备社会主义核心价值观、工匠精神、劳动精神和劳模精神等思政素养。

三、基本知识

1. 中药汤剂质量标准

（1）外观　不得有明显的大颗粒物、焦糊块、纤维等，允许有少量摇之易散的沉淀物。

（2）色泽　汤剂的色泽符合其原料药的特征，颜色一般为浅黄色至棕褐色。

（3）口感　口感应该符合药材的特性，具有辛、苦、酸、甘等味道；口感平滑，不应有粗糙、黏稠感。

（4）气味　汤剂应有原特征气味，一般不得有焦糊味；凡出现药液煎干或焦糊情况，不得服用；不应有异味，凡出现药液污染、变质的情况，不得服用。

（5）药渣　药渣应当充分煎透，不得有干心、硬心等明显未煎透现象，无焦糊块。

（6）异常情况　煎药时出现药液煎干或煮焦的，禁止药用。

2. 汤剂的包装要求

中药汤剂包装袋应符合《包装用塑料复合膜、袋干法复合、挤出复合》（GB/T 10004-2008）第 5.5、5.6、5.7 条要求。药液包装封口平整完好、无渗透、无其他污染。

包装成品质量应符合《中药汤剂包装机》（JB/T20116-2009）第 5.5 条的要求，应将药液均分包装，装量差异应控制在 ±5% 以内。

3. 麻黄汤验收交付的流程与要求

验收麻黄汤制剂需要做好验收记录，包括药品的名称、剂型、规格、批号、生产日期、有效期、数量、验收合格数量、验收结果、质量要求等内容。验收人员应当在验收记录上签署姓名和验收日期。

交付麻黄汤时要做好发药交代与用药指导。交付药品时注意核对患者姓名、年龄等基本信息，指导患者麻黄汤的服用方法为口服，饭后服用，一日两次。服药期间注意避免辛辣刺激性食物，忌烟酒，保持充足睡眠。

麻黄汤主要成分是麻黄、桂枝、苦杏仁、甘草，根据药品特性和患者条件，使用时慎重与含有对乙酰氨基酚、伪麻黄碱等成分的药物合用，避免药物相互作用，增加不必要的风险。对于孕妇、哺乳期妇女、儿童和老年人使用麻黄汤时需谨慎，最好在医师指导下进行。如果患者正在使用其他药物，用药前请患者咨询医师，并将所有已确诊的疾病及正在接受的治疗方案告知医师。同时，麻黄汤在用药期间如有不适或症状加重，需要及时就医并告知医师。

四、能力训练

（一）操作条件

① 人员：操作员需要经过生产区更衣程序和净化区后进入操作间。

② 机器：煎药机、电子秤、灌装机、封口机等。

③ 材料：包装袋、标签纸、签字笔、劳保用品等。

④ 资料：《中药汤剂制备技术规范》《包装记录》《验收记录》等。

⑤ 环境：洁净度应达到大于 D 级洁净度要求，温度 18 ～ 26℃，相对湿度 45% ～ 65%，一般照明的照明值不低于 300lx，中药临方制剂一体化工作站。

（二）安全及注意事项

1. 包装材料领用时，须认真核对标签、产品名称、规格与"包装记录 - 包装指令单"一致。

2. 贴标签前，根据"包装记录 - 包装指令单"核对待包装品和所用包装材料的名称、规格、数量是否一致，质量状态是否合格。

3. 每次煎药完成后，必须对煎药器具、包装机等设备进行清洗，再煮沸消毒、冲洗管路。

4. 定期对煎药、包装设备进行彻底清洗，不得有药垢堆积，且连接管路做到定期更换。

5. 煎药和包装设备在使用期间，要注意防止烫伤，防止触电。

（三）操作过程

工作环节	步骤	操作方法及说明	质量标准
质检	性状判断	（1）取适量制备完成的麻黄汤，置于透明容器中，水平放置桌面 （2）用中药临方制剂质量评价法，观察外观性状、色泽，评价口感及气味等 （3）填写记录	（1）取样之前药液摇匀 （2）汤液外观呈浅棕褐色，具有特殊的气味，微苦、略辛 （3）及时记录 （4）具有质量危机意识
	装量差异	（1）用称量法称量 （2）填写记录 （3）清场	（1）装量差异应控制在±5%以内 （2）及时记录、准确 （3）符合GMP清场与清洁要求 （4）具有GMP管理意识
成品交付	验收交付	（1）核对麻黄汤成品信息，填写验收记录 （2）麻黄汤成品的发药交代和用药指导	（1）品种、剂型、数量、工期和质量要求等无误；记录填写及时、准确 （2）患者信息核对无误，发药交代礼貌服务、用药指导正确无误 （3）具有良好的沟通交流能力
	整理存档	（1）收集学习任务书、制备任务单、制备方案、制备记录单、检查记录单等 （2）将整理后的所有单据交给指导老师审核后归档保存，档案保存注明人员、时间等信息，保存时间为2年	（1）单据收集整理齐全，单据内容真实，无涂改，字迹清晰 （2）档案信息正确，保存规范 （3）具有良好的信息处理能力

【问题情境一】

在麻黄汤验收过程中，发现麻黄汤的气味异常。请问可能的原因是什么？如何解决？

原因：麻黄汤气味异常可能是由于药材质量不合格、制备过程中受到了外界污染或储存条件不当等多种原因导致的。

解决方法：首先，对药材进行检查，确保药材的质量；其次，要注意在制备过程中避免受到外界环境的污染，保持操作区域的清洁和卫生；另外，麻黄汤制备完成后，应储存在干燥、通风良好的环境中，尽快检验包装，避免久放出现变质。

【问题情境二】

在验收过程中，发现麻黄汤的温度不符合要求。造成这种情况的原因是什么？应如何处理？

原因：麻黄汤温度不符合要求可能是由于煎药设备故障，或者操作人员对温度的控制不当。

解决方法：及时检修设备，确保温度控制的准确性。同时，培训操作人员提高其对温度控制的认识和技能。

（四）学习结果评价

序号	评价内容	评价标准	评价结果(是/否)
1	性状判断	(1)能使用质量评价法正确判别麻黄汤的性状是否符合要求 (2)能规范如实填写记录 (3)具有质量危机意识	
2	装量差异	(1)能正确判别装量差异是否符合要求 (2)能按照实际过程规范如实填写记录 (3)能对场地、设备、用具进行清洁消毒 (4)具有GMP清场管理意识	
3	验收交付	(1)能完成麻黄汤成品的验收 (2)能完成麻黄汤成品的交付 (3)具有良好的沟通交流能力	
4	整理存档	(1)能按照规程完成资料的收集整理 (2)能按照规程完成资料的存档 (3)具有良好的信息处理能力	

五、课后作业

1. 中药汤剂质量标准包括哪些内容。

2. 请查阅资料，简述目前中药汤剂煎煮和包装的设备有哪些，并比较不同设备间的优势。

项目A-2　特殊汤剂的制备

任务A-2-1　能按照要求完成旋覆代赭汤的制备

一、核心概念

1. 先煎

先煎指入汤剂的一些药物需在未入其他药时，先行煎煮。如有些矿石、贝壳类药物，因其质地坚硬，有效成分不易煎出，需先煎煮 15～30min，再将其他药物倾入同煎，如生石膏、生牡蛎、赭石等；某些有毒饮片，为降低毒性，亦应先煎或久煎 60min 以上，如附子、乌头等。

2. 包煎

包煎指药物入汤剂时需要另用纱布包好后才能入煎。如车前子、葶苈子等含黏液质较多的饮片在煎煮过程中易粘糊锅底；旋覆花、辛夷等富含绒毛的饮片，防止脱落的绒毛混入煎液中刺激喉咙，引起咳嗽；蒲黄、海金沙等花粉或体轻易漂浮的，防止药末分散在汤液中造成服药不便。

3. 另煎

另煎又称"单煎""另炖"，指将中药单独煎煮的一种方法，主要用于一些贵重药材，目的是避免有效成分被其他同煎的药渣吸附而造成浪费，如人参、红参、西洋参等。

二、学习目标

1. 能正确解读旋覆代赭汤制备任务单，具有信息分析和自主学习能力。
2. 能编写旋覆代赭汤的制备方案，具有信息检索和信息处理能力。
3. 能审核并确认旋覆代赭汤制备方案，具有语言表达能力。
4. 能按照旋覆代赭汤的制备方案完成旋覆代赭汤的制备，具有质量为本意识、GMP 管理意识、规范生产意识、质量危机意识和诚信意识。

5.具备社会主义核心价值观、工匠精神和劳动精神等思政素养。

三、基本知识

1. 处方中药饮片的鉴别
【旋覆花】

本品为菊科植物旋覆花 *Inula japonica* Thunb. 或欧亚旋覆花 *Inula britannica* L. 的干燥头状花序。夏、秋二季花开放时采收，除去杂质，阴干或晒干。

旋覆花为扁球形或类球形，总苞由多数苞片组成，呈覆瓦状排列，苞片披针形或条形，灰黄色；总苞基部有时残留花梗，苞片及花梗表面被白色茸毛，舌状花1列，黄色，长约1cm，多卷曲，常脱落，先端3齿裂；管状花多数，棕黄色，长约5mm，先端5齿裂；子房顶端有多数白色冠毛，有的可见椭圆形小瘦果。体轻，易散碎。气微，味微苦。

蜜旋覆花形如旋覆花，深黄色。手捻稍黏手。具蜜香气，味甜。

【人参】

本品为五加科植物人参 *Panax ginseng* C. A. Mey. 的干燥根和根茎。多于秋季采挖，洗净经晒干或烘干。栽培的俗称"园参"；播种在山林野生状态下自然生长的称"林下山参"，习称"籽海"。

人参片为圆形或类圆形薄片。外表皮灰黄色。切面淡黄白色或类白色，显粉性，形成层环纹棕黄色，皮部有黄棕色的点状树脂道及放射性裂隙。体轻，质脆。香气特异，味微苦、甘。

【生姜】

本品为姜科植物姜 *Zingiber officinale* Rosc. 的新鲜根茎。秋、冬二季采挖，除去须根和泥沙。

生姜为不规则的厚片，可见指状分枝。切面浅黄色，内皮层环纹明显，维管束散在。气香特异，味辛辣。

【赭石】

本品为氧化物类矿物刚玉族赤铁矿，主含三氧化二铁（Fe_2O_3）。采挖后，除去杂石。

赭石为鲕状、豆状、肾状集合体，多呈不规则的扁平块状。暗棕红色或灰黑色，条痕樱红色或红棕色，有的有金属光泽。一面多有圆形的突起，习称"钉头"，另一面与突起相对应处有同样大小的凹窝。体重，质硬，砸碎后断面显层叠状。气微，味淡。

煅赭石呈不规则碎块，表面暗棕红色或暗褐色。质酥脆。

【炙甘草】

本品为豆科植物甘草 *Glycyrrhiza uralensis* Fisch.ex DC、胀果甘草 *Glycyrrhiza inflata* Batal. 或洋甘草 *Glycyrrhiza glabra* Linn. 的干燥根和根茎。春、秋二季采挖，除去须根，晒干。为甘草的炮制加工品。

炙甘草片为类圆形或椭圆形切片。外表皮红棕色或灰棕色，微有光泽。切面黄色至深黄色，形成层环明显，射线放射状。略有黏性。具焦香气，味甜。

【半夏】

本品为天南星科植物半夏 *Pinellia ternata*（Thunb.）Makino 的干燥块茎。夏、秋二季采挖，洗净，除去外皮和须根，晒干。

半夏呈类球形，有的稍偏斜。表面白色或浅黄色，顶端有凹陷的茎痕，周围密布麻点状根痕；下面钝圆，较光滑。质坚实，断面洁白，富粉性。气微，味辛辣、麻舌而刺喉。

姜半夏呈片状、不规则颗粒状或类球形。表面棕色至棕褐色。质硬脆，断面淡黄棕色，常具角质样光泽。气微香，味淡、微有麻舌感，嚼之略黏牙。

【大枣】

本品为鼠李科植物枣 *Ziziphus jujuba* Mill. 的干燥成熟果实。秋季果实成熟时采收，晒干。

大枣呈椭圆形或球形，表面暗红色，略带光泽，有不规则皱纹。基部凹陷，有短果梗。外果皮薄，中果皮棕黄色或淡褐色，肉质，柔软，富糖性而油润。果核纺锤形，两端锐尖，质坚硬。气微香，味甜。

2. 旋覆代赭汤的基本知识

【处方来源】《伤寒论》

【处方组成】旋覆花 9g，人参 6g，生姜 15g，赭石 3g，炙甘草 9g，半夏 9g，大枣 4 枚。

【组方原则】方中旋覆花苦辛咸温，性主降，善于下气消痰，降逆止噫为君药。赭石重镇降逆以止呃，下气消痰为臣药。半夏祛痰散结，降逆和胃；生姜用量独重，和胃降逆增其止呕之力，并可宣散水气以助祛痰之功；人参、大枣、炙甘草均甘温益气，健脾养胃，以治中虚气弱之本，俱为佐药。炙甘草调和药性，兼作使药。诸药相合，标本兼治，沉降相须，消补相伍，下气而无伤正之虞。共奏降逆化痰、益气和胃之功，使逆气得降，痰浊得消，中虚得复。

【功能主治】降逆化痰，益气和胃。用于胃虚气逆痰阻证。症见心下痞硬，噫气不除，或见纳差、呃逆、恶心，甚或呕吐，舌苔白腻，脉缓或滑。

3. 汤剂的特点

（1）能适应中医辨证论治的需要，处方组成用量可以根据病情变化随证加减，灵活应用。

（2）汤剂为液体制剂，吸收快，能迅速发挥药效。

（3）以水为溶剂，无刺激性及副作用。

（4）制备简单易行。

（5）临用时需新制，久置易发霉变质，不便携带。

（6）服用容积大，尤其是儿童难以服用。

（7）脂溶性和难溶性成分以水煎煮，不易提取完全。

四、能力训练

（一）操作条件

① 人员：操作员需要经过生产区更衣程序和净化区后进入操作间。

② 设备：砂锅、燃气灶、灌装机、封口机、陶瓷盆等。

③ 材料：中药饮片（旋覆花 63g，人参 42g，生姜 105g，赭石 21g，炙甘草 63g，半夏 63g，大枣 28 枚）；无纺纱布袋、滤网、分装药袋。

④ 资料：《中华人民共和国药典》（2020 年版）；《中药汤剂制备技术规范》生产工艺、操作方法、操作规程；附件 1 学习任务书、附件 2 旋覆代赭汤的制备任务单、附件 3 旋覆代赭汤的制备方案、附件 4 旋覆代赭汤的制备记录单等。

⑤ 环境：洁净度应达到大于 D 级洁净度要求，温度 18 ～ 26℃，相对湿度 45% ～ 65%，一般照明的照明值不低于 300lx；中药临方制剂一体化工作站。

（二）安全及注意事项

1. 汤剂煎煮室应宽敞、明亮、洁净、无污染。

2. 室内有排烟、排气、消防设施。

3. 生产过程中所有物料均应有标识，防止发生混淆。

4. 煎药时应戴好防护手套，防止烫伤。

5. 燃气灶使用完后应及时关闭燃气口，防止燃气泄漏。

6. 按设备清洁要求进行清洁。

（三）操作过程

工作环节	工作内容	操作方法及说明	质量标准
下达任务	学习任务书的阅读理解（见附件 1）	现场交流法，填写制备任务单（见附件 2）	（1）正确解读学习任务书的剂型、数量、工期和质量要求等 （2）具有信息分析和自主学习能力
制订方案	旋覆代赭汤制备方案的制订	资料查阅法；制备方案的编制（见附件 3）	（1）方案全面合理，明确制备流程和质量标准 （2）具有信息检索和信息处理能力
审核方案	审核并确认旋覆代赭汤制备方案	制备方案的汇报；制备方案的修订确认	（1）汇报时采用文稿或 PPT 形式，语言精炼，条理清晰，重点突出 （2）与指导教师进行有效沟通，及时修改完善方案

工作环节	工作内容	操作方法及说明	质量标准
实施方案与过程控制	1.生产前准备	（1）人员净化 （2）器具准备：无纺纱布袋、砂锅、燃气灶、瓷盆等	（1）清场合格，文件齐全，生产环境和设备符合工艺要求 （2）所选用的中药饮片净度符合《中国药典》（2020年版）及《中药饮片质量标准通则试行》之规定 （3）具有GMP管理意识
	2.浸润	（1）将7服中药的人参、赭石取出，其余5味中药饮片置于陶瓷盆内 （2）赭石置于砂锅内；人参置于另一砂锅内 （3）陶瓷盆及两个砂锅都同时加冷水没过药材2～3cm进行浸泡，并填写制备记录单（见附件4）	（1）旋覆花需要用无纺纱布袋包起来浸润 （2）浸润时间以30min以上为宜 （3）具有规范操作意识
	3.先煎、另煎	将盛有赭石和人参的砂锅置于燃气灶上，先武火煮沸后转文火煎煮，煎煮完毕后关闭燃气，填写制备记录单（见附件4）	（1）先煎时间以15～30min为宜 （2）另煎时间以60min左右为宜 （3）具有规范操作意识
	4.头煎	（1）将陶瓷盆内已经浸润好的中药饮片倒入盛有赭石的砂锅内 （2）武火煮沸后转文火煎煮20～30min，并填写制备记录单（见附件4）	（1）煎煮时应全程在岗，注意煎煮的时间 （2）具有规范操作意识和责任意识
	5.过滤	滤网置于陶瓷盆上，将煎煮好的药液趁热过滤至陶瓷盆中待用，并填写制备记录单（见附件4）	（1）汤液无残渣、沉淀、结块及焦屑等异物，应具处方中药物的特征气味，无焦糊气及酸败霉变味 （2）汤液汁浓味厚，有一定浓度 （3）具有规范操作意识
	6.二煎	（1）再加适量冷水或温水，保证高出药面2～3cm （2）武火煮沸后转文火保持微沸状态至15～20min （3）趁热将药液滤出，关闭燃气灶，并填写制备记录单（见附件4）	（1）锅底无焦糊，药液味正常 （2）具有规范操作意识及责任意识
	7.滤液合并	将两次滤出的药液及人参滤液合并，待药渣稍凉后，加压绞取药渣所吸附的药液，填写制备记录单（见附件4）	（1）合并的滤液应无残渣、沉淀、结块及焦屑等异物，应具处方中药物的特征气味，无焦糊气及酸败霉变味 （2）汤液汁浓味厚，有一定浓度 （3）合并的滤液如多于2800mL，则可适当煎煮浓缩 （4）具有规范操作意识及质量为本意识

工作环节	工作内容	操作方法及说明	质量标准
实施方案与过程控制	8.包装与贴签	将合并的滤液置于适宜容器内，在容器表面贴上标签，标注操作员、制备日期、顾客姓名、袋数、药名等，填写制备记录单（见附件4）	（1）标注记录完整，真实 （2）具有诚实守信意识和责任意识
	9.清场	清洁场地和设备	（1）场地清洁 （2）工具和设备清洁及摆放合理 （3）具有GMP管理意识

【问题情境一】

某新员工在用砂锅煎煮旋覆代赭汤时，发现滤出的药液中含有大量的绒毛状物质，且无视该情况，将药液装好后发给顾客，1天后，顾客上门表示喝了中药后喉咙痒、咳嗽加重，试分析产生此现象的原因有哪些？应如何解决？

原因： 新员工未将方中的旋覆花包煎，因为旋覆花含有大量绒毛，绒毛混入煎液中容易刺激喉咙，引起咳嗽。另外，新员工的责任意识不够，明知药液未达到合格的质量要求就进行分装发给顾客。

解决方法： 应严格按照制备方案，将旋覆花用纱布袋包好后再与他药一同煎煮；提高新员工的责任意识，加强相关的岗位职责培训。

【问题情境二】

某员工用砂锅煎煮7服旋覆代赭汤，200mL/袋，共14袋时，头煎过滤时发现滤液量很少很稠，且有一股焦糊味，试分析产生此现象的原因？应如何解决？

原因： 滤液很少很稠，且有一股焦糊味，可能是因为加水量不够、煎煮火候太大、煎煮时间太久等导致。

解决方法： 加水量保证没过药面2～3cm；煎煮火候应保证先武火煮沸后转文火保持微沸状态；煎煮时间应控制在煮沸后转文火保持微沸20～30min关闭。

（四）学习结果评价

序号	评价内容	评价标准	评价结果（是/否）
1	学习任务书的阅读理解	（1）能解读学习任务书，解读学习任务书的剂型、数量、工期和质量要求等 （2）具有信息分析和自主学习能力	
2	旋覆代赭汤制备方案的编制	（1）能编制旋覆代赭汤的制备方案，明确制备流程和质量标准 （2）具有信息检索和信息处理能力	

序号	评价内容	评价标准	评价结果(是/否)
3	审核并确认旋覆代赭汤的制备方案	(1)能采用文稿或PPT形式汇报,语言精炼,条理清晰,重点突出 (2)能与指导教师进行有效沟通,及时修改完善方案 (3)具有良好的语言表达能力	
4	准备工序	(1)能进行人员净化、正确领用制剂工具、材料 (2)具有安全生产操作的意识	
5	浸润工序	(1)能正确处理旋覆花、赭石、人参及其他饮片的浸润要求 (2)能正确控制浸润时间及加水量 (3)具有规范操作意识	
6	先煎、另煎工序	(1)能正确控制煎煮火候及时间 (2)将赭石先煎煮15~30min后关闭燃气灶 (3)将人参置于另一砂锅煎煮60min左右后关闭燃气灶 (4)具有规范操作意识和责任意识	
7	头煎工序	(1)能正确控制好煎煮火候及时间,对其他饮片及人参进行煎煮 (2)具有规范操作意识和责任意识	
8	过滤工序	(1)能正确使用滤网,通过外观、色泽、气味等方面对汤剂质量进行初步判断,保证药液符合质量标准 (2)具有规范操作意识及质量为本意识	
9	二煎工序	(1)能正确加水及控制加水量 (2)能正确控制好煎煮火候及时间 (3)具有规范操作意识及责任意识	
10	滤液合并工序	(1)能正确合并煎液 (2)能正确加压绞取药渣中的煎液 (3)具有规范操作意识及质量为本意识	
11	包装与贴签	(1)能完整、真实标注药液信息 (2)具有诚实守信意识和责任意识	
12	清场	(1)能对容器、工具和设备进行清洗、清洁、消毒 (2)能对一体化工作站进行清场 (3)具有GMP管理意识	

五、课后作业

1. 请查询特殊药物煎煮相关资料,归纳特殊药物煎煮包括哪些? 举例2~3个各自的代表药物。

2. 请查询相关资料,试编写养阴清肺汤的煎煮制备方案。

附件1 学习任务书

某患者前来某中医馆就医，医师开方为旋覆代赭汤，7剂，每袋汤液约为200mL，共计14袋中药液。患者因年龄大，不善煎药，要求临方制剂部门2日内完成制备，交付符合《中华人民共和国药典》（2020年版）等法规的要求。

普通处方

××× 中医院处方笺

姓名	×××	性别	女	门诊	×××××××××
科别	中医科	年龄	40岁	日期	××××年××月××日
临床诊断：胃虚气逆痰阻					
R: 旋覆花9g　　人参6g　　生姜15g　　赭石3g　　炙甘草9g　　半夏9g　　大枣4枚 7剂　每日1剂，水煎400mL 分早晚两次饭后温服					
医师	×××	审核	×××	金额	××
调配	×××	核对	×××	发药	×××

附件2 旋覆代赭汤的制备任务单

任务名称			
剂型		数量	
工期		质量要求	
接单日期		接单人	

附件3 旋覆代赭汤的制备方案

编制人：　　　　　　　　　　　　　　　　编制日期：

工具	
材料	
设备	
资料	
工作方法	
劳动组织形式	
制备工艺	
成品质量要求	
制备计划用时	制备地点

附件4 旋覆代赭汤的制备记录单

工序	人员	起止时间	生产地点	控制项目
浸润工序				加水量： 浸润时间： 特殊药物浸润方法：
先煎、另煎工序				煎煮火候： 先煎煎煮时间：
头煎工序				加水水温： 加水量： 煎煮火候：
过滤工序				第一次滤液量： 滤液质量：
二煎工序				加水水温： 加水量： 煎煮火候： 煎煮时间：
滤液合并工序				第二次滤液量： 人参滤液量： 合并滤液量：
包装与贴签				包装容器： 贴签内容：

任务A-2-2 能解决旋覆代赭汤制备过程中出现的工艺问题

一、核心概念

1. 纯化水

纯化水指饮用水经蒸馏法、离子交换法、反渗透法或其他适宜方法制得的制药用水，不含任何添加剂。

2. 武火

武火指火焰大、力道猛烈，可以使加热容器、辅料及所炒制的药物温度急速上升的炮制火力，又称强火、大火、旺火、猛火。

3. 文火

文火指火焰较小、力道比较温和，温度不高的炮制火力，又称微火、小火。

4. 浓缩

浓缩指在沸腾状态下，经传热过程，利用气化作用将挥发性大小不同的物质进行分离，从液体中除去溶剂，得到浓缩液的工艺操作。

二、学习目标

1. 能及时处理旋覆代赭汤制备过程中的常见问题，具有解决问题的能力和危机意识。

2. 能明确影响旋覆代赭汤制备的相关因素，具有自主学习、信息处理能力及时间意识。

3. 具备社会主义核心价值观、工匠精神、劳动精神和劳模精神等思政素养。

三、基本知识

汤剂的制备与煎煮器具、煎药火候、煎煮用水及水量、煎煮次数、煎煮时间及某些特殊中药煎煮等因素密切相关。

1. 煎煮器具

中药煎煮的过程是一个非常复杂的物理、化学过程。中药汤剂的制备与选用煎煮的容器密切相关。理想的煎煮容器应具有化学性质稳定，不与药物所含成分发生化学反应，传热快、均匀，价格低廉易得等特点。

在古代医药文献中，如《本草经集注》，有将药物置于"瓦""锅子""瓷器""土器""铁器"及"铜器"等物之中而进行修治的记载；梁代陶弘景认为"温汤忌用铁器"；明代李时珍曰："凡煎药并忌铜铁器，宜用银器瓦罐。"现代可供选择的常见煎煮容器材质主要有陶器（瓦罐、砂锅）、瓷器或不锈钢容器、玻璃容器等。家庭可用砂锅，医疗单位或经营企业可选择用较牢固的搪瓷器皿或不锈钢器皿。

在使用铁器或者铜器对中药进行煎煮时，药物中所含的鞣质、苷类物质可与铁、铜发生反应，使得药物的有效成分降低，甚至改变药性，服用后不但不能起到治疗效果，甚至可能会加重病情。所以应尽量避免药物与铁、铜等金属和有害的塑料制品接触，以免发生化学反应而产生沉淀、降低溶解度等现象，影响疗效或产生副作用。

2. 煎煮火候

一般药物的煎煮应遵循"先武后文"的原则，即未沸前用大火，沸后用小火保持微沸状态，以免药汁溢出或过快熬干。武火煎药，既可使药汤尽快煮沸而节省时间，又可使药气挥发少，杂质溶出少；文火煎药，既可使药汤不溢出或过快熬干，又可使有效成分充分溶出。解表药多用武火，补益药多为文火。

3. 煎煮用水及水量

确保煎煮用水为洁净、无异味、含杂质少的水，最好采用经过净化、软化的饮用水或纯化水，以减少杂质混入，防止水中钙、镁等离子与中药成分发生沉淀反应，忌用反复煮过的水、保温瓶中的隔夜水及被污染的水。

用水量根据药材质地、药材用量而定，一般情况下以没过药面 2 ～ 3cm 为宜，第二煎则应酌减，可以没过药面 1 ～ 2cm 为宜，用于小儿内服的汤剂可适当减少用水量。煎煮前应先行浸泡，浸泡时间一般不小于 30min。

4. 煎煮次数

实践证明，多次煎煮有效成分浸出的总量比一次煎煮的要多，在中药饮片厚薄或粉碎粒径适宜的情况下，一般煎煮 2 ～ 3 次，基本能达到浸提要求。煎煮次数太多不仅耗时耗工，还会使煎液中杂质增多。当然，对组织致密及有效成分难于煎出的中药，可酌情增加煎煮次数。

5. 煎煮时间

煎煮时间一般根据中药成分的性质、质地、药材量及治疗作用有关，可有适当增减。中药煎煮一般分为头煎、二煎。对于一般中药，头煎沸后用小火保持微沸状态 20 ～ 30min，二煎沸后用小火保持微沸状态 15 ～ 20min；对于解表药、清热药、芳香类药不宜久煎，头煎沸后用小火保持微沸状态 15 ～ 20min，二煎沸后用小火保持微沸状态 10 ～ 15min；对于滋补类药物，头煎沸后用小火保持微沸状态 40 ～ 60min，二煎沸后用小火保持微沸状态 30 ～ 40min 为宜。

6. 特殊中药煎煮

在汤剂处方中，一般药物可同时入煎，但部分药物因其性质、性能及临床用途不同，不能与方中群药同时入煎，应分别情况，分别处理。一般包括先煎、后下、包煎、另煎、烊化、冲服等，如旋覆代赭汤处方中人参需要另煎；旋覆花需要包煎；赭石需要先煎。

四、能力训练

（一）操作条件

① 人员：操作员需要经过生产区更衣程序和净化区后进入操作间。

② 设备：砂锅、燃气灶等。

③ 材料：中药饮片（旋覆花 63g，人参 42g，生姜 105g，赭石 21g，炙甘草 63g，半夏 63g，大枣 28 枚）；陶瓷盆、无纺纱布袋、滤网。

④ 资料：《中华人民共和国药典》（2020 年版）;《中药汤剂制备技术规范》生产工艺、操作方法、操作规程等。

⑤ 环境：洁净度应达到大于 D 级洁净度要求，温度 18 ～ 26℃，相对湿度 45% ～ 65%，一般照明的照明值不低于 300lx；中药临方制剂一体化工作站。

（二）安全及注意事项

1. 汤剂煎煮室应宽敞、明亮、洁净、无污染。

2. 室内有排烟、排气、消防设施。

3. 生产过程中所有物料均应有标识，防止发生混淆。

4. 煎药时应戴好防护手套，防止烫伤。

5. 燃气灶使用完后应及时关闭燃气口，防止燃气泄漏。

6. 按设备清洁要求进行清洁。

（三）常见问题与解决方法

工作环节	常见问题	原因	解决方法
实施方案与过程控制	药材酸败、霉变	浸泡时间过长	（1）报告上级部门，申请重新领取药材，变质的药材由上级部门处理决定 （2）具有解决问题的能力和规范操作意识
	焦化糊锅	（1）处方中含黏液质、淀粉质的药材较多 （2）煎煮火候控制不当	（1）对于药材性质问题，可在煎煮过程中，定时搅拌；注意煎煮火候 （2）具有解决问题的能力和责任意识
	汤液过多或过少	（1）浸泡或煎煮时加水量过多或过少 （2）煎煮火候控制不当	（1）如果汤液过少，可加适量温水，再继续煎煮片刻；如果汤液过多，可适当进行浓缩处理，煎煮中注意火候 （2）具有解决问题的能力和规范操作意识
	汤液中存在绒毛及杂质	（1）包旋覆花的纱布袋扎口松散 （2）滤网的孔口破裂或孔口过大	（1）更换孔口较密的滤网再次过滤汤液，直至汤液内无绒毛 （2）具有解决问题的能力和质量为本意识

【问题情境一】

某中药零售企业临方制剂中心员工小王，在为老顾客使用传统煎煮法制备旋覆代赭汤时，不慎将仅有的砂锅打碎，便找了一个铁锅对其进行煎煮，顾客服用后发现口感及效果不及前几次的好，请问造成该情况的原因可能是什么？

原因：中药的口感及效果不及前几次的原因可能是因为小王在煎煮时使用了铁锅，由于铁锅的化学性质不稳定，易氧化，会在煎煮时与中药发生化学反应，可能会使药效降低。

【问题情境二】

小李是中药临方制剂中心员工，她所煎煮的汤剂汤液过多，需要进行一定的浓缩处理，她该如何操作？

解决方法：将所有汤液置于砂锅或陶瓷容器内，将锅置于燃气灶上，打开燃气灶，武火加热煎熬，加速水分蒸发，并随时撇去浮沫，让汤液慢慢变得稠厚，再改用文火，不断搅拌汤液防止焦化糊锅，浓缩直至规定包装量，停止加热，关闭燃气灶。

（四）学习结果评价

序号	评价内容	评价标准	评价结果（是/否）
1	药材酸败霉变	（1）能正确处理药材浸泡变质的问题 （2）具有解决问题的能力和规范操作意识	
2	焦化糊锅	（1）能正确处理焦化糊锅的问题 （2）具有解决问题的能力和责任意识	
3	汤液过多或过少	（1）能正确处理汤液量的问题 （2）具有解决问题的能力和规范操作意识	
4	汤液中存在绒毛及杂质	（1）能正确处理汤液质量的问题 （2）具有解决问题的能力和质量为本意识	

五、课后作业

1. 某中药临方制剂中心收到3剂中药，内含一张5岁儿童的中药处方，诊断为风热感冒，开方为：金银花6g，连翘5g，薄荷3g，荆芥3g，淡豆豉2g，牛蒡子5g，桔梗3g，淡竹叶3g，甘草2g。请问该处方你应如何控制煎煮时间。

2. 查阅资料，试分析用煎药机制备中药汤剂可能存在的工艺问题，并提出解决方法。

任务A-2-3　能正确判断旋覆代赭汤的质量

一、核心概念

1. 外观检查

外观检查指对制备的制剂从形态、颜色、口感、气味等方面进行考察检验。

2. 中药制剂包装

选择适宜的包装材料、容器及辅助物，对中药制剂进行分装或灌装、密封、装盒、贴签、包扎等操作而形成的装载形式。

3. 中药沉淀反应

含不同成分的中药一同煎煮时在水中形成溶解度较小或难以溶解的复合物的反应。

二、学习目标

1. 能对旋覆代赭汤成品的质量进行判断，具有质量危机意识和 GMP 管理意识。

2. 能对旋覆代赭汤成品进行验收交付，具有良好的沟通交流能力。

3. 能完善规范填写旋覆代赭汤质量评价表，整理、存档相关操作记录，具有良好的信息处理能力。

4. 具备社会主义核心价值观、工匠精神、劳动精神和劳模精神等思政素养。

三、基本知识

1. 汤剂的质量要求及影响因素

（1）质量要求

① 煎煮的中药饮片必须符合药品标准和要求。

② 严格按照中药汤剂的制备规程及方法进行，煎煮后的药物残渣不得有硬芯，保证充分煎透，使有效成分溶出而发挥疗效。

③ 制备汤剂人员在操作时应认真、仔细、负责，控制好煎煮时间、火候，要求煎煮后的药物不得烧焦糊化。

④ 煎煮后应充分过滤，药物残渣挤出的残液量一般不得超过残渣的 20%。

⑤ 不同组份的汤剂制备后的药液应具有符合药物特征的气味，不得有焦糊或其他不正常的霉腐异味。

⑥ 不同组份的汤剂制备后的药液应具有相应的色泽，静置后的汤液应保证澄明，如有少量沉淀物，在经振摇后应均匀分散。

（2）影响因素　影响中药汤剂的质量因素包括中药饮片质量、操作规范性、煎煮容器、火候、时间、次数等。因此，首先应抓好源头，保证中药饮片质量符合国家有关规定，不得有掺假及伪劣品；其次在制备操作过程中应认真规范进行，正确处理特殊药物品种的煎煮要求；最后选用符合要求的煎煮容器，按照操作规程煎煮。

2. 汤剂的包装与贮存

汤剂作为液体制剂，其包装关系产品的质量、运输和贮存。液体制剂体积大，稳定性较其他制剂差，如果包装不当，在运输和贮存过程中，液体制剂可能会发生变质。因此包装容器的材料选择，容器的种类、形状以及封闭的严密性等都极为重要。

液体制剂的包装材料应符合以下要求：①不与药物发生作用，不改变药物的理化性质及疗效，不吸收也不沾留药物；②尽量减少和防止外界因素对制剂的影响；③坚固耐用、体积小、质量轻，外形适宜、美观，便于运输、贮存、携带和使用；④价廉易得。

常用的汤剂包装材料有塑料、玻璃、复合膜等。液体制剂包装上应贴有相应内容的标签，内服与外用标签颜色应有区分。

液体制剂的主要溶剂是水，在贮存期间极易发生水解、微生物污染而使其变质。液体制剂应密闭贮存于阴凉干燥处，并避光。贮存期不宜过长。

3. 旋覆代赭汤验收交付的流程与要求

验收旋覆代赭汤应当做好验收记录，包括药品的名称、剂型、规格、批号、生产日期、有效期、数量、验收合格数量、验收结果、质量要求等内容。验收人员应当在验收记录上签署姓名和验收日期。

交付旋覆代赭汤时要做好发药交代与用药指导。交付药品时认真核对处方前记，索要取药凭证，询问清楚患者姓名、年龄等基本信息，指导患者旋覆代赭汤的服用方法为口服，饭后温服，一日二次，每次1包。服药期间注意少吃生冷及油腻难消化的食物，要保持情绪乐观，切忌生气恼怒。

旋覆代赭汤内含有人参，服药期间不宜吃萝卜，同时含有炙甘草、半夏，故不适合与甘遂、大戟、海藻、芫花、藜芦、五灵脂、乌头类中药合用，也不适合与含这些药物的制剂合用，比如宫炎康颗粒（含海藻）、乳癖消片（含海藻）、心通口服液（含海藻）、祛痰止咳颗粒（含甘遂）、妇科千金片（含藜芦）、槟榔四消丸（含五灵脂）、附子理中丸（含乌头类）等。如果患者正在使用其他药物，应间隔一定时间，或者用药前可咨询医师，并将所有已确诊的疾病及正在接受的治疗方案告知医师。

四、能力训练

（一）操作条件

① 人员：操作员需要经过生产区更衣程序和净化区后进入操作间。

② 机器：全自动煎药包装一体机。

③ 材料：复合膜等包装材料、量筒、烧杯、标签纸、签字笔、劳保用品等。

④ 资料：包装机操作规程、《包装记录》《验收记录》等。

⑤ 环境：洁净度应达到大于D级洁净度要求，温度18～26℃，相对湿度45%～65%，一般照明的照明值不低于300lx，中药临方制剂一体化工作站。

（二）安全及注意事项

1. 检查包装机设备是否清洁、检验合格证是否有效。

2. 包装材料领用时，须认真核对标签、说明书的产品名称、规格与"包装记录 - 包装指令单"一致

3. 贴标签前，根据"包装记录 - 包装指令单"核对待包装品和所用包装材料的名称、规格、数量是否一致，质量状态是否合格。

4. 机器运行过程中，禁止用手或拿清洁用品伸入压合、冲切等运动部件中清洁异物，以免发生安全事故。

（三）操作过程

工作环节	步骤	操作方法及说明	质量标准
质检及包装	外观检查	（1）随机量取200mL汤液置于烧杯内 （2）用中药临方制剂质量评价法，观察汤液外观、色泽，评价口感及气味等 （3）填写记录	（1）抽样的随机化原则 （2）本品应具有相应的色泽，静置后的汤液应保证澄明，如有少量沉淀物在经振摇后应均匀分散；汤液应具有符合药物特征的气味，不得有焦糊或其他不正常的霉腐异味 （3）及时记录 （4）具有质量危机意识
	包装	（1）准备包装：操作员开工检查，设备调试，领料备料 （2）开始包装：领料倒入不锈钢桶内，启动机器，设置包装参数（每袋200mL，共14袋）、关闭机器、贴标签 （3）填写记录 （4）清场	（1）保证设备清洁，运转正常；包装复合膜符合国家相关规定和要求 （2）严格按照SOP完成操作 （3）及时记录、准确 （4）符合GMP清场与清洁要求 （5）具有规范生产意识
成品交付	验收交付	（1）核对旋覆代赭汤成品信息，填写验收记录 （2）旋覆代赭汤成品的发药交代和用药指导	（1）品种、剂型、数量、工期和质量要求等无误；记录填写及时、准确 （2）患者信息核对无误，发药交代礼貌服务、用药指导正确无误 （3）具有良好的沟通交流能力
	整理存档	（1）收集学习任务书、制备任务单、制备方案、制备记录单、检查记录单等 （2）将整理后的所有单据交给指导老师审核后归档保存，档案保存注明人员、时间等信息，保存时间为2年	（1）单据收集整理齐全，单据内容真实，无涂改，字迹清晰 （2）档案信息正确，保存规范 （3）具有良好的信息处理能力

【问题情境一】

小王在使用全自动煎药包装一体机包装旋覆代赭汤时，发现包装完的汤液有漏液现象。试分析可能的原因有哪些？

原因：可能是机器设置包装的温度、压力不够，导致封口不严所致漏液，可以重新调节温度、压力等参数解决；也可能是包装复合膜质量问题，复合膜不耐高温，遇高温导致皱缩变形而漏液，可与采购人员沟通，更换适宜的包装材料。

【问题情境二】

质检员小李在准备做旋覆代赭汤的外观检查时发现，所煎的汤液底部存在少量沉淀物，是否可以直接判定该汤液质量不合格？为什么？

解答：不可以直接判定不合格。中药汤剂中的沉淀物是由中药性质决定的，各药物之间在煎煮过程中可能会发生化学反应，产生难溶于水的物质，在静置后会沉淀于底部，经振摇后呈均匀分散状态的，属于中药汤剂的正常现象。

（四）学习结果评价

序号	评价内容	评价标准	评价结果(是/否)
1	外观检查	（1）能正确量取旋覆代赭汤 （2）能使用质量评价法正确判别旋覆代赭汤的外观是否符合要求 （3）能规范如实填写记录 （4）具有质量危机意识	
2	包装	（1）能完成包装前的准备 （2）能按照规程完成旋覆代赭汤的包装 （3）能按照实际过程规范如实填写记录 （4）能对场地、设备、用具进行清洁消毒 （5）具有规范生产意识和GMP清场管理意识	
3	验收交付	（1）能完成旋覆代赭汤成品的验收 （2）能完成旋覆代赭汤成品的交付 （3）具有良好的沟通交流能力	
4	整理存档	（1）能按照规程完成资料的收集整理 （2）能按照规程完成资料的存档 （3）具有良好的信息处理能力	

五、课后作业

1.请查阅资料，简述不同治疗目的中药汤剂服药方法及时间。

2.查阅文献，查找是否有更好的判定中药汤剂的质量指标和方法。

项目A-3　单方散剂的制备

任务A-3-1　能按照要求完成三七粉的制备

一、核心概念

1. 散剂

散剂指原料药物或与适宜的辅料经粉碎、均匀混合制成的干燥粉末状制剂，为最古老的中药传统剂型之一。

2. 单方散剂

单方散剂指由单味药制得的散剂，俗称"粉"，如三七散或三七粉。

3. 细粉

细粉指能全部通过五号筛，并含能通过六号筛不少于95%的粉末。

4. 指掐法

指掐法是指以手指甲能掐入软化后药材表面的方法。适用于团块状药材。

二、学习目标

1. 能正确解读三七粉制备任务单，具有信息分析和自主学习能力。

2. 能制订三七粉的制备计划方案，具有信息检索和信息处理能力。

3. 能审核并确认三七粉制备计划方案，具有语言表达能力。

4. 能按照三七粉的制备计划方案完成三七粉的制备，具有质量为本意识、GMP管理意识、规范操作意识、质量危机意识和诚信意识。

5. 具备社会主义核心价值观、工匠精神和劳动精神等思政素养。

三、基本知识

1. 处方中药材及饮片的鉴别

【三七】

本品为五加科植物三七 *Panax notoginseng*（Burk.）F.H.Chen ex C.H.Chow 的

干燥根和根茎。秋季花开前采挖，洗净，分开主根、支根及根茎，干燥。支根习称"筋条"，根茎习称"剪口"。

主根呈类圆锥形或圆柱形，长 1 ～ 6cm，直径 1 ～ 4cm。表面灰褐色或灰黄色，有断续的纵皱纹和支根痕。顶端有茎痕，周围有瘤状突起。体重，质坚实，断面灰绿色、黄绿色或灰白色，木部微呈放射状排列。气微，味苦回甜。

筋条呈圆柱形或圆锥形，长 2 ～ 6cm，上端直径约 0.8cm，下端直径约0.3cm。

剪口呈不规则的皱缩块状或条状，表面有数个明显的茎痕及环纹，断面中心灰绿色或白色，边缘深绿色或灰色。

【三七粉】

本品为灰黄色的粉末。气微，味苦回甜。

2. 散剂的特点

（1）易于分散、溶出快、吸收快、起效快。

（2）制备工艺简单，易于控制剂量，便于婴幼儿服用。

（3）外用散剂覆盖面积大，对外伤可同时发挥保护、收敛、促进伤口愈合等作用。

（4）比表面积较大，散剂易吸湿且刺激性及化学活性相应增加，因此易吸湿或易氧化变质的药物，刺激性大、腐蚀性强的药物，含挥发性成分多且剂量大的药物不宜制成散剂。

四、能力训练

（一）操作条件

① 人员：操作员需要经过生产区更衣程序和净化区后进入操作间。

② 机器：小型切片机、小型打粉机、烘烤箱、电子秤、小型封口机等。

③ 材料：中药材（三七300g）、标签纸、瓷盘、牛皮纸、药筛、毛刷、药勺、包装袋等。

④ 资料：《中华人民共和国药典》（2020 年版）；《药品生产质量管理规范》生产工艺、操作方法、操作规程；附件 1 学习任务书、附件 2 三七粉的制备任务单、附件 3 三七粉的制备方案、附件 4 三七粉的制备记录单等。

⑤ 环境：洁净度应达到大于 D 级洁净度要求，温度 18 ～ 26℃，相对湿度45% ～ 65%，一般照明的照明值不低于 300lx，中药临方制剂一体化工作站。

（二）安全及注意事项

1. 粉碎岗位应加强通风，尽量降低粉尘浓度。

2. 使用烘烤箱时戴好手套，防止烫伤。

3. 使用小型切片机、小型打粉机时注意不要直接用手将药材或饮片塞入刀片处，应借助工具将其塞入，以免刀片割伤手指。

4. 过筛时戴好口罩，防止吸入过多粉尘。

5. 完成粉碎工作后，应先关闭电源，再按要求清洁设备，以免触电。

（三）操作过程

工作环节	工作内容	操作方法及说明	质量标准
下达任务	学习任务书的阅读理解（见附件1）	现场交流法，填写制备任务单（见附件2）	（1）正确解读学习任务书的剂型、数量、工期和质量要求等 （2）具有信息分析和自主学习能力
制订方案	三七粉制备方案的制订	资料查阅法；制备方案的制订（见附件3）	（1）方案全面合理，明确制备流程和质量标准 （2）具有信息检索和信息处理能力
审核方案	审核并确认三七粉制备方案	制备方案的汇报；制备方案的修订确认	（1）汇报时采用文稿或PPT形式，结构严谨，层次清楚，详略得当 （2）与指导教师进行有效沟通，及时修改完善方案 （3）具有语言表达能力
实施方案与过程控制	1.打粉前准备	（1）人员净化 （2）器具准备：烘烤箱、小型切片机、小型粉碎机、药筛、瓷盘、牛皮纸等	（1）清场合格，文件齐全，生产环境和设备符合工艺要求 （2）具有GMP管理意识
	2.软化	将三七置于烘烤箱内，调至100℃，软化10～15min，期间需不定时翻动药材，以免受热不均匀，填写制备记录单（见附件4）	（1）软化程度以手指甲能掐进药材表面为宜 （2）具有规范操作意识
	3.切片	（1）先将厚薄调节按钮调至1～2mm处，检查出料口的挡板为关闭状态 （2）把三七逐个从烘烤箱内拿出，塞入对应的孔中，打开电源开关，利用推料柱将三七往下推进 （3）切完后打开挡板将三七片用毛刷刷出。填写制备记录单（见附件4）	（1）切片前保证小型切片机内干净无异物 （2）具有规范操作意识
	4.放凉	将刷出的三七片置于瓷盘或牛皮纸内，摊开放凉。填写制备记录单（见附件4）	（1）以手摸方式判断三七片不再有余温为宜 （2）具有分析判断能力
	5.粉碎	（1）打开盖子，将放凉的三七片装进小型打粉机机舱内，盖上盖子锁住卡扣 （2）通上电源，打开开关，粉碎期间需手动翻滚机身，并且每隔1min停机一次，重复2～3次后，关闭开关，切断电源，倒出成品。填写制备记录单（见附件4）	（1）粉碎前保证粉碎机机舱内干净无异物 （2）粉碎后查看机舱内成品无明显三七块，如有，可继续粉碎，以无明显块状物为度 （3）具有规范操作意识

工作环节	工作内容	操作方法及说明	质量标准
实施方案与过程控制	6.过筛	准备5号药筛和瓷盆,药筛置于瓷盆上方,将倒出的成品置于5号药筛内,轻轻晃动药筛,使其通过筛网。填写制备记录单(见附件4)	(1)粉碎粒度保证能全部通过5号药筛,或者能通过六号筛不少于95%的粉末 (2)具有规范操作意识和质量为本意识
	7.包装与贴签	将过完筛的三七粉装入适宜包装容器内,并在容器上贴上标签,标注操作员、生产日期、药名、重量等,填写制备记录单(见附件4)	(1)容器清洁、消毒 (2)标注记录完整,真实 (3)具有诚实守信意识
	8.清场	清洁场地和设备	(1)场地清洁 (2)工具和设备清洁及摆放合理 (3)具有GMP管理意识

【问题情境一】

某零售药企在将顾客购买的三七制备成三七粉的过程中,发现粉碎后倒出的成品存在黏壁及粉末呈层片状现象。试分析产生此现象的原因有哪些?应如何解决?

原因:软化切片后药材内部还存在一定余温,未放凉就马上进行粉碎导致。

解决方法:及时将三七片摊开放凉,使其余温发散,待三七片质硬脆时再进行粉碎操作。

【问题情境二】

某新员工将三七打粉,打粉前的三七总量为300g,粉碎完成过筛后,得到三七粉的总重量为270g,试分析其原因?应如何解决?

原因:可能使用了大型的粉碎机,由于机器结构设计不同,大型粉碎机粉碎过程中温度过高会造成不同程度的损耗量增加。

解决方法:在操作前应根据粉碎量向师傅确认机舱大小适宜的粉碎机后,在师傅的指导下完成该操作。

(四)学习结果评价

序号	评价内容	评价标准	评价结果(是/否)
1	学习任务书的阅读理解	(1)能解读学习任务书,解读学习任务书的剂型、数量、工期和质量要求等 (2)具有信息分析和自主学习能力	
2	三七粉制备方案的编写	(1)能编写三七粉的制备方案,明确制备流程和质量标准,画出三七粉制备的工艺流程图 (2)具有信息检索和信息处理能力	

序号	评价内容	评价标准	评价结果（是/否）
3	审核并确认三七粉制备方案	（1）能采用文稿或PPT形式汇报，结构严谨，层次清楚，详略得当 （2）能与指导教师进行有效沟通，及时修改完善方案 （3）具有语言表达能力	
4	准备工序	（1）能进行人员净化和器具准备 （2）具有质量为本意识	
5	软化工序	（1）能调节好烘烤箱温度及时间 （2）能不定时翻动三七，以免受热不均 （3）能用指掐法正确检查三七的软化程度 （4）具有规范操作意识	
6	切片放凉工序	（1）能正确使用小型切片机进行三七的切片操作 （2）能用手摸法判断三七片的放凉程度 （3）具有规范操作意识和分析判断能力	
7	粉碎工序	（1）能正确使用小型粉碎机进行三七的粉碎操作 （2）具有规范操作意识	
8	过筛工序	（1）能正确使用药筛对三七粉进行过筛操作 （2）能正确判断三七粉粒度是否符合要求 （3）具有规范操作意识和质量为本意识	
9	包装与贴签工序	（1）能选用适宜的容器包装过完筛的三七粉 （2）能完整、真实标注三七粉信息 （3）具有诚实守信意识	
10	清场	（1）能对容器、工具和设备进行清洗、清洁、消毒 （2）能对一体化工作站进行清场 （3）具有GMP管理意识	

五、课后作业

1. 三七经软化切片，所切的三七片较碎，片型不够完整，试分析原因并提出解决方法。

2. 请结合散剂的制备工艺，自行查阅资料，制订制备方案，尝试完成200g玄参粉的制备。

附件1　学习任务书

某患者前来某中医馆就医，医师开方为300g三七粉，但由于药房三七粉缺货，炮制品患者不便制剂，要求临方制剂部门在1h内完成制备，交付符合《中华人民共和国药典》（2020年版）等法规的要求。

×××中医院处方笺

姓名	×××	性别	女	门诊	××××××××
科别	中医科	年龄	50岁	日期	××××年××月××日

临床诊断:胸痹

R:

　三七粉300g

1剂　每日3g
分早晚两次饭后吞服

医师	×××	审核	×××	金额	××
调配	×××	核对	×××	发药	×××

附件2　三七粉的制备任务单

任务名称			
剂型		数量	
工期		质量要求	
接单日期		接单人	

附件3　三七粉的制备方案

编制人：　　　　　　　　　　　　　　　　　　编制日期：

工具	
材料	
设备	
资料	
工作方法	
劳动组织形式	
制备工艺	
成品质量要求	
制备计划用时	

制备计划用时		制备地点	

附件4 三七粉的制备记录单

工序	人员	起止时间	生产地点	控制项目
软化				软化时间： 软化温度： 软化程度：
切片				片型厚薄： 外观： 重量：
放凉				放凉时间： 外观： 重量：
粉碎				粉末粒度： 外观： 重量：
过筛				粉末粒度： 外观： 重量：
包装与贴签				容器材质与规格：

任务A-3-2 能解决三七粉制备过程中出现的工艺问题

一、核心概念

1. 收率

收率是指产品或物料经过生产加工后得到的实际产量的百分比，是一种实际产量对原产品或物料重量的比率。

2. 粉碎度

粉碎度又称粉碎比，指固体物料粉碎前粒径与粉碎后粒径之比。粉碎度越大，粉碎后物料粒径越小。

3. 物料平衡

物料平衡指产品或物料实际产量或实际用量及收集到的损耗之和与理论产量或理论用量之间的比值，并考虑可允许的偏差范围。

二、学习目标

1. 能及时处理三七粉制备过程中的常见问题，具有解决问题的能力。

2. 能进行收率、粉碎度、物料平衡的计算，具有数字应用能力和成本管理意识、效率意识。

3. 具备社会主义核心价值观、工匠精神、劳动精神和劳模精神等思政素养。

三、基本知识

1. 收率

（1）影响收率的因素　产品生产规模大小是不相同的，其生产的产品收率也不相同，生产规模小，各种产品的收率相对较低，反之收率则相对较高。当然，除了规模的大小，影响产品收率还与生产工艺技术、设备性能和质量、产品本身的质量等因素有关。

（2）三七粉收率计算公式

$$收率 = \frac{三七粉粉碎后的总净重}{三七药材总重量} \times 100\%$$

2. 三七粉粉碎度计算公式

$$粉碎度 = \frac{三七的平均直径}{三七粉碎后的平均直径}$$

3. 物料平衡度计算公式

$$物料平衡度 = \frac{三七粉碎后的总净重 + 损耗量}{三七药材总重量} \times 100\%$$

4. 三七的粉碎前处理

（1）软化　干燥的药材切制前须进行适当软化处理，以利于切制。常见的软化方法包括水软化法（淋法、洗法、泡法、漂法、润法）、湿热法软化、干热法软化、酒处理软化等。

中药临方制剂中三七可使用水软化法（润法）或者干热法软化（烘烤箱）。水软化法（润法）的操作方法是把淋、洗、泡过的药材，用适当容器盛装，或堆积于润药台上，以湿布、湿麻袋等湿物遮盖，时常喷洒适量清水，保持湿润状态，使药材外部的水分徐徐渗透到组织内部，使内外湿度保持一致后再进行切制。但是该法易受药材质地和季节的影响，质地坚硬者需浸润 7 ~ 10 天或更长，较软者 1 ~ 2 天，春冬时间长，夏秋时间短；夏季长时间浸润会出现发黏、变味等霉变现象，操作繁冗，不能保证药材外观和内在质量，因此三七常用中药材烘烤箱进行软化。如双菱 SK-12 烘烤箱，由机身、烤网、烤盘等组成。机身右侧带有温度调控、电源指示灯、时间等调节参数的旋钮，可以定时定温，自由设定加热时间和温度；机身内上下分布金属管，3D热环流，发热稳定，药材受热均匀，不易烤焦。

打开烘烤箱钢化玻璃门，拿出烤盘，将三七倒在烤盘上，烤盘置于烤网上，关闭玻璃门，接通电源（电源指示灯亮起），分别将温度调控旋钮调至100℃，时间旋钮调至10～15min，烘烤期间需不定时翻动药材，软化程度以手指甲能掐进药材表面为宜，三七软化后关闭电源。

（2）切片　中药临方制剂中三七可使用中药切片机进行切片。如奥力AK-150中药切片机，由不锈钢机身、电机、刀盘、刀片等组成。刀盘上方有不同规格入料口和0～3mm范围厚薄调节旋钮，操作时可根据药材的性状、直径选择不同的入料口，厚薄调节操作方便灵活。

先将厚薄调节旋钮螺母调松，逆时针方向调至薄片后锁紧螺母，检查出料口挡板为关闭状态，将烘软的三七置于对应入料口内，打开电源，用推料柱将三七往下推进，注意不要将手指伸进入料口内，打开出料口挡板，用毛刷将舱内的三七片刷出，关闭电源。

四、能力训练

（一）操作条件

① 人员：操作员需要经过生产区更衣程序和净化区后进入操作间。

② 设备：小型切片机、小型打粉机、烘烤箱、电子秤、计算器、瓷盘、药筛、毛刷、药勺、包装袋等。

③ 材料：中药材（三七300g）、标签纸、签字笔、劳保用品等。

④ 资料：《药品生产质量管理规范》生产工艺、操作方法、操作规程等。

⑤ 环境：洁净度应达到大于D级洁净度要求，温度18～26℃，相对湿度45%～65%，一般照明的照明值不低于300lx，中药临方制剂一体化工作站。

（二）安全及注意事项

1. 粉碎岗位应加强通风，尽量降低粉尘浓度。

2. 使用烘烤箱时戴好手套，防止烫伤。

3. 使用小型切片机、小型打粉机时注意不要直接用手将药材或饮片塞入刀片处，应借助工具将其塞入，以免刀片割伤手指。

4. 过筛时戴好口罩，防止吸入过多粉尘。

5. 完成粉碎工作后，应先关闭电源，再按要求清洁设备，以免触电。

6. 及时将过完筛的三七粉转到中间站或下一道工序。

（三）常见问题与解决方法

工作环节	常见问题	原因	解决方法
实施方案与过程控制	切片困难	三七药材软化不到位	（1）使用烘烤箱软化药材，需要严格把控时间和温度，温度以100℃为宜，时间要保证在10～15min （2）具有分析问题、解决问题的能力
	粉碎中黏壁	（1）切片完成后没有彻底放凉，饮片内部还有余温，水分未发散完全 （2）粉碎中没有翻滚机身或次数不够	（1）切片后确保饮片内部的余温散尽；粉碎过程中每30s～1min停机翻滚机身 （2）具有分析问题、解决问题的能力
	粉末粗细不匀	（1）三七片大小参差不齐 （2）刀片存在磨损 （3）粉碎操作不当，如时间不足或过度粉碎	（1）在粉碎前应将三七片大小分档；选择质量好、适宜的粉碎设备；控制好粉碎时间，还可以进行多次过筛，将颗粒粗的粉末继续粉碎过筛，提高粉末均匀性 （2）具有分析问题、解决问题的能力
	物料平衡超限度	（1）操作不标准导致物料损失过大 （2）不同工序之间交接不细致，出现错误或遗漏	（1）规范操作，规范交接，双人复核；物料平衡限度为96%～102% （2）具有数字应用能力和成本管理意识

【问题情境一】

某中药零售企业员工小王收到一个任务，需要将顾客购买的300g三七制备成三七粉，经过制备后最终得到270g三七粉，按照企业内部标准，三七粉制备后的物料收率应达到95%～100%。请问小王所制备的三七粉收率达标吗？

解答： 小王所制备的三七粉收率不达标，因为按照收率公式：（三七粉成品总重量270g/三七药材重量300g）×100%=90%，不在企业所制订的标准之内。

【问题情境二】

小李在某中药零售药房购买了500g 20头三七药材，外加别人赠送的200g三七（筋条），想请你帮助她加工成三七粉，请问你在软化过程中应如何处理？

解答： 应将三七大小分档，分开加热烘软，筋条的加热时间应稍短，随时翻动，以免烘焦，影响质量。

（四）学习结果评价

序号	评价内容	评价标准	评价结果（是/否）
1	切片困难	（1）能正确处理切片困难的问题 （2）具有解决问题的能力	
2	粉碎中黏壁	（1）能正确处理黏壁的问题 （2）具有解决问题的能力	
3	粉末粗细不匀	（1）能正确处理粗细不匀的问题 （2）具有解决问题的能力	
4	物料平衡超限度	（1）能正确把控物料平衡的问题 （2）具有解决问题的能力	

五、课后作业

1. 假如你是某中药零售企业制作中心员工，现要求你将 500g 黄连饮片制备成黄连粉，企业要求黄连的收率须达到 95% 以上，请问控制黄连的最大损耗量是多少？

2. 查阅资料并根据药材软化的方法和种类，分析三七的软化除了用烘烤箱外，还能使用哪些方法进行软化？

任务A-3-3　能正确判断三七粉的质量

一、核心概念

1. 比表面积

比表面积指单位质量粉体的总表面积。当气体被粉体的表面物理吸附时，可通过测定其表面对气体单分子层的吸附量而得到粉体的比表面积，单位为 m^2/g。

2. 均匀度

均匀度指在外力的作用下，各种药材粉末互相掺和，使之在任何容积里每种组分的微粒均匀分布程度。

3. 吸湿性

吸湿性指在一定温度及湿度条件下，该物质吸收水分的能力或程度的特性。

二、学习目标

1. 能对三七粉成品的质量进行判断，具有质量危机意识和 GMP 管理意识。

2. 能对三七粉成品进行验收交付，具有良好的沟通交流能力。

3. 能完善规范填写三七粉质量评价表，整理、存档相关操作记录，具有良好的信息处理能力。

4. 具备社会主义核心价值观、工匠精神、劳动精神和劳模精神等思政素养。

三、基本知识

1. 三七粉的性状与外观均匀度检查

取供试品适量，置光滑纸上，平铺约 $5cm^2$，将其表面压平，在明亮处观察，本品为灰黄色的粉末。色泽应均匀，无花纹与色斑，无结块。气微，味苦回甜。

2. 三七粉的水分检查

三七粉照《中国药典》（2020 年版）四部（通则 0832）测定，取供试品 2～5g，平铺于干燥至恒重的扁形称量瓶中，厚度不超过 5mm，疏松供试品不超过 10mm，精密称定，开启瓶盖在 100～105℃干燥 5h，将瓶盖盖好，移置干燥器中，放冷 30min，精密称定，再在上述温度干燥 1h，放冷，称重，至连续两次称重的差异不超过 5mg 为止。根据减失的重量，计算供试品中含水量（%）。按照三七项下三七粉的水分检查要求，不得过 14%。

3. 包装材料的选择和包装方法

散剂比表面积较大，吸湿性或风化性均较显著。散剂吸湿后会发生很多物理化学变化，如水分含量增高、流动性降低、结块、变色、分解或效价降低等，因此宜选用适宜的包装材料、包装方法以保证散剂的质量。

（1）包装材料的选择　散剂常用的包装材料有包装纸、玻璃瓶、聚乙烯塑料薄膜袋和复合膜袋等。

① 包装纸：用于散剂的包装纸包括玻璃纸、有光纸和蜡纸等。玻璃纸适用于含挥发性成分或油脂类的散剂，不宜于包装易吸湿、易风化及易被二氧化碳等气体分解的散剂；有光纸适用于性质较为稳定的药物，不宜于包装易吸湿的散剂；蜡纸适用于包装易吸湿、易分化及二氧化碳作用下易变质的散剂，不宜于包装含冰片、樟脑等挥发性成分的散剂。

② 玻璃瓶（管）：化学惰性，密闭较好，价格低廉，适用于包装各种类型散剂，但易碎且重量较大。

③ 聚乙烯塑料薄膜袋：质软透明，相比玻璃瓶重量轻，运输方便，但低温久贮会脆裂，且透湿、透气问题也难以完全克服。

④ 复合膜袋：系聚酯／铝／聚乙烯药品包装用复合膜，目前较为常用，防气、防湿性能较好。

（2）包装方法　非剂量散剂用玻璃瓶（管）、塑料袋或纸盒包装，应注意封口严密。玻璃瓶（管）包装时应加盖软木塞，并用蜡封固，或加盖塑料内塞。

分剂量散剂一般采用包装纸、塑料袋或纸袋进行包装，现多采用复合膜袋。

4. 单剂量包装三七粉的装量差异检查

取供试品 10 袋（瓶），分别精密称定每袋（瓶）内容物的重量，求出内容物的装量与平均装量。每袋（瓶）装量与平均装量相比较［凡有标示装量的散剂，每袋（瓶）装量应与标示装量相比较］，超出装量差异限度的散剂不得多于 2 袋（瓶），并不得有 1 袋（瓶）超出装量差异限度的 1 倍。装量差异限度见表 A-3-1。

表 A-3-1　单剂量包装三七粉装量差异限度

标示装量	装量差异限度
0.1g 及 0.1g 以下	+15%
0.1g 以上至 0.5g	±10%
0.5g 以上至 1.5g	±8%
1.5g 以上至 6.0g	±7%
6.0g 以上	±5%

5. 微生物限度检查

除另有规定外，按照《中国药典》（2020 年版）四部（通则 1105、1106 和 1107）规定，按非无菌产品生物限度检查，应符合规定。

6. 三七粉的验收交付流程与要求

验收三七粉应当做好验收记录，包括药品的名称、剂型、规格、批号、生产日期、有效期、数量、验收合格数量、验收结果、质量要求等内容。验收人员应当在验收记录上签署姓名和验收日期。

交付三七粉时要做好发药交代与用药指导。交付药品时注意核对患者姓名、年龄等基本信息，指导患者三七粉的服用方法为吞服，饭后服用，一日 1～2 次，每次 1～3g。服药期间注意饮食宜清淡，忌辛辣、生冷及油腻难消化的食品。外用适量扑撒患处，用毕及时洗手，切勿接触眼睛，皮肤破溃处禁用。

三七粉具有散瘀止血、消肿定痛的作用，因此在月经期间避免服用，以免导致月经量增多，引发贫血。孕妇和哺乳期的妇女应慎用，确需要用，则要注意在医师的指导下服用。如果患者正在使用其他药物，用药前请患者咨询医师，并将所有已确诊的疾病及正在接受的治疗方案告知医师。同时，三七粉在用药期间如有不适或病症加重，需要及时就医并告知医师。

四、能力训练

（一）操作条件

① 人员：操作员需要经过生产区更衣程序和净化区后进入操作间。

② 机器：电子天平、烘箱、显微镜、自动包装机、计算器、计时器等。

③ 材料：称量纸、扁形称量瓶、玻璃棒、培养皿、温度计、包装袋、标签纸、签字笔、劳保用品等。

④ 资料：电子天平操作规程、烘箱操作规程、显微镜操作规程、包装机操作规程、《外观均匀度检查记录》《水分检查记录》《装量差异检查记录》《微生物限度检查记录》《包装记录》《验收记录》等。

⑤ 环境：洁净度应达到大于 D 级洁净度要求，温度 18～26℃，相对湿度 45%～65%，一般照明的照明值不低于 300lx，中药临方制剂一体化工作站。

（二）安全及注意事项

1. 检查电子天平、烘箱、显微镜、包装机设备检验合格证是否有效。

2. 包装材料领用时，须认真核对标签、说明书的产品名称、规格与"包装记录 - 包装指令单"一致。

3. 贴标签前，根据"包装记录 - 包装指令单"核对待包装品和所用包装材料的名称、规格、数量是否一致，质量状态是否合格。

4. 定期对包装设备进行保养维护。

5. 包装设备使用期间，要注意加强通风，尽量降低粉尘浓度，防止触电，防止污染。

（三）操作过程

工作环节	步骤	操作方法及说明	质量标准
质检	性状与外观均匀度检查	（1）随机抽取适量制备完成的三七粉，置光滑纸上，平铺约 5cm²，将其表面压平 （2）用中药临制剂质量评价法，观察外观性状、色泽，评价口感及气味等 （3）填写记录	（1）抽样的随机化原则 （2）本品为灰黄色的粉末。色泽应均匀，无花纹与色斑，无结块。气微，味苦回甜 （3）及时记录 （4）具有质量危机意识
	水分检查	（1）校准和检查电子天平、检查烘箱 （2）取供试品 2～5g，平铺于干燥至恒重的扁形称量瓶中，厚度不超过 5mm，精密称定 （3）开启瓶盖在 100～105℃ 干燥 5h，将瓶盖盖好，移置干燥器中，放冷 30min，精密称定，再在上述温度干燥 1h，放冷，称重，至连续两次称重的差异不超过 5mg 为止 （4）根据减失的重量，计算供试品中含水量 （5）用质量标准判断该批散剂的水分是否合格 （6）填写记录 （7）清场	（1）零点、量程、水平 （2）烘箱加热、温控正常，精密称重，精确至千分之一 （3）严格按照 SOP 完成操作 （4）含水量不得过 14% （5）及时记录、准确 （6）符合 GMP 清场与清洁要求 （7）具有质量危机意识
	包装	（1）准备生产：QA 开工检查，设备调试，领料备料 （2）开始包装：领料，开动机器，分包装（3g）、贴标签、印字、关闭机器 （3）填写记录 （4）清场	（1）检查设备清洁度与运转情况；设置包装参数；领取三七粉，安放包装袋 （2）严格按照 SOP 完成操作 （3）及时记录、准确 （4）符合 GMP 清场与清洁要求 （5）具有规范生产意识
	装量差异检查	（1）校准和检查电子天平 （2）取供试品 10 包，精密称定每包内容物的重量，求出内容物的装量与平均装量 （3）用质量标准判断该批散剂的装量差异是否合格 （4）填写记录 （5）清场	（1）零点、量程、水平 （2）精密称重，精确至千分之一 （3）严格按照 SOP 完成操作 （4）超出装量差异限度的不得多于 2 包，并不得有 1 包超出限度 1 倍 （5）及时记录、准确 （6）符合 GMP 清场与清洁要求 （7）具有质量危机意识

工作环节	步骤	操作方法及说明	质量标准
质检	微生物限度检查	(1)校准和检查电子天平和显微镜 (2)除另有规定外,按照《中国药典》(2020年版)四部(通则1105、1106和1107)规定,按非无菌产品生物限度检查 (3)用质量标准判断该批散剂的微生物限度是否合格 (4)填写记录 (5)清场	(1)零点、量程、水平 (2)显微镜光源、镜头、焦距正常 (3)精密称重,精确至千分之一 (4)严格按照SOP完成操作 (5)需氧菌总数不超过10^4cfu/g,霉菌和酵母菌总数不超过10^2cfu/g,不能检出大肠埃希菌、沙门氏菌;耐胆盐革兰氏阴性菌应小于10^2cfu/g (6)及时记录、准确 (7)符合GMP清场与清洁要求 (8)具有质量危机意识
成品交付	验收交付	(1)核对三七粉成品信息,填写验收记录 (2)三七粉成品的发药交代和用药指导	(1)品种、剂型、数量、工期和质量要求等无误,记录填写及时、准确 (2)患者信息核对无误,发药交代礼貌服务、用药指导正确无误 (3)具有良好的沟通交流能力
	整理存档	(1)收集学习任务书、制备任务单、制备方案、制备记录单、检查记录单等 (2)将整理后的所有单据交给指导老师审核后归档保存,档案保存注明人员、时间等信息,保存时间为2年	(1)单据收集整理齐全,单据内容真实,无涂改,字迹清晰 (2)档案信息正确,保存规范 (3)具有良好的信息处理能力

【问题情境一】

小王在对3g/袋的10袋三七粉做装量差异检查时发现,其中有2袋三七粉装量差异分别为8%、10%,请问该批三七粉装量差异符合要求吗?

解答: 该批三七粉符合要求。按照单剂量包装散剂的装量差异检查要求,超出装量差异限度的散剂不得多于2袋(瓶),并不得有1袋(瓶)超出装量差异限度的1倍的就可以判定符合要求。小王检查的10袋三七粉为3g/袋,装量差异应在7%以内,超7%的未超2袋,且未超出装量差异限度的1倍,因此,该批三七粉符合装量差异要求。

【问题情境二】

小张在对三七粉的性状与外观均匀度检查时发现,三七粉存在结块现象,请分析造成三七粉结块的原因,并给出解决措施。

原因: 一是切完片的三七未及时放凉就进行打粉,导致三七粉内部含水量超标;二是制备好的三七粉储存环境不符合要求或暴露空气中时间过久,吸湿性增加,水分含量增高,导致结块。

解决方法: 一是切完片后尽可能保证三七片内部凉透后再打粉;二是制备好的三七粉在做性状与外观均匀度检查前尽可能地按要求密封储存,避免暴露在外。

（四）学习结果评价

序号	评价内容	评价标准	评价结果（是/否）
1	性状与外观均匀度检查	（1）能正确取样三七粉 （2）能使用质量评价法正确判别三七粉的性状与外观均匀度是否符合要求 （3）能规范如实填写记录 （4）具有质量危机意识	
2	水分检查	（1）能校准和检查电子天平、烘箱 （2）能使用电子天平和烘箱进行水分检查 （3）能正确判别三七粉水分是否符合要求 （4）能按照实际过程规范如实填写记录 （5）能对场地、设备、用具进行清洁消毒 （6）具有质量危机意识和GMP清场管理意识	
3	包装	（1）能完成包装前的准备 （2）能按照规程完成三七粉的包装 （3）能按照实际过程规范如实填写记录 （4）能对场地、设备、用具进行清洁消毒 （5）具有规范生产意识和GMP清场管理意识	
4	装量差异	（1）能校准和检查电子天平 （2）能使用电子天平进行装量差异检测 （3）能正确判别装量差异是否符合要求 （4）能按照实际过程规范如实填写记录 （5）能对场地、设备、用具进行清洁消毒 （6）具有质量危机意识和GMP清场管理意识	
5	微生物限度检查	（1）能校准和检查电子天平、显微镜 （2）能使用显微镜进行微生物检测 （3）能正确判别微生物限度是否符合要求 （4）能按照实际过程规范如实填写记录 （5）能对场地、设备、用具进行清洁消毒 （6）具有质量危机意识和GMP清场管理意识	
6	验收交付	（1）能完成三七粉成品的验收 （2）能完成三七粉成品的交付 （3）具有良好的沟通交流能力	
7	整理存档	（1）能按照规程完成资料的收集整理 （2）能按照规程完成资料的存档 （3）具有良好的信息处理能力	

五、课后作业

1.请查阅资料，画出三七粉装量差异检查的流程图。

2.请查阅资料，分析三七粉微生物限度检查要点有哪些？

项目A-4　小复方散剂的制备

任务A-4-1　能按照要求完成六一散的制备

一、核心概念

1. 散剂

散剂系指原料药物或与适宜的辅料经粉碎、均匀混合制成的干燥粉末状制剂。散剂可分为口服散剂和局部用散剂。

2. 小复方散剂

复方散剂是相对于单方散剂而言的。小复方散剂是指由 2 ～ 5 种不同药物混合而成的制剂。

3. 等量递增法

等量递增法是指先取量小的组分与其等量的量大组分于混合器具中混匀，再加入与混合物等量的量大组分混匀，重复此操作至全部组分混合完毕的操作方法。

二、学习目标

1. 能正确解读六一散制备任务单，具有信息处理和自主学习能力。

2. 能编制六一散的制备方案，具有信息检索和信息处理能力。

3. 能正确领用制备六一散需要用到的工具、材料，具有语言表达能力。

4. 能按照六一散的制备方案完成六一散的制备，具有质量为本意识、规范生产意识和诚信意识。

5. 具备社会主义核心价值观、工匠精神和劳动精神等思政素养。

三、基本知识

1. 处方中药饮片的鉴别

【滑石粉】

本品为硅酸盐类矿物滑石族滑石，主含含水硅酸镁 $[Mg_3(Si_4O_{10})(OH)_2]$。采挖后，除去泥沙和杂石。是滑石经精选净制、粉碎、干燥制成。

滑石粉为白色或类白色、微细、无砂性的粉末，手摸有滑腻感。气微，味淡。

【甘草】

本品为豆科植物甘草 *Glycyrrhiza uralensis* Fisch.ex DC.、胀果甘草 *Glycyrrhiza inflata* Batal. 或洋甘草 *Glycyrrhiza glabra* Linn. 的干燥根和根茎。春、秋二季采挖，除去须根，晒干。

甘草片为类圆形或椭圆形的厚片。外表皮红棕色或灰棕色，具纵皱纹。切面略显纤维性，中心黄白色，有明显放射状纹理及形成层环。质坚实，具粉性。气微，味甜而特殊。

2. 六一散的基本知识

【处方来源】《中华人民共和国药典》（2020年版）一部

【处方组成】滑石粉600g，甘草100g。

【组成原则】方中滑石甘淡性寒，体滑质重，既可清解暑热，以治暑热烦渴，又可通利水道，使三焦湿热从小便而泄，以除暑湿所致的小便不利及泄泻，故用以为君。生甘草甘平偏凉，能清热泻火，益气和中，与滑石相伍，一可甘寒生津，使利小便而津液不伤；二可防滑石之寒滑重坠以伐胃，为臣药。二药合用，清暑利湿，能使三焦暑湿之邪下焦渗泄，则热、渴、淋、泻诸症可愈。

【功能主治】清暑利湿。用于感受暑湿所致的发热、身倦、口渴、泄泻、小便黄少；外用治痱子。

【规格】每包50g，14包/盒。

3. 散剂的特点

（1）易于分散、溶出快、吸收快、起效快。

（2）制备工艺简单，易于控制剂量，便于婴幼儿服用。

（3）外用散剂覆盖面积大，对外伤可同时发挥保护、收敛、促进伤口愈合等作用。

（4）比表面积较大，散剂更易吸湿且刺激性及化学活性也相应增加。所以易吸湿或易氧化变质的药物，刺激性大、腐蚀性强的药物，含挥发性成分多且剂量大的药物不宜制成散剂。

四、能力训练

（一）操作条件

① 人员：操作员需要经过生产区更衣程序和净化区后进入操作间。

② 机器：小型打粉机、药筛、烘箱、包装机等。

③ 材料：中药饮片（滑石粉 600g，甘草 100g）、包装袋、包装盒、标签纸等。

④ 资料：《中华人民共和国药典》（2020 年版）、《中华人民共和国中医药法》《中华人民共和国药品管理法》《中药散剂制备技术规范》《药品生产质量管理规范》；附件 1 学习任务书、附件 2 六一散的制备任务单、附件 3 六一散的制备方案、附件 4 六一散的制备记录单等。

⑤ 环境：洁净度应达到大于 D 级洁净度要求。温度 18 ～ 26℃，相对湿度45% ～ 65%，一般照明的照明值不低于 300lx，中药临方制剂一体化工作站。

（二）安全及注意事项

1. 粉碎岗位应操作规范，注意安全；加强通风，尽量降低粉尘浓度。
2. 生产过程中所有物料均应有标识，防止发生混药。
3. 按设备清洁要求进行清洁。
4. 水电安全、消防安全。

（三）操作过程

工作环节	工作内容	操作方法及说明	质量标准
下达任务	任务书的阅读理解（任务书见附件 1）	现场交流法，填写制备任务单（见附件 2）	（1）正确解读任务书的剂型、数量、工期和质量要求等 （2）具有信息分析和自主学习能力
制订方案	六一散制备方案的编制	资料查阅法；制备方案的编制（见附件 3）	（1）方案全面合理，明确制备流程和质量标准 （2）具有信息检索和信息处理能力
审核方案	审核并确认六一散制备方案	制备方案的汇报；制备方案的修订确认	（1）汇报时采用文稿或 PPT 形式，结构严谨，层次清楚，详略得当 （2）与指导教师进行有效沟通，及时修改完善方案 （3）具有语言表达能力
实施方案与过程控制	1. 生产前准备	（1）人员净化 （2）器具准备：打粉机、药筛、包装袋	（1）清场合格，文件齐全，生产环境和设备符合工艺要求 （2）具有 GMP 管理意识
	2. 粉碎	对药材饮片进行洗涤、干燥、灭菌。将饮片粉碎成细粉。填写制备记录单（见附件 4）	（1）所选用的饮片净度符合《中国药典》（2020 年版）及《中药饮片质量标准通则试行》之规定 （2）药粉粒度符合工艺规程要求 （3）具有质量为本意识

工作环节	工作内容	操作方法及说明	质量标准
实施方案与过程控制	3.过筛	将5号筛或6号筛置于容器上方,将甘草粉倒入药筛中,来回晃动药筛,直至甘草粉末通过药筛,填写制备记录单(见附件4)	(1)过筛药粉细度应符合工艺规程要求 (2)具有质量危机意识
	4.混合	先称取50g甘草粉末和50g滑石粉置于容器内搅拌混匀后,再称取100g滑石粉加入容器内混匀,重复操作直至混合均匀、完全。填写制备记录单(见附件4)	(1)采用等量递增法进行混合操作 (2)混合均匀度应符合工艺规程要求 (3)具有规范操作意识和质量为本意识
	5.包装与贴签	将混合均匀的散剂置于适宜容器内,表面贴上标签,标注操作员,生产日期,药名,重量等,填写制备记录单(见附件4)	(1)标注记录完整,真实 (2)具有诚信意识
	6.清场	清洁场地和设备	(1)场地清洁 (2)工具和设备清洁及摆放合理 (3)具有GMP管理意识

【问题情境一】

某药企制备六一散,在生产过程中,甘草打粉时打粉机内壁、刀片上黏粉较多。试分析产生此现象的原因有哪些?应如何解决?

原因:甘草饮片洗净、烘干时时间不够,导致饮片内部水分残留超出规定。

解决方法:甘草饮片洗净后立即拿出,不让过多水分渗入饮片内部,烘干时间要足够。

【问题情境二】

某药企制备六一散,在生产过程中,分装时发现散剂色泽不匀,试分析产生此现象的原因是什么?应如何解决?

原因:六一散中两种原料粉密度不一样,在混合时没有充分混合均匀。

解决方法:在混合过程中两种原料需少量分批混合,充分混匀再进行过筛、分装。

(四)学习结果评价

序号	评价内容	评价标准	评价结果(是/否)
1	学习任务书的阅读理解	(1)能解读学习任务书,解读学习任务书的剂型、数量、工期和质量要求等 (2)具有信息分析和自主学习能力	
2	六一散制备方案的编制	(1)能编制六一散的制备方案,明确制备流程和质量标准,画出工艺流程图 (2)具有信息检索和信息处理能力	

序号	评价内容	评价标准	评价结果(是/否)
3	审核并确认六一散制备方案	(1)能采用文稿或PPT形式汇报,结构严谨,层次清楚,详略得当 (2)能与指导教师进行有效沟通,及时修改完善方案 (3)具有语言表达能力	
4	准备工序	(1)能进行人员净化和器具准备 (2)具有质量为本意识	
5	粉碎过筛工序	(1)能正确进行物料的粉碎过筛操作 (2)能正确判断药粉粒度是否合格 (3)具有质量为本意识	
6	混合工序	(1)能正确进行物料的混合操作 (2)能正确判断混合后的散剂粒度是否合格 (3)具有规范生产意识	
7	包装与贴签	(1)能完整、真实标注散剂信息 (2)具有诚信意识	
8	清场	(1)能对容器、工具和设备进行清洗、清洁、消毒 (2)能对一体化工作站进行清场 (3)具有GMP管理意识	

五、课后作业

1. 当碰到散剂混合不均匀的问题时,试分析原因并提出解决方法。

2. 自行寻找一张可制备散剂的处方,并编制该散剂的制备方案。

附件1 学习任务书

某患者在某中医馆就诊,中医馆坐堂医师为患者开具了一张总药量为700g 六一散的处方,要求制成每包50g、14包,患者要求在该中医馆的制剂室完成制备,1日后自行来取。成品要求是浅黄白色的粉末;具甘草甜味,手捻有润滑感,质量符合《中华人民共和国药典》(2020年版)等相关要求。

普通处方

×××中医院处方笺

姓名	×××	性别	女	门诊	×××××××
科别	中医科	年龄	5岁	日期	××××年××月××日
临床诊断:外感暑湿					
R: 　　六一散700g 　　　　　　　　　　　　　　　1剂　每次6g 　　　　　　　　　　　　　　　分早晚两次饭后调服					
医师	×××	审核	×××	金额	××
调配	×××	核对	×××	发药	×××

附件2　六一散的制备任务单

任务名称			
剂型		数量	
工期		质量要求	
接单日期		接单人	

附件3　六一散的制备方案

编制人：　　　　　　　　　　　　　　　　　编制日期：

工具	
材料	
设备	
资料	
工作方法	
劳动组织形式	
制备工艺	
成品质量要求	
制备计划用时		制备地点	

附件4　六一散的制备记录单

工序	人员	起止时间	生产地点	控制项目
粉碎				洗净时间： 烘干时间： 粉末粒度：
过筛				粉末粒度： 外观： 重量：
混合				粉末粒度： 外观： 手感： 重量：
包装与贴签				包装袋材质： 标签内容：

任务A-4-2　能解决六一散制备过程中出现的工艺问题

一、核心概念

1. 粉碎

粉碎指将大块固体物料破碎成较小的颗粒或粉末的操作过程，其主要目的是减少粒径，增加比表面积。

2. 过筛

经过粉碎后的药物粉末粗细相差悬殊，为适应医疗盒药剂制备的需要，通过一种网孔状的工具使粗细混合的粉末分离出粗粉和细粉的操作过程，叫做"过筛"或"筛析"。

3. 混合

混合系指使多种物质相互交叉分散均匀的过程或操作。混合是散剂制备的重要工艺过程之一，也是制剂工艺中的基本工序之一。混合均匀与否，直接影响制剂的质量。

二、学习目标

1. 能及时处理六一散制备过程中的常见问题，具有解决问题等通用能力和危机意识等职业素养。

2. 能根据物料的性质选择混合方法和进行混合操作。

3. 具备社会主义核心价值观、工匠精神、劳动精神和劳模精神等思政素养。

三、基本知识

1. 粉碎的目的

（1）增加药物的表面积，以利于药材中药成分提取和溶出，特别是难溶性药物的溶出。

（2）便于调剂操作和多种给药途径的应用。

（3）有利于新鲜药材的干燥和储存。

2. 粉碎的机理

物体的形成依赖于分子间的内聚力，物体因内聚力的不同显示出不同的硬度和性质，因此，粉碎过程就是借助于外力来部分地破坏物质分子间的内聚力，达到粉碎目的。

药物粉碎的难易，主要取决于物质的结构和性质，但与外力的大小也密切相关。

各种粉碎机械作用于被粉碎物质的外力，有下列几种类型：截切、挤压、研磨、撞击、劈裂、撕裂和锉削等。

根据药物性质选用不同类型作用外力的粉碎机械，才能得到预期的粉碎效果。

3. 粉碎的分类

（1）干法粉碎　系指药物经适当干燥，待其水分降低到一定程度（一般9%以下）时再进行粉碎的方法，适合于绝大多数中药材的粉碎。

（2）湿法粉碎　湿法粉碎又称加液研磨法，系指在药物中加入适量水或其他液体并与之一起研磨粉碎的方法。液体选用以药物遇湿不膨胀、两者不起变化、不妨碍药效为原则。湿法粉碎因液体分子很容易渗入药物颗粒的内部，从而可以削弱药物内部分子间的内聚力而使粉碎易于进行；对于毒性、刺激性强的药物，可以避免药物细粉的飞扬，减少药物的损失及对环境的污染和利于劳动保护。根据粉碎时加入液体的方式，湿法粉碎可分为"水飞法"和"加液研磨法"。

（3）低温粉碎　有些药材在常温下黏性较大，经低温冷冻后可增加其脆性而易于粉碎。本法适用于在常温下难以粉碎、热敏性的药物以及软化点或熔点低、黏性大的物料，如树胶、树脂、干浸膏等。低温粉碎一般有下列4种方法。

①物料先行冷却或在低温条件下，迅速通过高速撞击或粉碎机粉碎。

②粉碎机壳通入低温冷却水，在循环冷却下进行粉碎。

③待粉碎的物料与干冰或液氮混合后进行粉碎。

④组合运用上述冷却方法进行粉碎。

4. 粉碎原则

（1）药物不宜过度粉碎，达到所需的粉碎度即可，以节能和减少粉碎过程中的损耗。

（2）在粉碎过程中，应尽量保存药物的组分和药理作用不变。中药材的药用部分必须全部粉碎应用，对较难粉碎的部分，如叶脉或纤维等不应随意丢弃，以免损失有效成分或使药物的有效成分含量相对增高。

（3）植物类药材粉碎前应尽量干燥。

（4）挥发性药材的粉碎应注意低温粉碎。

（5）粉碎毒性药或刺激性较强的药物时，应注意劳动保护，以免中毒，如川乌、草乌；粉碎易燃易爆药物时，要注意防火防爆。

四、能力训练

（一）操作条件

① 人员：操作员需要经过生产区更衣程序和净化区后进入操作间。

② 机器：小型打粉机、药筛、烘箱等。

③ 材料：包装袋、标签纸、签字笔、劳保用品等。

④ 资料：《药品生产质量管理规范》生产工艺、操作方法、操作规程等。

⑤ 环境：洁净度应达到大于 D 级洁净度要求，温度 18～26℃，相对湿度 45%～65%，一般照明的照明值不低于 300lx，中药临方制剂一体化工作站。

（二）安全及注意事项

1. 粉碎时应进行通风，尽量降低粉尘浓度。

2. 器具、设备一药一清理，避免混药。

3. 水电安全、消防安全。

（三）常见问题与解决方法

工作环节	常见问题	原因	解决方法
实施方案与过程控制	打粉机内壁、刀片上黏粉较多	甘草打粉时，甘草的含水量超标	(1)控制甘草烘干时间，不可过短 (2)具有解决问题的能力
	粉末不够细	打粉时间不够	(1)打粉时间加长或筛出不够细的部分重新打粉 (2)具有解决问题的能力
	粉质粗细不够均匀	(1)未选用正确药筛 (2)过筛时操作过于简单	(1)选用正确药筛，过筛时粉层厚度适中，并保持来回振动，使粉末均匀通过药筛 (2)具有解决问题的能力
	粉质色泽不匀	(1)两种原料粉末混合时未按比例均匀混合 (2)未选用正确的混合方法	(1)采用等量递增法先取量小的甘草粉与等量的滑石粉置于容器中混匀，再加入与混合物等量的滑石粉混匀，重复操作至原料混合完毕 (2)具有解决问题的能力

【问题情境一】

操作工小李在领料后，领取的物料如下：滑石粉 600g，甘草 100g。小李在制备过程中，将甘草制成粉末，先取小部分进行直接混合，混合后，发现散剂色泽不匀，怎么办？

解决方法：将混合后色泽不匀的部分倒入垃圾桶，清理容器后余下部分采取等量递增法进行混合。至混合完全，色泽均匀。

【问题情境二】

如果你发现制备的粉末在过筛时有部分未能通过规定药筛，怎么办？

解决方法：将未过筛的粉末收集后，倒回打粉机内继续粉碎，至能够按规定通过药筛，得到细粉。

（四）学习结果评价

序号	评价内容	评价标准	评价结果(是/否)
1	打粉机内壁、刀片上黏粉较多	(1)能正确处理烘干时间的问题 (2)具有解决问题的能力	
2	粉末不够细	(1)能正确处理粉末细度的问题 (2)具有解决问题的能力	
3	粉质粗细不够均匀	(1)能正确处理过筛的问题 (2)具有解决问题的能力	
4	粉质色泽不匀	(1)能正确处理选择混合方法的问题 (2)具有解决问题的能力	

五、课后作业

1. 某中药临方制剂中心收到一张中药处方，为总量 700g 的六一散，患者要求制成每包 50g、14 包。请问在选择药筛时，应选择几号药筛？

2. 散剂的混合方法有哪些？等量递增法如何操作？

任务A-4-3 能正确判断六一散的质量

一、核心概念

1. 比表面积

比表面积指单位质量粉体的总表面积。当气体被粉体的表面物理吸附时，可通过测定其表面对气体单分子层的吸附量而得到粉体的比表面积，单位为 m^2/g。

2. 均匀度

均匀度指在外力的作用下，各种药材粉末互相掺和，使之在任何容积里每种组分的微粒均匀分布程度。

3. 吸湿性

吸湿性指在一定温度及湿度条件下，该物质吸收水分的能力或程度的特性。

二、学习目标

1. 能对六一散成品的质量进行判断，具有质量危机意识和GMP管理意识。
2. 能对六一散成品进行验收交付，具有良好的沟通交流能力。
3. 能完善规范填写六一散质量评价表，整理、存档相关操作记录，具有良好的信息处理能力。
4. 具备社会主义核心价值观、工匠精神、劳动精神和劳模精神等思政素养。

三、基本知识

1. 六一散的性状与外观均匀度检查

取供试品适量，置光滑纸上，平铺约5cm^2，将其表面压平，在明亮处观察，本品为浅黄白色的粉末；色泽应均匀，无花纹与色斑，具甘草甜味，手捻有润滑感。

2. 六一散的水分检查

六一散照《中国药典》（2020年版）四部（通则0832）测定，取供试品2～5g，平铺于干燥至恒重的扁形称量瓶中，厚度不超过5mm，疏松供试品不超过10mm，精密称定，开启瓶盖在100～105℃干燥5h，将瓶盖盖好，移置干燥器中，放冷30min，精密称定，再在上述温度干燥1h，放冷，称重，至连续两次称重的差异不超过5mg为止。根据减失的重量，计算供试品中含水量（%）。除另有规定外，不得过9.0%。

3. 包装材料的选择和包装方法

散剂比表面积较大，吸湿性或风化性均较显著。散剂吸湿后会发生很多物理化学变化，如水分含量增高、流动性降低、结块、变色、分解或效价降低等，因此宜选用适宜的包装材料、包装方法以保证散剂的质量。

（1）包装材料的选择　散剂常用的包装材料有包装纸、玻璃瓶、聚乙烯塑料薄膜袋和复合膜袋等。

① 包装纸：用于散剂的包装纸包括玻璃纸、有光纸和蜡纸等。玻璃纸适用于含挥发性成分或油脂类的散剂，不宜于包装易吸湿、易风化及易被二氧化碳等气体分解的散剂；有光纸适用于性质较为稳定的药物，不宜于包装易吸湿的散剂；蜡纸适用于包装易吸湿、易分化及二氧化碳作用下易变质的散剂，不宜于包装含冰片、樟脑等挥发性成分的散剂。

② 玻璃瓶（管）：化学惰性，密闭较好，价格低廉，适用于包装各种类型散剂，但易碎且重量较大。

③ 聚乙烯塑料薄膜袋：质软透明，相比玻璃瓶重量轻，运输方便，但低温久贮会脆裂，且透湿、透气问题也难以完全克服。

④复合膜袋：系聚酯/铝/聚乙烯药品包装用复合膜，目前较为常用，防气、防湿性能较好。

（2）包装方法　非剂量散剂用玻璃瓶（管）、塑料袋或纸盒包装，应注意封口严密。玻璃瓶（管）包装时应加盖软木塞，并用蜡封固，或加盖塑料内塞。

分剂量散剂一般采用包装纸、塑料袋或纸袋进行包装，现多采用复合膜袋。

4. 单剂量包装六一散的装量差异检查

取供试品 10 袋（瓶），分别精密称定每袋（瓶）内容物的重量，求出内容物的装量与平均装量。每袋（瓶）装量与平均装量相比较［凡有标示装量的散剂，每袋（瓶）装量应与标示装量相比较］，按表中的规定，超出装量差异限度的散剂不得多于 2 袋（瓶），并不得有 1 袋（瓶）超出装量差异限度的 1 倍。单剂量包装六一散的装量差异见表 A-4-1。

表 A-4-1　单剂量包装六一散的装量差异

标示装量	装量差异限度
0.1g 及 0.1g 以下	+15%
0.1g 以上至 0.5g	±10%
0.5g 以上至 1.5g	±8%
1.5g 以上至 6.0g	±7%
6.0g 以上	±5%

5. 微生物限度检查

除另有规定外，按照《中国药典》（2020 年版）四部（通则 1105、1106 和 1107）规定，按非无菌产品生物限度检查，应符合规定。

6. 六一散的验收交付流程与要求

验收六一散应当做好验收记录，包括药品的名称、剂型、规格、批号、生产日期、有效期、数量、验收合格数量、验收结果、质量要求等内容。验收人员应当在验收记录上签署姓名和验收日期。

交付六一散时要做好发药交代与用药指导。交付药品时注意核对患者姓名、年龄等基本信息，指导患者六一散的服用方法为调服或包煎服，饭后服用，一日 1～2 次，每次 6～9g。服药期间注意饮食宜清淡，忌酒及辛辣、生冷、油腻难消化的食品。外用扑撒患处，用毕及时洗手，切勿接触眼睛，皮肤破溃处禁用。

六一散内含有甘草，故不适合与甘遂、大戟、海藻、芫花合用，也不适合与含这些药物的制剂合用，比如山海丹颗粒（含海藻）、软坚药水（含海藻）和舟车丸（含甘遂、大戟、芫花）等。服用六一散期间不能同时服用滋补性中药如人参、阿胶、黄芪等。如果患者正在使用其他药物，用药前请患者咨询医师，并将所有已确诊的疾病及正在接受的治疗方案告知医师。同时，六一散在用药期间如有不适或病症加重，需要及时就医并告知医师。

四、能力训练

（一）操作条件

① 人员：操作员需要经过生产区更衣程序和净化区后进入操作间。

② 机器：电子天平、烘箱、显微镜、自动包装机、计算器、计时器等。

③ 材料：称量纸、扁形称量瓶、玻璃棒、培养皿、温度计、包装袋、标签纸、签字笔、劳保用品等。

④ 资料：电子天平操作规程、烘箱操作规程、显微镜操作规程、包装机操作规程、《外观均匀度检查记录》《水分检查记录》《装量差异检查记录》《微生物限度检查记录》《包装记录》《验收记录》等。

⑤ 环境：洁净度应达到大于 D 级洁净度要求。温度 18 ～ 26℃，相对湿度45% ～ 65%，一般照明的照明值不低于 300lx，中药临方制剂一体化工作站。

（二）安全及注意事项

1. 检查电子天平、烘箱、显微镜、包装机设备检验合格证是否有效。

2. 包装材料领用时，须认真核对标签、说明书的产品名称、规格与"包装记录 - 包装指令单"一致。

3. 贴标签前，根据"包装记录 - 包装指令单"核对待包装品和所用包装材料的名称、规格、数量是否一致，质量状态是否合格。

4. 定期对包装设备进行保养维护。

5. 包装设备使用期间，要注意加强通风，尽量降低粉尘浓度，防止触电，防止污染。

（三）操作过程

工作环节	步骤	操作方法及说明	质量标准
质检	性状与外观均匀度检查	（1）随机抽取适量制备完成的六一散，置光滑纸上，平铺约 5cm²，将其表面压平 （2）用中药临方制剂质量评价法，观察外观性状、色泽，评价口感及气味等 （3）填写记录	（1）抽样的随机化原则 （2）本品为浅黄白色的粉末；色泽应均匀，无花纹与色斑，具甘草甜味，手捻有润滑感 （3）及时记录 （4）具有质量危机意识
	水分检查	（1）校准和检查电子天平、检查烘箱 （2）取供试品 2～5g，平铺于干燥至恒重的扁形称量瓶中，厚度不超过 5mm，精密称定	（1）零点、量程、水平 （2）烘箱加热、温控正常，精密称重，精确至千分之一

工作环节	步骤	操作方法及说明	质量标准
质检	水分检查	(3)开启瓶盖在100~105℃干燥5h,将瓶盖盖好,移置干燥器中,放冷30min,精密称定,再在上述温度干燥1h,放冷,称重,至连续两次称重的差异不超过5mg为止 (4)根据减失的重量,计算供试品中含水量 (5)用质量标准判断该批散剂的水分是否合格 (6)填写记录 (7)清场	(3)严格按照SOP完成操作 (4)除另有规定外,含水量不得过9.0% (5)及时记录、准确 (6)符合GMP清场与清洁要求 (7)具有质量危机意识
	包装	(1)准备生产:QA开工检查,设备调试,领料备料 (2)开始包装:领料,开动机器,分包装(6g)、贴标签、印字、关闭机器 (3)填写记录 (4)清场	(1)检查设备清洁度与运转情况;设置包装参数;领取六一散,安放包装袋 (2)严格按照SOP完成操作 (3)及时记录、准确 (4)符合GMP清场与清洁要求 (5)具有规范生产意识
	装量差异检查	(1)校准和检查电子天平 (2)取供试品10包,精密称定每包内容物的重量,求出内容物的装量与平均装量 (3)用质量标准判断该批散剂的装量差异是否合格 (4)填写记录 (5)清场	(1)零点、量程、水平 (2)精密称重,精确至千分之一 (3)严格按照SOP完成操作 (4)超出装量差异限度的不得多于2包,并不得有1包超出限度1倍。 (5)及时记录、准确 (6)符合GMP清场与清洁要求 (7)具有质量危机意识
	微生物限度检查	(1)校准和检查电子天平和显微镜 (2)除另有规定外,按照《中国药典》(2020年版)四部(通则1105、1106和1107)规定,按非无菌产品生物限度检查 (3)用质量标准判断该批散剂的微生物限度是否合格 (4)填写记录 (5)清场	(1)零点、量程、水平 (2)显微镜光源、镜头、焦距正常 (3)精密称重,精确至千分之一 (4)严格按照SOP完成操作 (5)需氧菌总数不超过10^4cfu/g,霉菌和酵母菌总数不超过10^2cfu/g,不能检出大肠埃希菌、沙门氏菌;耐胆盐革兰氏阴性菌应小于10^2cfu/g (6)及时记录、准确 (7)符合GMP清场与清洁要求 (8)具有质量危机意识
成品交付	验收交付	(1)核对六一散成品信息,填写验收记录 (2)六一散成品的发药交代和用药指导	(1)品种、剂型、数量、工期和质量要求等无误;记录填写及时、准确 (2)患者信息核对无误,发药交代礼貌服务、用药指导正确无误 (3)具有良好的沟通交流能力
	整理存档	(1)收集学习任务书、制备任务单、制备方案、制备记录单、检查记录单等 (2)将整理后的所有单据交给指导老师审核后归档保存,档案保存注明人员、时间等信息,保存时间为2年	(1)单据收集整理齐全,单据内容真实,无涂改,字迹清晰 (2)档案信息正确,保存规范 (3)具有良好的信息处理能力

【问题情境一】

小王在对六一散成品进行微生物限度检查，发现该项检查不符合《中国药典》（2020年版）的标准。试分析可能的原因有哪些？

原因： 药材原料清洁消毒不到位、物料包材受到污染、环境洁净度未达标、制备设备清洁不完全、工艺流程设计不合理等，主要从药材、包材的管理、环境、设备清洁程度和人员操作方面多注意。

【问题情境二】

小张将六一散成品进行信息核对后，将药品发给患者，患者拿着六一散成品直接离开。小张的做法是否正确？如不正确说明原因？

解答： 小张的做法不正确。因为在做好基本信息核对后，需要指导患者六一散的服用方法及服药禁忌与注意事项，确保患者能够正确服用药物。同时需要叮嘱患者，在用药期间如有不适或病症加重，需要及时就医并告知医师。

（四）学习结果评价

序号	评价内容	评价标准	评价结果（是/否）
1	性状与外观均匀度检查	（1）能正确取样六一散 （2）能使用质量评价法正确判别六一散的性状与外观均匀度是否符合要求 （3）能规范如实填写记录 （4）具有质量危机意识	
2	水分检查	（1）能校准和检查电子天平、烘箱 （2）能使用电子天平和烘箱进行水分检查 （3）能正确判别六一散水分是否符合要求 （4）能按照实际过程规范如实填写记录 （5）能对场地、设备、用具进行清洁消毒 （6）具有质量危机意识和GMP清场管理意识	
3	包装	（1）能完成包装前的准备 （2）能按照规程完成六一散的包装 （3）能按照实际过程规范如实填写记录 （4）能对场地、设备、用具进行清洁消毒 （5）具有规范生产意识和GMP清场管理意识	
4	装量差异	（1）能校准和检查电子天平 （2）能使用电子天平进行装量差异检测 （3）能正确判别装量差异是否符合要求 （4）能按照实际过程规范如实填写记录 （5）能对场地、设备、用具进行清洁消毒 （6）具有质量危机意识和GMP清场管理意识	
5	微生物限度检查	（1）能校准和检查电子天平、显微镜 （2）能使用显微镜进行微生物检测 （3）能正确判别微生物限度是否符合要求 （4）能按照实际过程规范如实填写记录 （5）能对场地、设备、用具进行清洁消毒 （6）具有质量危机意识和GMP清场管理意识	

序号	评价内容	评价标准	评价结果(是/否)
6	验收交付	(1)能完成六一散成品的验收 (2)能完成六一散成品的交付 (3)具有良好的沟通交流能力	
7	整理存档	(1)能按照规程完成资料的收集整理 (2)能按照规程完成资料的存档 (3)具有良好的信息处理能力	

五、课后作业

　　1.请查阅资料，画出六一散水分检查的流程图。

　　2.请查阅资料，分析中药散剂水分不符合标准的原因有哪些?

项目A-5　大复方散剂的制备

任务A-5-1　能按照要求完成参苓白术散的制备

一、核心概念

1. 复方

复方指两种或两种以上的药物，按照中医的四诊八纲、辨证论治的原则，针对病情有机地组合而成的方剂，系与单味药相对而言。

2. 散剂

散剂指原料药物或与适宜的辅料经粉碎、均匀混合制成的干燥粉末状制剂。

3. 分剂量

分剂量指将混合均匀的散剂，按照所需剂量分成相等重量份数的操作。

二、学习目标

1. 能正确解读参苓白术散制备任务单，具有信息分析和自主学习能力。

2. 能编制参苓白术散的制备方案，具有信息检索和信息处理能力。

3. 能审核并确认参苓白术散制备方案，具有语言表达能力。

4. 能按照参苓白术散的制备方案完成参苓白术散的制备，具有质量为本意识、GMP管理意识、规范生产意识、质量危机意识和诚信意识。

5. 具备社会主义核心价值观、工匠精神和劳动精神等思政素养。

三、基本知识

1. 处方中药饮片的鉴别

【人参】

主根呈纺锤形或圆柱形，表面灰黄色，上部或全体有疏浅断续的粗横纹及明显的纵皱，下部有支根2～3条，并着生多数细长的须根，须根上常有不明显的细小疣状突出。根茎（芦头）多拘挛而弯曲，具不定根（艼）和稀疏的凹窝状茎痕（芦碗），质较硬。

人参片呈圆形或类圆形。外表皮灰黄色。切面淡黄白色或类白色，显粉性，形成层环纹棕黄色，皮部有黄棕色的点状树脂道及放射性裂隙。体轻，质脆。香气特异，味微苦、甘。

【茯苓】

茯苓个呈类球形、椭圆形、扁圆形或不规则团块，大小不一。外皮薄而粗糙，棕褐色至黑褐色，有明显的皱缩纹理。体重，质坚实，断面颗粒性，有的具裂隙，外层淡棕色，内部白色，少数淡红色，有的中间抱有松根。气微，味淡，嚼之黏牙。

茯苓块为去皮后切制的茯苓，呈立方块状或方块状厚片，大小不一。白色、淡红色或淡棕色。

茯苓片为去皮后切制的茯苓，呈不规则厚片，厚薄不一。白色、淡红色或淡棕色。

【白术】

白术片呈不规则的厚片。外表皮灰黄色或灰棕色。切面黄白色至淡棕色，散生棕黄色的点状油室，木部具放射状纹理；烘干者切面角质样，色较深或有裂隙。气清香，味甘、微辛，嚼之略带黏性。

麸炒白术片形如白术片，表面黄棕色，偶见焦斑。略有焦香气。

【山药】

毛山药略呈圆柱形，弯曲而稍扁，表面黄白色或淡黄色，有纵沟、纵皱纹及须根痕，偶有浅棕色外皮残留。体重，质坚实，不易折断，断面白色，粉性。气微，味淡、微酸，嚼之发黏。

山药片为不规则的厚片，皱缩不平，切面白色或黄白色，质坚脆，粉性。气微，味淡、微酸。

光山药呈圆柱形，两端平齐，表面光滑，白色或黄白色。

【白扁豆】

本品呈扁椭圆形或扁卵圆形，表面淡黄白色或淡黄色，平滑，略有光泽，一侧边缘有隆起的白色眉状种阜。质坚硬，气微，味淡，嚼之有豆腥气。炒白扁豆色微黄，有焦斑。

【莲子】

本品略呈椭圆形或类球形，表面红棕色，有细纵纹和较宽的脉纹。一端中心呈乳头状突起，棕褐色，多有裂口，其周边略下陷。质硬，种皮薄，不易剥离。子叶2，黄白色，肥厚，中有空隙，具绿色莲子心；或底部具有一小孔，不具莲子心。气微，味甘、微涩。

【薏苡仁】

本品呈宽卵形或长椭圆形，表面乳白色，光滑，偶有残存的黄褐色种皮；一端钝圆，另端较宽而微凹，有1淡棕色点状种脐；背面圆凸，腹面有1条较宽而深的纵沟。质坚实，断面白色，粉性。气微，味微甜。

【砂仁】

阳春砂、绿壳砂呈椭圆形或卵圆形，有不明显的三棱，表面棕红色或暗褐色，有细皱纹，外被淡棕色膜质假种皮；质硬，胚乳灰白色。气芳香而浓烈，味辛凉、微苦。

海南砂呈长椭圆形或卵圆形，有明显的三棱表面被片状、分枝的软刺，基部具果梗痕。果皮厚而硬。种子团较小，气味稍淡。

【桔梗】

桔梗表面淡黄白色至黄色，质脆，断面不平坦。切片后呈椭圆形或不规则厚片。外皮多已除去或偶有残留。切面皮部类白色，较窄；形成层环纹明显，棕色；木部宽，有较多裂隙。气微，味微甜后苦。

【甘草】

甘草片呈类圆形或椭圆形的厚片。外表皮红棕色或灰棕色，具纵皱纹。切面略显纤维性，中心黄白色，有明显放射状纹理及形成层环。质坚实，具粉性。气微，味甜而特殊。

炙甘草片呈类圆形或椭圆形切片。外表皮红棕色或灰棕色，微有光泽。切面黄色至深黄色，形成层环明显，射线放射状。略有黏性。具焦香气，味甜。

2. 参苓白术散的基本知识

【处方来源】《中国药典》（2020年版）

【处方组成】人参100g，茯苓100g，白术（炒）100g，山药100g，白扁豆（炒）75g，莲子50g，薏苡仁（炒）50g，砂仁50g，桔梗50g，甘草100g。

【组方原则】方中人参性平，味甘、涩，归脾、肾、心经，功能补脾止泻，止带，益肾涩精，养心安神，用于脾虚泄泻，带下，遗精，心悸失眠，为君药。茯苓性平，味甘、淡，功能利水渗湿，健脾，宁心，用于水肿尿少，痰饮眩悸，脾虚食少，便溏泄泻，心神不安，惊悸失眠，为君药。白术性温，味苦、甘，归脾、胃经，功能健脾益气，燥湿利水，止汗，安胎，用于脾虚食少，腹胀泄泻，痰饮眩悸，水肿，自汗，胎动不安，为君药。山药性平，味甘，功能补脾养胃，生津益肺，补肾涩精，用于脾虚食少，久泻不止，肺虚喘咳，肾虚遗精，带下，尿频，虚热消渴。麸炒山药补脾健胃，用于脾虚食少，泄泻便溏，白带过多，为臣药。白扁豆性微温，味甘，归脾、胃经，功能主治健脾化湿，和中消暑，用于脾胃虚弱，食欲不振，大便溏泻，白带过多，暑湿吐泻，胸闷腹胀，为臣药。莲子性平，味甘、涩，归脾、肾、心经，功能补脾止泻，止带，益肾涩精，养心安神，用于脾虚泄泻，带下，遗精，心悸失眠，为臣药。薏苡仁性凉，味甘、淡，归脾、胃、肺经，功能利水渗湿，健脾止泻，除痹，排脓，解毒散结，用于水肿，脚气，小便不利，脾虚泄泻，湿痹拘挛，肺痈，肠痈，赘疣，癌肿，为臣药。砂仁性温，味辛，归脾、胃、肾经，功能化湿开胃，温脾止泻，理气安胎，用于湿浊中阻，脘痞不饥，脾胃虚寒，呕吐泄泻，妊娠恶阻，胎动不安，为佐药。桔梗性平，味苦、辛，归肺经，功能宣肺，利咽，祛痰，排脓，用于咳嗽痰多，胸闷不畅，咽痛音哑，肺痈吐脓，为使药。甘草性平味甘，归心、肺、脾、胃经，功能补脾益气，清热解毒，祛痰止咳，缓急止痛，调和诸药，用于脾胃虚弱，倦怠乏力，心悸气短，咳嗽痰多，脘腹、四肢挛急疼痛，痈肿疮毒，缓解药物毒性、烈性，为使药。

【功能主治】补脾胃，益肺气。用于脾胃虚弱，食少便溏，气短咳嗽，肢倦乏力。

【规格】每剂重6g。

3. 散剂的特点

（1）供制散剂的中药材均应粉碎。除另有规定外，口服用散剂为细粉，儿科用和局部用散剂应为最细粉。

（2）口服散剂一般溶于或分散于水、稀释液或者其他液体中服用，也可直接用水送服。

（3）可含或不含辅料。口服散剂需要时亦可加矫味剂、芳香剂、着色剂等。

（4）应干燥、疏松、混合均匀、色泽一致。

（5）可单剂量包（分）装，多剂量包装者应附分剂量的用具。

（6）除另有规定外，散剂应密闭贮存。

四、能力训练

（一）操作条件

① 人员：操作员需要经过生产区更衣程序和净化区后进入操作间。

② 机器：6号药筛、小型打粉机、电子天平、托盘、刷子、多媒体设备等。

③ 材料：中药饮片［人参100g，茯苓100g，白术（炒）100g，山药100g，白扁豆（炒）75g，莲子50g，薏苡仁（炒）50g，砂仁50g，桔梗50g，甘草100g］、标签纸、密封袋。

④ 资料：《中华人民共和国药典》（2020年版）；《药品生产质量管理规范》生产工艺、操作方法、操作规程；附件1学习任务书、附件2参苓白术散的制备任务单、附件3参苓白术散的制备方案、附件4参苓白术散的制备记录单等。

⑤ 环境：洁净度应达到大于D级洁净度要求，温度18～26℃，相对湿度

45% ～ 65%，一般照明的照明值不低于 300lx，中药临方制剂一体化工作站。

（二）安全及注意事项

1. 生产过程中所有物料均应有标识，防止发生混药。
2. 粉碎机使用时注意安全防护。
3. 按设备清洁要求进行清洁。
4. 水电安全、消防安全。

（三）操作过程

工作环节	工作内容	操作方法及说明	质量标准
下达任务	学习任务书的阅读理解（见附件1）	现场交流法，填写制备任务单（见附件2）	（1）正确解读学习任务书的剂型、数量、工期和质量要求等 （2）具有信息分析和自主学习能力
制订方案	参苓白术散制备方案的编制	资料查阅法；制备方案的编制（见附件3）	（1）方案全面合理，明确制备流程和质量标准 （2）具有信息检索和信息处理能力
审核方案	审核并确认参苓白术散制备方案	制备方案的汇报；制备方案的修订确认	（1）汇报时采用文稿或PPT形式，结构严谨，层次清楚，详略得当 （2）与指导教师进行有效沟通，及时修改完善方案 （3）具有语言表达能力
实施方案与过程控制	1. 生产前准备	（1）人员净化 （2）器具准备：小型粉碎机、6号筛网、电子天平、托盘、刷子	（1）清场合格，文件齐全，生产环境和设备符合工艺要求 （2）具有GMP管理意识
	2. 中药饮片粉碎、过筛	（1）对药材饮片进行称量，将饮片粉碎成细粉，过6号筛。 （2）填写制备记录单（见附件4）	（1）所选用的饮片净度符合《中国药典》（2020年版）及《中药饮片质量标准通则试行》之规定 （2）药粉粒度符合工艺规程要求 （3）具有质量为本意识
	3. 混合	（1）将各药材粉末搅拌后再过6号筛，进行混合 （2）填写制备记录单（见附件4）	（1）散剂粒度、水分、外观均匀度、干燥失重应符合工艺规程要求 （2）具有质量危机意识
	4. 分剂量	（1）单包装剂量为6g，用天平逐份称量 （2）填写制备记录单（见附件4）	（1）装量差异应符合工艺规程要求 （2）具有规范生产意识
	5. 存放	（1）将生产合格的散剂装入密封袋内，并在密封袋表面贴上标签，标注重量、操作员、生产日期等 （2）填写制备记录单（见附件4）	（1）容器清洁、消毒 （2）标注记录完整，真实 （3）具有诚信意识
	6. 清场	清洁场地和设备	（1）场地清洁 （2）工具和设备清洁及摆放合理 （3）具有GMP管理意识

【问题情境一】

某药企制备参苓白术散过程中，包装时发现药物色泽不均的现象。试分析产生此现象的原因有哪些？应如何解决？

原因：制备过程中药物混合不够充分。

解决方法：混合时注意搅拌充分，如有必要可多次过筛混合，以确保外观均匀度符合要求。

【问题情境二】

某药企制备参苓白术散，在分剂量包装时发现粉末有结块现象，试分析产生此现象的原因是什么？应如何解决？

原因：①粉末颗粒粗细不均，②粉末水分含量超标，③静电作用。

解决方法：①严格选取能通过6号筛的药物粉末，②严控粉末含水量，必要时进行干燥，严格控制生产场所的湿度，③对静电作用而结块的粉末进行重新过筛。

（四）学习结果评价

序号	评价内容	评价标准	评价结果(是/否)
1	学习任务书的阅读理解	(1)能解读学习任务书，解读学习任务书的剂型、数量、工期和质量要求等 (2)具有信息分析和自主学习能力	
2	参苓白术散制备方案的编制	(1)能编制参苓白术散的制备方案，明确制备流程和质量标准，画出制备的工艺流程图 (2)具有信息检索和信息处理能力	
3	审核并确认参苓白术散制备方案	(1)能采用文稿或PPT形式汇报，结构严谨，层次清楚，详略得当 (2)能与指导教师进行有效沟通，及时修改完善方案 (3)具有语言表达能力	
4	准备工序	(1)能进行人员净化和器具准备 (2)具有质量为本意识	
5	粉碎过筛工序	(1)能正确进行物料的粉碎过筛操作 (2)能正确判断药粉粒度是否合格 (3)具有GMP管理意识和质量为本意识	
6	混合工序	(1)能使用过筛法进行药物粉末混合 (2)能正确判断外观均匀度是否合格 (3)具有规范生产意识	
7	分剂量工序	(1)能使用电子天平进行称量 (2)能正确计算装量差异限度范围 (3)能判断所称量的药粉重量是否符合装量差异要求 (4)具有质量危机意识	

序号	评价内容	评价标准	评价结果（是/否）
8	包与贴签装工序	（1）能选用适宜的容器包装散剂 （2）能完整、真实标注散剂信息 （3）具有诚信意识	
9	清场	（1）能对容器、工具和设备进行清洗、清洁、消毒 （2）能对一体化工作站进行清场 （3）具有GMP管理意识	

五、课后作业

1.当散剂出现装量差异超限的问题时，试分析原因并提出解决方法。

2.自行寻找一张可制备大复方散剂的处方，并编制该处方的制备方案。

附件1　学习任务书

某患者在某医院就诊，医师为患者开具了一张总药量为775g的参苓白术散的处方，要求制成每剂重6g，患者要求在该医院的制剂室完成制备，2日后自行来取。成品要求是便于吞服，便于携带，不易吸潮，质量符合《中华人民共和国药典》（2020年版）等相关要求。

普通处方

××× 中医院处方笺

姓名	×××	性别	女	门诊	××××××××
科别	中医科	年龄	5岁	日期	××××年××月××日

临床诊断:脾胃虚弱

R:

参苓白术散775g

　　　　　　　　　　　　　　　　1剂　每次6g
　　　　　　　　　　　　　　　　分早晚两次饭后调服

医师	×××	审核	×××	金额	×××
调配	×××	核对	×××	发药	×××

附件2　参苓白术散的制备任务单

任务名称			
剂型		数量	
工期		质量要求	
接单日期		接单人	

附件3 参苓白术散的制备方案

编制人：　　　　　　　　　　　　　　　　　　　编制日期：

工具	
材料	
设备	
资料	
工作方法	
劳动组织形式	
制备工艺	
成品质量要求	
制备计划用时	制备地点

附件4 参苓白术散的制备记录单

工序	人员	起止时间	生产地点	控制项目
中药材的准备				各组分药材的重量：
粉末的制备				各组分药材的 粒度： 外观： 重量：
过筛				各组分粉末粒度： 各组分用粉量：
混合				外观均匀度： 水分： 总重量：
分剂量				装量差异限度： 每剂重量： 包装数量：
包装与贴签				容器材质与规格：

任务A-5-2 能解决参苓白术散制备过程中出现的工艺问题

一、核心概念

1. 外观均匀度

外观均匀度是反映药品颗粒分布程度的指标，药品成品外观要疏松、干燥、混合均匀、色泽一致。

2. 物料平衡

物料平衡指产品或物料实际产量或实际用量及收集到的损耗之和与理论产量或理论用量之间的比较，并考虑可允许的偏差范围。

二、学习目标

1. 能及时处理参苓白术散制备过程中的常见问题，具有解决问题的职业素养。

2. 具有成本管理意识、效率意识、安全意识等职业素养。

3. 具备社会主义核心价值观、工匠精神、劳动精神和劳模精神等思政素养。

三、基本知识

1. 参苓白术散的物料平衡度计算

$$物料平衡度 = \frac{混合后药粉总重量 + 废弃量（g）}{中药材总重量（g）} \times 100\%$$

2. 过筛的目的

过筛可以筛选得到粒度范围不同的较均匀的粉末，以符合制剂生产的需要。多种物料的过筛具有混合的作用。及时分离出粒度符合要求的粉末可以避免过度粉碎，提高粉碎效率。

3. 药筛的规格

《中国药典》（2020年版）规定了9个规格的药筛，从1号筛至9号筛内径依次减小。

4. 粉末的分等

《中国药典》（2020年版）规定了6种粉末规格。

最粗粉：指能全部通过1号筛，但混有能通过3号筛不超过20%的粉末。

粗粉：指能全部通过2号筛，但混有能通过4号筛不超过40%的粉末。

中粉：指能全部通过 4 号筛，但混有能通过 5 号筛不超过 60% 的粉末。

细粉：指能全部通过 5 号筛，但混有能通过 6 号筛不超过 95% 的粉末。

最细粉：指能全部通过 6 号筛，但混有能通过 7 号筛不超过 95% 的粉末。

极细粉：指能全部通过 8 号筛，但混有能通过 9 号筛不超过 95% 的粉末。

四、能力训练

（一）操作条件

① 人员：操作员需要经过生产区更衣程序和净化区后进入操作间。

② 机器：6 号筛网、电子天平、烘箱、托盘、刷子、洁净 A4 纸等。

③ 材料：药粉、标签纸、签字笔、劳保用品等。

④ 资料：《药品生产质量管理规范》生产工艺、操作方法、操作规程等。

⑤ 环境：洁净度应达到大于 D 级洁净度要求，温度 18 ～ 26℃，相对湿度 45% ～ 65%，一般照明的照明值不低于 300lx，中药临方制剂一体化工作站。

（二）安全及注意事项

1. 生产过程中所有物料均应有标识，防止发生混药。

2. 电子天平使用前注意调零。

3. 按设备清洁要求进行清洁。

4. 水电安全、消防安全。

（三）常见问题与解决方法

工作环节	常见问题	原因	解决方法
实施方案与过程控制	外观色泽不均匀	混合不充分	（1）混合时注意搅拌充分，如有必要可多次过筛混合 （2）具有解决问题的能力
	粉末粗细差异大	（1）粉碎不充分 （2）粉碎过筛时筛网选择错误	（1）重新粉碎 （2）正确选择筛网
	粉末结块	（1）粉末含水量超标 （2）静电吸附作用 （3）颗粒粗细不均匀	（1）对粉末进行干燥 （2）必要时重新过筛 （3）具有解决问题的能力
	物料平衡超限	（1）操作不标准导致物料损失过大 （2）不同工序之间交接不细致，出现错误或遗漏	（1）规范操作，规范交接，双人复核；物料平衡限度为96%～102% （2）具有数字应用能力和成本管理意识

【问题情境一】

李某在生产参苓白术散时发现待包装的药物粉末呈现颜色深浅不一的现象，试分析原因，并找出解决办法。

解答： 粉末色泽不均的主要原因是各组分粉末混合不充分。可对粉末重新进行混合。

【问题情境二】

如果你发现粉末在使用烘箱干燥的过程中，出现了上层粉末焦化，中间粉末未干透的现象，怎么办？

解决方法： 立即关闭烘箱，将粉末取出，放在托盘上，晾凉。对烘干不同程度的粉末进行分档，不同干燥程度的粉末分批次放入烘箱中烘干，同时调低烘箱的温度。已经焦化的粉末，称重记录后，扔入垃圾桶。

（四）学习结果评价

序号	评价内容	评价标准	评价结果（是/否）
1	外观色泽不均匀	（1）能正确使用混合方法处理色泽不均匀的问题 （2）具有解决问题的能力	
2	粉末粗细差异大	（1）对粉末进行重新粉碎过筛混合，以解决粉末粗细差异大的问题 （2）具有解决问题的能力	
3	粉末结块	（1）能根据结块原因使用正确方法处理粉末结块的问题 （2）具有解决问题的能力	
4	物料平衡超限	（1）能正确处理物料平衡超限的问题 （2）具有解决问题的能力和成本管理意识	

五、课后作业

1. 参苓白术散粉末出现结块现象，试分析原因并找出解决办法。
2. 试分析参苓白术散色泽不均匀的原因，并提出解决方法。

任务A-5-3 能正确判断参苓白术散的质量

一、核心概念

1. 粒度
粒度指颗粒的粗细程度及颗粒粗细的分布。

2. 装量差异
装量差异指按规定的称量方法测得每袋（瓶）装量与标示装量之间的差异程度。

3. 药品包装

药品包装指选用适当的材料或容器，按一定的包装技术对中药制剂的成品或半成品进行分（灌）、封、装、贴签等操作，为药品提供品质保护，签注标签和说明的一种加工过程的总称。

二、学习目标

1. 能对参苓白术散成品的质量进行判断，具有质量危机意识和 GMP 管理意识。

2. 能对参苓白术散成品进行验收交付，具有良好的沟通交流能力。

3. 能完善规范填写参苓白术散质量评价表，整理、存档相关操作记录，具有良好的信息处理能力。

4. 具备社会主义核心价值观、工匠精神、劳动精神和劳模精神等思政素养。

三、基本知识

1. 粒度检查——单筛分法

称取各品种项下规定的供试品，置 6 号筛中（筛下配有密合的接收容器），筛上加盖。按水平方向旋转振摇至少 3min，并不时在垂直方向轻叩筛。取筛下的颗粒及粉末，称定重量，计算其所占比例（%），不得少于 95%。

$$粒度 = \frac{筛下粉末重量（g）}{过筛前重量（g）} \times 100\%$$

2. 水分测定法——烘干法

精密称定供试品 2～5g，平铺于干燥至恒重的扁形称量瓶中，厚度不超过 5mm，开启瓶盖在 100～105℃干燥 5h，将瓶盖盖好，移置干燥器中，放冷 30min，精密称定，再在上述温度干燥 1h，放冷，称重，至连续两次称重的差异不超过 5mg 为止。根据减失的重量，计算供试品中含水量（%）。除另有规定外，不得超过 9.0%。（本法适用于不含或少含挥发性成分的药品）

$$含水量 = \frac{干燥后重量（g）}{干燥前重量（g）} \times 100\%$$

3. 单剂量包装参苓白术散的装量差异检查

取供试品 10 袋，分别精密称定每袋内容物的重量，求出内容物的装量与平均装量。每袋装量与平均装量相比较（凡有标示装量的散剂，每袋装量应与标示装量相比较），超出装量差异限度的散剂不得多于 2 袋，并不得有 1 袋超出装量差异限度的 1 倍。单剂量包装参苓白术散的装量差异限度见表 A-5-1。

表 A-5-1　单剂量包装参苓白术散的装量差异限度

标示装量	装量差异限度
0.1g 及 0.1g 以下	±15%
0.1g 以上至 0.5g	±10%
0.5g 以上至 1.5g	±8%
1.5g 以上至 6.0g	±7%
6.0g 以上	±5%

凡规定检查含量均匀度的化学药和生物制品散剂，一般不再进行装量差异的检查。

4. 包装材料及选用原则

常用的散剂包装材料有纸、塑料、复合膜等。

包装材料	优点	缺点	常用的包材
纸类	（1）原料广泛、价格低廉 （2）安全卫生、无毒、无污染 （3）加工性能好，易于手工、自动化、机械化生产 （4）可自然降解、绿色环保 （5）印刷性能好，字迹清楚	（1）透过性大、防潮、防湿性能差， （2）传统造纸污染大	牛皮纸 高级化学纸浆 玻璃纸 蜡纸 植物羊皮纸 再生纸
塑料	（1）密度小、质轻 （2）化学性质优良、耐腐蚀 （3）阻隔性好 （4）可透明也可不透明 （5）价格便宜	不易分解，造成环境污染	聚乙烯（PE） 聚丙烯（PP） 聚氯乙烯（PVC） 聚碳酸酯（PC） 聚偏二氯乙烯（PVDC）
复合膜	（1）机械包装适应性好 （2）使用方便 （3）成本低廉 （4）阻隔性好	难以回收、易造成污染	普通复合膜 纸铝塑复合膜 高温蒸煮膜 多层共挤出复合膜

包装材料应遵循适应性原则和协调性原则。适应性原则指所选用的药品包装材料应能满足在有效期内确保药品质量的稳定。药品包装材料的选用还应与流通条件相适应。流通条件包括气候、运输方式、流通对象与流通周期等。协调性原则指药品包装材料、容器必须与药物制剂相容，并能抗外界气候、微生物、物理化学等作用的影响，同时应密封、防篡改、防替换、防儿童误食等。

5. 散剂的包装要求

包装应选用适宜的包装材料和容器，严密包装，以免运输中受到撞击震动而松碎，或产生贮藏期内受光、热、湿和微生物等的影响而发生色变、褪色、受潮、溶散延长等现象。

6. 参苓白术散的验收交付流程与要求

验收参苓白术散应当做好验收记录，包括药品的名称、剂型、规格、批号、生产日期、有效期、数量、验收合格数量、验收结果、质量要求等内容。验收人员应当在验收记录上签署姓名和验收日期。

交付参苓白术散时要做好发药交代与用药指导。交付药品时注意核对患者姓名、年龄等基本信息，指导患者参苓白术散的服用方法为口服，饭后服用，一日3次，每次1包。服药期间不要喝茶，忌食荤腥油腻、不易消化食物。用药期间忌恼怒、忧郁、劳累过度，保持心情舒畅。

参苓白术散含有人参、甘草，不宜与藜芦、五灵脂、甘遂、大戟、海藻、芫花或其制剂合用，如三七血伤宁胶囊、神州跌打丸、镇心痛口服液等。皂荚、莱菔子可能会影响人参的补气作用，所以本品也不宜与含有皂荚、莱菔子的制剂一起服。

如果患者正在使用其他药物，用药前请患者咨询医师，并将所有已确诊的疾病及正在接受的治疗方案告知医师。

四、能力训练

（一）操作条件

① 人员：操作员需要经过生产区更衣程序和净化区后进入操作间。

② 机器：电子天平、水分测定仪、自动包装机、6 号筛网、托盘、计算器等。

③ 材料：称量纸、白纸、包装袋、标签纸、签字笔、劳保用品等。

④ 资料：电子天平操作规程、水分测定仪操作规程、包装机操作规程、《外观均匀度检查记录表》《粒度检查记录表》《水分测定检查记录》《装量差异检查记录》《包装记录》《验收记录》等。

⑤ 环境：洁净度应达到大于 D 级洁净度要求，温度 18~26 ℃，相对湿度45% ～ 65%，一般照明的照明值不低于 300lx，中药临方制剂一体化工作站。

（二）安全及注意事项

1. 检查电子天平、水分测定仪、包装机设备检验合格证是否有效。

2. 包装材料领用时，须认真核对标签、说明书的产品名称、规格与"包装记录 - 包装指令单"一致。

3. 贴标签前，根据"包装记录 - 包装指令单"核对待包装品和所用包装材料的名称、规格、数量是否一致，质量状态是否合格。

4. 机器运行过程中，禁止用手或拿清洁用品伸入压合、冲切等运动部件中清洁异物，以免发生安全事故。

（三）操作过程

工作环节	步骤	操作方法及说明	质量标准
质检	外观均匀度	（1）随机抽取适量制备完成的参苓白术散，置于水平桌面的白纸上 （2）用中药临方制剂质量评价法，观察外观性状、色泽，评价口感及气味等 （3）填写记录	（1）抽样的随机化原则 （2）本品为黄色至灰黄色的粉末；气香，味甜。外观应疏松干燥、色泽应均匀，无黏连现象 （3）及时记录 （4）具有质量危机意识
	粒度	（1）精密称取供试品 （2）将供试品置6号筛中（筛下配有密合的接收容器），筛上加盖 （3）按水平方向旋转振摇筛网至少3min，并不时在垂直方向轻叩筛 （4）计算粒度 （5）填写粒度检查记录表 （6）判断粒度是否合格 （7）清场	（1）取筛下的颗粒及粉末，称定重量，计算其所占比例(%)，不得少于95% （2）准确计算 （3）及时记录 （4）具有质量危机意识
	含水量	（1）检查水分测定仪 （2）精密称定供试品2～5g （3）将供试品平铺于干燥至恒重的扁形称量瓶中，厚度不超过5mm （4）开启称量瓶瓶盖在100～105℃干燥5h，将瓶盖盖好，移置干燥器中，放冷30min，精密称定 （5）再在上述温度干燥1h，放冷，称重 （6）至连续两次称重的差异不超过5mg为止 （7）根据减失的重量，计算供试品中含水量(%) （8）填写记录减失重量，计算供试品含水量 （9）用质量标准判断该批散剂的含水量是否合格 （10）清场	（1）除另有规定外，减失重量不得超过9.0% （2）严格按照SOP完成操作 （3）及时记录、准确 （4）具有质量危机意识
	包装	（1）准备生产：QA开工检查，设备调试，领料备料 （2）开始包装：领料，开动机器，分包装（每袋6g）、贴标签、印字、关闭机器 （3）填写记录 （4）清场	（1）检查设备清洁度与运转情况；设置包装参数；领取参苓白术散粉末，安放包装袋 （2）严格按照SOP完成操作 （3）及时记录、准确 （4）符合GMP清场与清洁要求 （5）具有规范生产意识
	装量差异	（1）校准和检查电子天平 （2）取供试品10袋，分别称量每袋药粉重量 （3）用质量标准判断该批散剂的重量差异是否合格 （4）填写记录 （5）清场	（1）零点、量程、水平 （2）精密称重，精确至千分之一 （3）严格按照SOP完成操作 （4）超出重量差异限度的不得多于2袋，并不得有1份超出限度1倍 （5）及时记录、准确 （6）符合GMP清场与清洁要求 （7）具有质量危机意识

工作环节	步骤	操作方法及说明	质量标准
成品交付	验收交付	（1）核对参苓白术散成品信息，填写验收记录 （2）参苓白术散成品的发药交代和用药指导	（1）品种、剂型、数量、工期和质量要求等无误，记录填写及时、准确 （2）患者信息核对无误，发药交代礼貌服务、用药指导正确无误 （3）具有良好的沟通交流能力
	整理存档	（1）收集学习任务书、制备任务单、制备方案、制备记录单、检查记录单等 （2）将整理后的所有单据交给指导老师审核后归档保存，档案保存注明人员、时间等信息，保存时间为2年	（1）单据收集整理齐全，单据内容真实，无涂改，字迹清晰 （2）档案信息正确，保存规范 （3）具有良好的信息处理能力

【问题情境一】

小陈在对参苓白术散进行粒度检查后发现该批次粉末粒度低于95%，试分析原因并解决该问题。

解答：粒度低于95%，首先查看粒度检查时所用的筛网型号是否正确。确定检查方法和设备没有问题则表示本批次物料过粗粉末较多。首先对该批次物料用6号筛网重新过筛，不能通过6号筛的进行重新粉碎。

【问题情境二】

小李在对参苓白术散进行装量差异检查，根据任务书，本批次的单剂量包装为6g。她随机选取10袋进行称重，重量分别为5.7942g、6.1022g、5.9807g、6.3402g、6.0002g、6.0232g、6.0201g、6.0081g、6.1003g、5.9982g，请问该批次装量差异是否合格？为什么？

解答：根据规定，6.0g散剂的装量差异限度为±7%，范围即为6.0×（1-0.7%）～6.0×（1+0.7%），即5.82～6.42g，经过称量，第一袋重量超出限度范围。

计算装量差异限度1倍的范围为6.0×（1-1.4%）～6.0×（1+1.4%），即5.16～6.84g，第一袋重量为超过装量差异限度1倍的范围，因此，本批参苓白术散装量差异检测合格。

（四）学习结果评价

序号	评价内容	评价标准	评价结果（是/否）
1	性状判断	（1）能正确取样参苓白术散 （2）能使用质量评价法正确判别参苓白术散的性状是否符合要求 （3）能规范如实填写记录 （4）具有质量危机意识	
2	粒度检查	（1）能正确选择筛网 （2）能校准和检查电子天平 （3）能正确称量参苓白术散	

序号	评价内容	评价标准	评价结果（是/否）
2	粒度检查	（4）能正确按照单筛分法进行操作 （5）能正确进行粒度的计算 （6）能按照实际过程规范如实填写记录 （7）能对场地、设备、用具进行清洁消毒 （8）具有质量危机意识和GMP清场管理意识	
3	水分测定	（1）能校准和检查电子天平 （2）能使用烘干法正确测定水分 （3）能正确称量烘干前后的供试品 （4）能正确计算减失重量 （5）能正确计算减失重量百分比 （6）能按照实际过程规范如实填写记录 （7）能对场地、设备、用具进行清洁消毒 （8）具有质量危机意识和GMP清场管理意识	
4	包装	（1）能完成包装前的准备 （2）能按照规程完成参苓白术散的包装 （3）能按照实际过程规范如实填写记录 （4）能对场地、设备、用具进行清洁消毒 （5）具有规范生产意识和GMP清场管理意识	
5	装量差异	（1）能校准和检查电子天平 （2）能使用电子天平进行装量差异检测 （3）能正确判别装量差异是否符合要求 （4）能按照实际过程规范如实填写记录 （5）能对场地、设备、用具进行清洁消毒 （6）具有质量危机意识和GMP清场管理意识	
6	验收交付	（1）能完成参苓白术散成品的验收 （2）能完成参苓白术散成品的交付 （3）具有良好的沟通交流能力	
7	整理存档	（1）能按照规程完成资料的收集整理 （2）能按照规程完成资料的存档 （3）具有良好的信息处理能力	

五、课后作业

1. 小刘对一批参苓白术散进行粒度检查，称取供试品50.4567g，用单筛分法进行检测，筛网下所得粉末重量为46.9987g，请问该批次散剂粒度是否合格？为什么？

2. 小王对参苓白术散进行装量差异检查，根据任务书，本批次的单剂量包装为9g。她随机选取10包进行称重，重量分别为8.8972g、8.6722g、9.3407g、9.0402g、9.0002g、9.0232g、9.0208g、9.0073g、8.1653g、8.9982g，请问该批次装量差异是否合格？为什么？

项目A-6 煮散剂的制备

任务A-6-1 能按照要求完成川芎茶调散的制备

一、核心概念

1. 煮散剂

煮散剂是将药物制成细粉或粗粉，分装或用时称取，加入水或引药煎煮，连同药沫一起或去渣服用的一种剂型。

2. 粉碎

粉碎是指借机械力将大块固体物质碎成规定细度的操作过程，也可是借助其他方法将固体药物碎成粉末的操作。

3. 混合

混合是指将两种以上物质相互均匀分散的过程或操作。

二、学习目标

1. 能正确解读川芎茶调散制备任务单，具有信息分析和自主学习能力。

2. 能编制川芎茶调散的制备方案，具有信息检索和信息处理能力。

3. 能审核并确认川芎茶调散制备方案，具有语言表达能力。

4. 能按照川芎茶调散的制备方案完成川芎茶调散的制备，具有质量为本意识、GMP 管理意识、规范生产意识、质量危机意识和诚信意识。

5. 具备社会主义核心价值观、工匠精神、劳动精神和劳模精神等思政素养。

三、基本知识

1. 处方中药饮片的鉴别

【川芎】

川芎来源于伞形科植物川芎 *Ligusticum chuanxiong* Hort. 的干燥根茎。夏季当茎上的节盘显著突出，并略带紫色时采挖，除去泥沙，晒后烘干，再去须根。

川芎饮片为不规则厚片，外表皮灰褐色或褐色，有皱缩纹。切面黄白色或灰黄色，具有明显波状环纹或多角形纹理，散生黄棕色油点。质坚实。气浓香，味苦、辛，微甜。

【白芷】

白芷来源于伞形科植物白芷 *Angelica dahurica*（Fisch.ex Hoffm.）Benth.et Hook.f.ex Franch.et Savat. 或杭白芷 *Angelica dahurica* 'Hangbaizhi' Yuan et Shan 的干燥根。夏、秋间叶黄时采挖，除去须根和泥沙，晒干或低温干燥。

白芷饮片为类圆形的厚片。外表皮灰棕色或黄棕色。切面白色或灰白色，具粉性，形成层环棕色，近方形或近圆形，皮部散有多数棕色油点。气芳香，味辛、微苦。

【羌活】

羌活来源于伞形科植物羌活 *Notopterygium incisum* C.T. Ting ex H. T. Chang, 1975 或宽叶羌活 *Notopterygium franchetii* H. Boiss. 的干燥根茎和根。春、秋二季采挖，除去须根及泥沙，晒干。

羌活饮片为类圆形、不规则形横切或斜切片，表皮棕褐色至黑褐色，切面外侧棕褐色，木部黄白色，有的可见放射状纹理。体轻，质脆。气香，味微苦而辛。

【细辛】

细辛来源于马兜铃科植物北细辛 *Asarum heterotropoides* F. Schmidt、汉城细辛 *Asarum sieboldii* Miq. 的干燥根和根茎。夏季果熟期或初秋采挖，除净地上部分和泥沙，阴干。

细辛饮片呈不规则的段。根茎呈不规则圆形，外表皮灰棕色，有时可见环形的节。根细，表面灰黄色，平滑或具纵皱纹。切面黄白色或白色。气辛香，味辛辣、麻舌。

【防风】

防风来源于伞形科植物防风 *Saposhnikovia divaricata*（Turcz.）Schischk. 的干燥根。春、秋二季采挖未抽花茎植株的根，除去须根和泥沙，晒干。

防风饮片为圆形或椭圆形的厚片。外表皮灰棕色或棕褐色，有纵皱纹、有的可见横长皮孔样突起、密集的环纹或残存的毛状叶基。切面皮部棕黄色至棕色，有裂隙，木部黄色，具放射状纹理。气特异，味微甘。

【荆芥】

荆芥来源于唇形科植物荆芥 *Schizonepeta tenuifolia*（Benth.）Briq. 的干燥地

上部分。夏、秋二季花开到顶、穗绿时采割，除去杂质，晒干。

荆芥饮片呈不规则的段。茎呈方柱形，表面淡黄绿色或淡紫红色，被短柔毛。切面类白色。叶多已脱落。穗状轮伞花序。气芳香，味微涩而辛凉。

【薄荷】

薄荷来源于唇形科植物薄荷 Mentha canadensis L. 的干燥地上部分。夏、秋二季茎叶茂盛或花开至三轮时，选晴天，分次采割，晒干或阴干。

薄荷饮片呈不规则的段。茎方柱形，表面紫棕色或淡绿色，具纵棱线，棱角处具茸毛。切面白色，中空。叶多破碎，上表面深绿色，下表面灰绿色，稀被茸毛。轮伞花序腋生，花萼钟状，先端 5 齿裂，花冠淡紫色。揉搓后有特殊清凉香气，味辛凉。

【甘草】

甘草来源于为豆科植物甘草 Glycyrrhiza uralensis Fisch.ex DC.、胀果甘草 Glycyrrhiza inflata Batal. 或洋甘草 Glycyrrhiza glabra Linn. 的干燥根和根茎。春、秋二季采挖，除去须根，晒干。

甘草饮片为类圆形或椭圆形的厚片。外表皮红棕色或灰棕色，具纵皱纹。切面略显纤维性，中心黄白色，有明显放射状纹理及形成层环。质坚实，具粉性。气微，味甜而特殊。

2. 川芎茶调散的基本知识

【处方来源】《太平惠民和剂局方》

【处方组成】川芎 120g，白芷 60g，羌活 60g，细辛 30g，防风 45g，荆芥 120g，薄荷 240g，甘草 60g。

【组方原则】本方所治之头痛，为外感风邪所致。方中川芎辛温香窜，为血中气药，上行头目，善于祛风活血而止头痛，长于治少阳、厥阴经头痛（头顶或两侧头痛），为治诸经头痛之要药，故为方中君药。薄荷、荆芥之辛散上行，以助君药疏风止痛之功，并能清利头目，共为臣药。其中，薄荷用量独重，以其之凉，以制其他风药之温，使疏散风邪而不致过于温热，是以风为阳邪，易于化热化燥之故。羌活、白芷疏风止痛，其中羌活长于治太阳经头痛（后脑连项痛），白芷长于治阳明经头痛（前额及眉棱骨痛）；细辛祛风止痛，防风辛散上部风邪。上述诸药，协助君、臣药以增强疏风止痛之功，共为方中佐药。甘草益气和中，调和诸药为使。服时以清茶调下，取其苦凉轻清，清上降下，既可清利头目，又能制诸风药之过于温燥与升散，使升中有降，亦为佐药之用。综合本方，集众多风药于一方，升散中寓有清降，疏风而不温热，共奏疏风止痛之功。

【功能主治】疏风止痛。用于外感风邪所致的头痛，或有恶寒、发热、鼻塞。

【规格】每剂重 6g。

3. 煮散剂的特点

（1）简化了有效成分的浸出条件　药物中的有效成分能否完全的被浸出或保留，直接影响临床疗效。作为煮散剂，经过粉碎后的药材，扩散面积增加，溶出物质增加，溶出速度加快，随着粉碎度的增加，细胞破坏的机会增大，细胞内溶物直接与水接触而溶解，从而使浸出量增加。

（2）能较好的保留挥发性成分　克服了汤剂在煎煮沸腾过程中，挥发性成分几乎随水蒸气一起挥发殆尽的缺陷。

（3）缩短了煎煮时间　由于煎煮制成的中药颗粒表面积增大，浸出率提高，可在短时间内将有效成分浸出，既节省了时间，又保证了药效。

（4）有利于慢性病的急性期治疗　有些疾病急性期服用中成药往往效果不理想，煮散剂可弥补其不足。

（5）节省资源　由于煮散剂将药材粉碎制成颗粒，使药材表面积增大，有效成分能完全浸出。

四、能力训练

（一）操作条件

① 人员：操作员需要经过生产区更衣程序和净化区后进入操作间。

② 机器：6号药筛、小型打粉机、电子天平、托盘、刷子、多媒体设备等。

③ 材料：中药饮片（川芎120g，白芷60g，羌活60g，细辛30g，防风45g，荆芥120g，薄荷240g，甘草60g）、标签纸、密封袋。

④ 资料：《中华人民共和国药典》（2020年版）；《药品生产质量管理规范》生产工艺、操作方法、操作规程；附件1学习任务书、附件2川芎茶调散的制备任务单、附件3川芎茶调散的制备方案、附件4川芎茶调散的制备记录单等。

⑤ 环境：洁净度应达到大于D级洁净度要求，温度18～26℃，相对湿度45%～65%，一般照明的照明值不低于300lx，中药临方制剂一体化工作站。

（二）安全及注意事项

1. 生产过程中所有物料均应有标识，防止发生混药。

2. 粉碎机使用时注意安全防护。

3. 过筛时应有必要的防尘设施，以免粉尘飞扬。

4. 按设备清洁要求进行清洁。

5. 水电安全、消防安全。

（三）操作过程

工作环节	工作内容	操作方法及说明	质量标准
下达任务	学习任务书的阅读理解（见附件1）	现场交流法，填写制备任务单（见附件2）	（1）正确解读学习任务书的剂型、数量、工期和质量要求等 （2）具有信息分析和自主学习能力
制订方案	川芎茶调散制备方案的编制	资料查阅法；制备方案的编制（见附件3）	（1）方案全面合理，明确制备流程和质量标准 （2）具有信息检索和信息处理能力
审核方案	审核并确认川芎茶调散制备方案	制备方案的汇报；制备方案的修订确认	（1）汇报时采用文稿或PPT形式，结构严谨，层次清楚，详略得当 （2）与指导教师进行有效沟通，及时修改完善方案 （3）具有语言表达能力
实施方案与过程控制	1. 生产前准备	（1）人员净化 （2）器具准备：小型粉碎机、5号筛网、电子天平、托盘、刷子	（1）清场合格，文件齐全，生产环境和设备符合工艺要求 （2）具有GMP管理意识
	2. 领料与配料	（1）仔细核对净药材的品名、重量，核对实物与标签一致 （2）依据配方将各种净药材分别称量记录后放入洁净容器内，组长分别进行复核，填写称量记录	（1）所选用的饮片净度符合《中国药典》（2020年版）及《中药饮片质量标准通则试行》之规定 （2）精密称量，及时准确记录 （3）具有质量危机意识
	3. 粉碎与过筛	（1）对药材饮片进行称量，将饮片粉碎成细粉，过5号筛 （2）填写制备记录单（见附件4）	（1）药粉粒度符合工艺规程要求 （2）具有质量为本意识
	4. 混合	（1）将各药材粉末搅拌后再过5号筛，进行混合。 （2）填写制备记录单（见附件4）	（1）散剂粒度、水分、外观均匀度、干燥失重应符合工艺规程要求 （2）及时、准确记录 （3）具有质量危机意识
	5. 包装与贴签	（1）将生产合格的散剂装入密封袋内，并在密封袋表面贴上标签，标注操作员、生产日期、药名、重量等。 （2）填写制备记录单（见附件4）	（1）容器清洁、消毒；标注记录完整、真实 （2）具有诚信意识
	6. 清场	清洁场地和设备	（1）场地清洁 （2）工具和设备清洁及摆放合理 （3）具有GMP管理意识

【问题情境一】

制散工小王将川芎茶调散中的八味药一起放入粉碎机中粉碎，粉碎过程中发现部分药粉黏合粘连到一起，试分析产生此现象的原因是什么？应如何解决？

原因：一是长时间的粉碎会导致粉碎机中的刀片变热，使得药粉预热软化后与其他药粉粘连；二是不同的药物因为性质不一样，粉碎过程中黏度也会不一样。

解决方法：粉碎一定时间后，要让粉碎机冷却一段时间后继续粉碎。每个药物单独粉碎，避免一起粉碎。

【问题情境二】

混合岗位的小黄领取药粉后，在对薄荷粉末进行过筛时，发现有将近一半的粉末未能通过5号筛，试分析产生此现象的原因是什么？应如何解决？

原因：薄荷属于含纤维较多的叶类药材，质地较轻，粉碎成粗粉容易，但粉碎成细粉相对较难。

解决方法：对于不易粉碎成细粉的"纤维头子"可适当干燥后，通过降低水分的方式使其质地变得更脆，就更容易粉碎成细粉。

（四）学习结果评价

序号	评价内容	评价标准	评价结果（是/否）
1	学习任务书的阅读理解	（1）能解读学习任务书，解读学习任务书的剂型、数量、工期和质量要求等 （2）具有信息分析和自主学习能力	
2	川芎茶调散制备方案的编制	（1）能编制川芎茶调散的制备方案，明确制备流程和质量标准，画出制备的工艺流程图 （2）具有信息检索和信息处理能力	
3	审核并确认川芎茶调散制备方案	（1）能采用文稿或PPT形式汇报，结构严谨，层次清楚，详略得当 （2）能与指导教师进行有效沟通，及时修改完善方案 （3）具有语言表达能力	
4	准备工序	（1）能进行人员净化和器具准备 （2）具有GMP管理意识	
5	领料与配料	（1）能正确领取并识别中药饮片 （2）能准确称量物料 （3）具有质量为本意识	
6	粉碎与过筛工序	（1）能正确进行物料的粉碎过筛操作 （2）能正确判断药粉粒度是否合格 （3）具有GMP管理意识和质量为本意识	
7	混合工序	（1）能正确混合所有药粉 （2）具有规范生产意识	

序号	评价内容	评价标准	评价结果(是/否)
8	包装与贴签工序	(1)能选用适宜的容器包装散剂 (2)能完整,真实标注散剂信息 (3)具有诚信意识	
9	清场	(1)能对容器、工具和设备进行清洗、清洁、消毒 (2)能对一体化工作站进行清场 (3)具有GMP管理意识	

五、课后作业

1. 查阅资料,比较煮散剂、散剂和汤剂这三者的区别
2. 请归纳川芎茶调散在粉碎、过筛、混合岗位的质量控制点。

附件1 学习任务书

某患者在某医院就诊,医师为患者开具了一张总药量为735g的川芎茶调散的处方,要求制成每剂重6g,患者要求在该医院的制剂室完成制备,2日后自行来取。成品要求是便于吞服,便于携带,不易吸潮,质量符合《中华人民共和国药典》(2020年版)等相关要求。

处方如下:

普通处方

×××中医院处方笺

姓名	×××	性别	男	门诊	××××××××
科别	中医科	年龄	62岁	日期	×××年××月××日

临床诊断:头风痛

R:

川芎120g　　白芷60g　　羌活60g　　细辛30g　　防风45g　　荆芥120g　　薄荷240g　　甘草60g

1剂

用法:煮散剂,每日2次,1次6g,饭后清茶冲服

医师	×××	审核	×××	金额	×××
调配	×××	核对	×××	发药	×××

附件2 川芎茶调散的制备任务单

任务名称			
剂型		数量	
工期		质量要求	
接单日期		接单人	

附件3 川芎茶调散的制备方案

编制人：   编制日期：

工具	
材料	
设备	
资料	
工作方法	
劳动组织形式	
制备工艺	
成品质量要求	
制备计划用时	制备地点

附件4 川芎茶调散的制备记录单

工序	人员	起止时间	生产地点	控制项目
中药材的准备				各组分药材的重量：
粉末的制备				各组分药材的 粒度： 外观： 重量：
过筛				各组分粉末粒度： 各组分用粉量：
混合				外观均匀度： 水分： 总重量：
分剂量				装量差异限度： 每剂重量： 包装数量：
包装与贴签				容器材质与规格：

任务A-6-2 能解决川芎茶调散制备过程中出现的工艺问题

一、核心概念

1. 单独粉碎

将一味中药单独粉碎，便于应用于各种复方制剂中。

2. 混合粉碎

将方中某些性质和硬度相似的中药，全部或部分混合在一起进行粉碎的方法。该法将药物的粉碎与混合结合在一起同时完成。

3. 等量递增法

等量递增指先取量少组分，加入等量的量大组分，再取与混合物等量的量大组分混合均匀，如此倍量增加，直至全部混合均匀，色泽一致的混合方法。

二、学习目标

1. 能及时处理川芎茶调散制备过程中的常见问题，具有解决问题的能力和数字应用能力等通用能力和危机意识及成本管理意识等职业素养。

2. 具备社会主义核心价值观、工匠精神、劳动精神和劳模精神等思政素养。

三、基本知识

1. 混合的目的

混合的目的是使多组分物质含量均匀一致。混合操作在制剂生产中应用广泛，意义重大，混合结果直接关系到制剂的外观及内在质量。如在散剂、片剂等的生产中，混合不好会出现色斑、崩解时限不合格等现象，而且影响药效。特别是一些毒性药物如果未混匀，不仅给治疗效果带来影响，甚至带来危险。因此，混合操作是保证制剂产品质量的主要措施之一。

2. 混合的原则

（1）组分药物比例量　组分药物比例量相差悬殊时，不易混合均匀。这种情况可采用"等量递增法"混合。

（2）组分药物的密度　组分药物密度相差悬殊时，难混匀。如用"打底套色法"混合可避免散剂色差偏大等现象，其方法是将量少的、质轻的、色深的药粉先放入乳钵中(混合之前应首先用其他色浅的、量多的药粉饱和乳钵)，即为"打底"，然后将量多的、质重的、色浅的药粉逐渐地、分次地加入乳钵中轻研，使之混合均匀，即是"套色"。

（3）其他　组分药物的粉体性质会影响混合均匀性，如粒子的形态、粒度分布、含水量、黏附性等；组分的色泽相差悬殊，也应注意混合的均匀性。

3. 混合的分类

（1）搅拌混合　少量药物配制时，可以反复搅拌使之混合。药物量大时用该法不易混匀，生产中常用搅拌混合机，经过一定时间混合，可使之均匀。

（2）研磨混合　将药的粉末在容器中研磨混合，适用于一些结晶体药物，不适宜于具吸湿性和爆炸性成分的混合。

（3）过筛混合　几种组分的药物混合，也可通过过筛的方法混匀。但对于密度相差悬殊的组分来说，过筛以后还须加以搅拌才能混合均匀。

4.物料平衡度计算公式

$$物料平衡度 = \frac{川芎茶调散的总净重+损耗量}{川芎、白芷等8味药材总重量} \times 100\%$$

四、能力训练

（一）操作条件

① 人员：操作员需要经过生产区更衣程序和净化区后进入操作间。

② 机器：6号筛、电子天平、托盘、刷子、三维运动混合机、计算器等。

③ 材料：药粉、标签纸、签字笔、劳保用品等。

④ 资料：《药品生产质量管理规范》生产工艺、操作方法、操作规程等。

⑤ 环境：洁净度应达到大于D级洁净度要求，温度18～26℃，相对湿度45%～65%，一般照明的照明值不低于300lx，中药临方制剂一体化工作站。

（二）安全及注意事项

1. 生产过程中所有物料均应有标识，防止发生混药。

2. 电子天平使用前注意调零。

3. 按设备清洁要求进行清洁。

4. 水电安全、消防安全。

（三）常见问题与解决方法

工作环节	常见问题	原因	解决方法
实施方案与过程控制	色泽不均匀	混合不充分	（1）混合时注意充分混合，可以使用三维运动混合机多次混合 （2）具有解决问题的能力
	粉末粗细不匀	（1）粉碎不充分 （2）筛网选择错误	（1）重新粉碎 （2）选择6号筛 （3）具有解决问题的能力
	物料平衡超限度	（1）操作不标准导致物料损失过大 （2）不同工序之间交接不细致，出现错误或遗漏	（1）规范操作，规范交接，双人复核；物料平衡限度为96%～102% （2）具有数字应用能力和成本管理意识
	粉末结块	（1）粉末含水量超标 （2）静电吸附作用 （3）长时间粉碎导致机器过热后粉末粘连	（1）对粉末进行干燥 （2）必要时重新过筛 （3）粉碎一定时间后，关闭冷却机器后，再继续开机粉碎 （4）具有解决问题的能力

【问题情境一】

小杨将川芎茶调散处方中的川芎、白芷、羌活等，一起加入粉碎机后，一同混合粉碎，再过筛，如此多次混合粉碎、过筛后，发现制得的川芎茶调散色泽不均匀，试分析其原因并提出解决方法。

原因： 川芎等根茎类药材质地沉重且颜色不一，荆芥等叶类药材质地轻扬颜色翠绿，混合粉碎和过筛过程中，质地沉重的药材会先筛分，质地轻扬颜色翠绿的药材就会后筛分，如此就会出现色泽不均匀的现象。

解决方法： 使用三维运动混合机将药粉长时间混合，直至颜色均匀为止即可。

【问题情境二】

粉碎工小卢将川芎茶调散处方中的川芎、白芷等 8 味中药，共计 735g 中药材一起加入粉碎机后，一同混合粉碎，粉碎后经过称重，粉末重量味 680g，请计算该粉碎过程的物料平衡？

计算过程： 粉碎工序的物料平衡度 =680/735=92.5%

（四）学习结果评价

序号	评价内容	评价标准	评价结果（是 / 否）
1	色泽不均匀	（1）能正确处理色泽不均匀的问题 （2）具有解决问题的能力	
2	粉末粗细不匀	（1）能正确处理粉末粗细不均匀的问题 （2）具有解决问题的能力	
3	物料平衡超限度	（1）能正确解决物料平衡超限度的问题 （2）具有数字应用能力和成本管理意识	
4	粉末结块	（1）能正确处理粉末结块的问题 （2）具有解决问题的能力	

五、课后作业

1. 查阅相关资料，说出使用打底套色法制备的散剂有哪些？
2. 查阅相关资料，归纳总结中药散剂在制备过程中，使用的混合方法和设备有哪些？

任务A-6-3　能正确判断川芎茶调散的质量

一、核心概念

1.四查十对

四查十对是指医药配剂师在配药的时候需要注意的地方，总结起来为以下的四查十对。四查指查处方，查药品，查配伍禁忌，查用药合理性。十对指对科别，对姓名，对年龄；对药名，对剂型，对规格，对数量；对药品性状，对用法用量；对临床诊断。

2. 孕妇慎用

孕妇慎用是指孕妇谨慎使用，需要根据当时情况综合决定是否需要使用。

二、学习目标

1. 能对川芎茶调散成品的质量进行判断，具有质量危机意识和 GMP 管理意识。

2. 能对川芎茶调散成品进行验收交付，具有良好的沟通交流能力。

3. 能完善规范填写川芎茶调散质量评价表，整理、存档相关操作记录，具有良好的信息处理能力。

4. 具备社会主义核心价值观、工匠精神、劳动精神和劳模精神等思政素养。

三、基本知识

1. 川芎茶调散的性状与外观均匀度检查

取供试品适量，置光滑纸上，平铺约 $5cm^2$，将其表面压平，在明亮处观察，本品为黄棕色的粉末；气香，味辛、微苦。

2. 川芎茶调散的水分检查

川芎茶调散照《中国药典》（2020 年版）四部（通则 0832）测定，取供试品 2～5g，平铺于干燥至恒重的扁形称量瓶中，厚度不超过 5mm，疏松供试品不超过 10mm，精密称定，开启瓶盖在 100～105℃干燥 5h，将瓶盖盖好，移置干燥器中，放冷 30min，精密称定，再在上述温度干燥 1h，放冷，称重，至连续两次称重的差异不超过 5mg 为止。根据减失的重量，计算供试品中含水量（%）。除另有规定外，不得过 9.0%。

3. 包装材料的选择和包装方法

散剂比表面积较大，吸湿性或风化性均较显著。散剂吸湿后会发生很多物理化学变化，如水分含量增高、流动性降低、结块、变色、分解或效价降低等，因此宜选用适宜的包装材料、包装方法以保证散剂的质量。

（1）包装材料的选择 散剂常用的包装材料有包装纸、玻璃瓶、聚乙烯塑料薄膜袋和复合膜袋等。

① 包装纸：用于散剂的包装纸包括玻璃纸、有光纸和蜡纸等。玻璃纸适用于含挥发性成分或油脂类的散剂，不宜于包装易吸湿、易风化及易被二氧化碳等气体分解的散剂；有光纸适用于性质较为稳定的药物，不宜于包装易吸湿的散剂；蜡纸适用于包装易吸湿、易分化及二氧化碳作用下易变质的散剂，不宜于包装含冰片、樟脑等挥发性成分的散剂。

② 玻璃瓶（管）：化学惰性，密闭较好，价格低廉，适用于包装各种类型散剂，但易碎且重量较大。

③ 聚乙烯塑料薄膜袋：质软透明，相比玻璃瓶重量轻，运输方便，但低温久贮会脆裂，且透湿、透气问题也难以完全克服。

④ 复合膜袋：系聚酯/铝/聚乙烯药品包装用复合膜，目前较为常用，防气、防湿性能较好。

（2）包装方法　非剂量散剂用玻璃瓶（管）、塑料袋或纸盒包装，应注意封口严密。玻璃瓶（管）包装时应加盖软木塞，并用蜡封固，或加盖塑料内塞。

分剂量散剂一般采用包装纸、塑料袋或纸袋进行包装，现多采用复合膜袋。

4. 单剂量包装川芎茶调散的装量差异检查

取供试品 10 袋（瓶），分别精密称定每袋（瓶）内容物的重量，求出内容物的装量与平均装量。每袋（瓶）装量与平均装量相比较 [凡有标示装量的散剂，每袋（瓶）装量应与标示装量相比较]，超出装量差异限度的散剂不得多于 2 袋（瓶），并不得有 1 袋（瓶）超出装量差异限度的 1 倍。单剂量包装川芎茶调散的装量差异限度见表 A-6-1。

表 A-6-1　单剂量包装川芎茶调散的装量差异限度

标示装量	装量差异限度
0.1g 及 0.1g 以下	+15%
0.1g 以上至 0.5g	±10%
0.5g 以上至 1.5g	±8%
1.5g 以上至 6.0g	±7%
6.0g 以上	±5%

5. 微生物限度检查

除另有规定外，按照《中国药典》（2020 年版）四部（通则 1105、1106 和 1107）规定，按非无菌产品生物限度检查，应符合规定。

6. 川芎茶调散的验收交付流程与要求

验收川芎茶调散应当做好验收记录，包括药品的名称、剂型、规格、批号、生产日期、有效期、数量、验收合格数量、验收结果、质量要求等内容。验收人员应当在验收记录上签署姓名和验收日期。

交付川芎茶调散时要做好发药交代与用药指导。交付药品时注意核对患者姓名、年龄等基本信息，指导患者川芎茶调散的服用方法为饭后清茶冲服。一次 3～6g，一日 2 次。服药期间注意饮食宜清淡，忌酒及辛辣、生冷、油腻难消化的食品。外用扑撒患处，外用时用毕洗手，切勿接触眼睛，皮肤破溃处禁用。

川芎茶调散内含有甘草，故不适合与甘遂、大戟、海藻、芫花合用，也不适合与含这些药物的制剂合用，比如山海丹颗粒（含海藻）、软坚药水（含海藻）和舟车丸（含甘遂、大戟、芫花）等。服用川芎茶调散期间不能同时服用滋补性中药如人参、阿胶、黄芪等。川芎茶调散内含有细辛，故不宜与藜芦同用，也不适合与含藜芦的制剂合用，比如三七血伤宁胶囊、神州跌打丸等。同时，川芎茶调散为孕妇慎用药，提醒患者如果怀孕，请与医师确认后使用。

如果患者正在使用其他药物，用药前请患者咨询医师，并将所有已确诊的疾病及正在接受的治疗方案告知医师。同时，川芎茶调散在用药期间如有不适或病症加重，需要及时就医并告知医师。

四、能力训练

（一）操作条件

① 人员：操作员需要经过生产区更衣程序和净化区后进入操作间。

② 机器：电子天平、烘箱、显微镜、自动包装机、计算器、计时器等。

③ 材料：称量纸、扁形称量瓶、玻璃棒、培养皿、温度计、包装袋、标签纸、签字笔、劳保用品等。

④ 资料：电子天平操作规程、烘箱操作规程、显微镜操作规程、包装机操作规程、《外观均匀度检查记录》《水分检查记录》《装量差异检查记录》《微生物限度检查记录》《包装记录》《验收记录》等。

⑤ 环境：洁净度应达到大于 D 级洁净度要求，温度 18 ～ 26℃，相对湿度 45% ～ 65%，一般照明的照明值不低于 300lx，中药临方制剂一体化工作站。

（二）安全及注意事项

1. 检查电子天平、烘箱、显微镜、包装机设备检验合格证是否有效。

2. 包装材料领用时，须认真核对标签、说明书的产品名称、规格与"包装记录 - 包装指令单"一致。

3. 贴标签前，根据"包装记录 - 包装指令单"核对待包装品和所用包装材料的名称、规格、数量是否一致，质量状态是否合格。

4. 定期对包装设备进行保养维护。

5. 包装设备使用期间，要注意加强通风，尽量降低粉尘浓度，防止触电，防止污染。

（三）操作过程

工作环节	步骤	操作方法及说明	质量标准
质检	性状与外观均匀度检查	（1）随机抽取适量制备完成的川芎茶调散，置光滑纸上，平铺约5cm²，将其表面压平 （2）用中药临方制剂质量评价法，观察外观性状、色泽，评价口感及气味等 （3）填写记录	（1）抽样的随机化原则 （2）本品为黄棕色的粉末；气香，味辛、微苦；色泽应均匀，无花纹与色斑 （3）及时记录 （4）具有质量危机意识
	水分检查	（1）校准和检查电子天平、检查烘箱 （2）取供试品2～5g，平铺于干燥至恒重的扁形称量瓶中，厚度不超过5mm，精密称定 （3）开启瓶盖在100～105℃干燥5h，将瓶盖盖好，移置干燥器中，放冷30min，精密称定，再在上述温度干燥1h，放冷，称重，至连续两次称重的差异不超过5mg为止 （4）根据减失的重量，计算供试品中含水量 （5）用质量标准判断该批散剂的重量差异是否合格 （6）填写记录 （7）清场	（1）零点、量程、水平 （2）精密称重，精密至千分之一 （3）严格按照SOP完成操作 （4）除另有规定外，含水量不得过9.0% （5）及时记录、准确 （6）符合GMP清场与清洁要求 （7）具有质量危机意识
	包装	（1）准备生产：QA开工检查，设备调试，领料备料 （2）开始包装：领料，开动机器，分包装（6g）、贴标签、印字、关闭机器 （3）填写记录 （4）清场	（1）检查设备清洁度与运转情况；设置包装参数；领取川芎茶调散，安放包装袋 （2）严格按照SOP完成操作 （3）及时记录、准确 （4）符合GMP清场与清洁要求 （5）具有规范生产意识
	装量差异检查	（1）校准和检查电子天平 （2）取供试品10包，精密称定每包内容物的重量，求出内容物的装量与平均装量 （3）用质量标准判断该批散剂的装量差异是否合格 （4）填写记录 （5）清场	（1）零点、量程、水平 （2）精密称重，精密至千分之一 （3）严格按照SOP完成操作 （4）超出装量差异限度的不得多于2包，并不得有1包超出限度1倍 （5）及时记录、准确 （6）符合GMP清场与清洁要求 （7）具有质量危机意识
	微生物限度检查	（1）校准和检查电子天平和显微镜 （2）除另有规定外，按照《中国药典》（2020年版）四部（通则1105、1106和1107）规定，按非无菌产品生物限度检查 （3）用质量标准判断该批散剂的微生物限度是否合格 （4）填写记录 （5）清场	（1）零点、量程、水平 （2）精密称重，精密至千分之一 （3）严格按照SOP完成操作 （4）需氧菌总数不超过10^4cfu/g，霉菌和酵母菌总数不超过10^2cfu/g，不能检出大肠埃希菌、沙门氏菌；耐胆盐革兰氏阴性菌应小于10^2cfu/g （5）及时记录、准确 （6）符合GMP清场与清洁要求 （7）具有质量危机意识

工作环节	步骤	操作方法及说明	质量标准
成品交付	验收交付	（1）核对川芎茶调散成品信息，填写验收记录 （2）川芎茶调散成品的发药交代和用药指导	（1）品种、剂型、数量、工期和质量要求等无误；记录填写及时、准确 （2）患者信息核对无误，发药交代礼貌服务、用药指导正确无误 （3）具有良好的沟通交流能力
	整理存档	（1）收集学习任务书、制备任务单、制备方案、制备记录单、检查记录单等 （2）将整理后的所有单据交给指导老师审核后归档保存，档案保存注明人员、时间等信息，保存时间为2年	（1）单据收集整理齐全，单据内容真实，无涂改，字迹清晰 （2）档案信息正确，保存规范 （3）具有良好的信息处理能力

【问题情境一】

小朱在交付患者川芎茶调散时，应注意哪几个方面？

解答：四查十对，用药禁忌，服用方法这三个方面。

【问题情境二】

验收交付时，患者梁某某咨询药剂师罗某，为什么服用川芎茶调散时，如果发现怀孕，要避免使用？

解答：川芎茶调散中大量使用了川芎，川芎具有活血行气的作用，使用不当会导致流产，属于孕妇慎用药。所以使用川芎茶调散时也要注意孕妇慎用。

（四）学习结果评价

序号	评价内容	评价标准	评价结果（是/否）
1	性状与外观均匀度检查	（1）能正确取样川芎茶调散 （2）能使用质量评价法正确判别川芎茶调散的性状与外观均匀度是否符合要求 （3）能规范如实填写记录 （4）具有质量危机意识	
2	水分检查	（1）能校准和检查电子天平、烘箱 （2）能使用电子天平和烘箱进行水分检查 （3）能正确判别川芎茶调散水分是否符合要求 （4）能按照实际过程规范如实填写记录 （5）能对场地、设备、用具进行清洁消毒 （6）具有质量危机意识和GMP清场管理意识	
3	包装	（1）能完成包装前的准备 （2）能按照规程完成川芎茶调散的包装 （3）能按照实际过程规范如实填写记录 （4）能对场地、设备、用具进行清洁消毒 （5）具有规范生产意识和GMP清场管理意识	

序号	评价内容	评价标准	评价结果（是/否）
4	装量差异	（1）能校准和检查电子天平 （2）能使用电子天平进行装量差异检测 （3）能正确判别装量差异是否符合要求 （4）能按照实际过程规范如实填写记录 （5）能对场地、设备、用具进行清洁消毒 （6）具有质量危机意识和GMP清场管理意识	
5	微生物限度检查	（1）能校准和检查电子天平、显微镜 （2）能使用显微镜进行微生物检测 （3）能正确判别微生物限度是否符合要求 （4）能按照实际过程规范如实填写记录 （5）能对场地、设备、用具进行清洁消毒 （6）具有质量危机意识和GMP清场管理意识	
6	验收交付	（1）能完成川芎茶调散成品的验收 （2）能完成川芎茶调散成品的交付 （3）具有良好的沟通交流能力	
7	整理存档	（1）能按照规程完成资料的收集整理 （2）能按照规程完成资料的存档 （3）具有良好的信息处理能力	

五、课后作业

1. 请查阅资料，写出五种孕妇慎用的中药散剂。

2. 请查阅资料，写出十种不能与川芎茶调散同时服用的中成药，并分析其不能同时服用的原因？

模块B

复杂中药临方制剂

项目B-1 煎膏剂的制备

任务B-1-1 能按照要求完成四物膏的制备

一、核心概念

1. 煎膏剂

煎膏剂是指药材用水煎煮，去渣浓缩后，加炼蜜或糖制成的半流体制剂，供内服用。

2. 炼蜜

炼蜜是指将蜂蜜过滤后热处理至一定程度的操作过程。

3. 挂旗

挂旗指以搅拌棒蘸取药汁并水平提起，药汁沿棒边呈片状垂下或滴下，是判断收膏效果的重要标准之一。

4. 滴水成珠

滴水成珠指以搅拌棒蘸取药汁，滴入水中，药滴不会马上散开溶解，短时间内仍保持现状。

5. 返砂

返砂膏方的成品放置过久可能有糖的结晶析出，表面看似细小的砂粒状物。

二、学习目标

1. 能正确解读四物膏的制备任务单，具有信息分析和自主学习能力。

2. 能编制四物膏的制备方案，具有信息检索和信息处理能力。

3. 能审核并确认四物膏制备方案，具有协调沟通能力和一定的成本意识。

4. 能按照四物膏的制备方案完成四物膏的制备，具有质量危机意识、GMP管理意识、规范生产意识和一定的解决一般问题能力。

5. 具备社会主义核心价值观、工匠精神、劳动精神和劳模精神等思政素养。

三、基本知识

1. 处方中药饮片的鉴别

【当归】

当归片为类圆形、椭圆形或不规则薄片。外表皮浅棕色至棕褐色。切面浅棕黄色或黄白色，平坦，有裂隙，中间有浅棕色的形成层环，并有多数棕色的油点，香气浓郁，味甘、辛、微苦。

酒当归片形如当归片。切面深黄色或浅棕黄色，略有焦斑。香气浓郁，并略有酒香气。

功能与主治：补血活血，调经止痛，润肠通便。用于血虚萎黄，眩晕心悸，月经不调，经闭痛经，虚寒腹痛，风湿痹痛，跌扑损伤，痈疽疮疡，肠燥便秘。酒当归活血通经。用于经闭痛经，风湿痹痛，跌扑损伤。

【川芎】

川芎片为不规则厚片，外表皮灰褐色或褐色，有皱缩纹。切面黄白色或灰黄色，具有明显波状环纹或多角形纹理，散生黄棕色油点。质坚实。气浓香，味苦、辛，微甜。

功能与主治：活血行气，祛风止痛。用于胸痹心痛，胸胁刺痛，跌扑肿痛，月经不调，经闭痛经，癥瘕腹痛，头痛，风湿痹痛。

【白芍】

白芍片为类圆形的薄片。表面淡棕红色或类白色。切面微带棕红色或类白色，形成层环明显，可见稍隆起的筋脉纹呈放射状排列。气微，味微苦、酸。

炒白芍片形如白芍片，表面微黄色或淡棕黄色，有的可见焦斑。气微香。

功能与主治：养血调经，敛阴止汗，柔肝止痛，平抑肝阳。用于血虚萎黄，月经不调，自汗，盗汗，胁痛，腹痛，四肢挛痛，头痛眩晕。

【熟地黄】

熟地黄为不规则的块片、碎块，大小、厚薄不一。表面乌黑色，有光泽，黏性大。质柔软而带韧性，不易折断，断面乌黑色，有光泽。气微，味甜。

功能与主治：补血滋阴，益精填髓。用于血虚萎黄，心悸怔忡，月经不调，崩漏下血，肝肾阴虚，腰膝酸软，骨蒸潮热，盗汗遗精，内热消渴，眩晕，耳鸣，须发早白。

2. 四物膏的基本知识

【处方来源】《仙授理伤续断秘方》

【处方组成】当归125g，川芎125g，白芍125g，熟地黄125g。

【组方原则】方中熟地黄性微温，味甘，归肝、肾经，功能补血滋阴，益精填髓，为君药。当归性温，味甘、辛，归心、肝、脾经，功能补血活血，为补血圣药、活血要药，为臣药。白芍性微寒，味酸、苦，归肝脾二经，功能养血柔肝、平肝止痛；川芎性温，味辛，归肝、胆、心包经，功能活血行气，祛风止痛，白芍、川芎共为佐药。四药配合，功能养血和血，可使营血调和，因此血虚者可用之以补血，血瘀者用之以行血，构成既能补血，又能活血调经之方剂。

【功能主治】养血调经。用于血虚所致的面色萎黄、头晕眼花、心悸气短及月经不调。

【规格】每瓶装 125g。

3. 四物膏辅料的选择与处理

（1）糖的选择与处理　制备煎膏剂所用的糖，除另有规定外，应使用药品标准收载的蔗糖。糖品质不同，煎膏剂的质量和效用也有差别。常用冰糖、白糖、红糖、饴糖等。冰糖系晶型蔗糖，质量优于白砂糖。白糖味甘、性寒，有润肺生津、和中益肺，舒缓肝气的功效。红糖是一种未经提纯的糖，其营养价值比白糖高，具有补血、破瘀、疏肝、祛寒功效，尤其适用于产妇、儿童及贫血者食用，起矫味、营养和辅助治疗作用，故常以红糖制煎膏剂。饴糖也称麦芽糖，系由淀粉或谷物经大麦芽作催化剂，使淀粉水解，转化、浓缩后而制得的一种稠厚液态糖。各种糖在有水分存在时，都有不同程度的发酵变质特性，其中尤以饴糖为甚，在使用前应加以炼制。

炼糖的目的在于使糖的晶粒熔融，去除杂质，杀死微生物，减少水分，控制糖的转化率，防止"返砂"。

炼糖的方法一般可按糖的种类及质量加适量的水炼制。如白砂糖可加水50%左右，用高压蒸汽或直火加热熬炼，并不断搅拌至糖液开始显金黄色，泡发亮光及微有青烟发生时，停止加热，以免烧焦。各种糖的水分含量不相同，炼糖时应随实际情况掌握时间和温度。一般冰糖含水分较少，炼制时间宜短，且应在开始炼制时加适量水，以免烧焦；饴糖含水量较多，炼制时可不加水，且炼制时间较长。为促使糖转化，可加入适量枸橼酸或酒石酸（一般为糖量的 0.1% ～ 0.3%），至糖转化率达 40% ～ 50% 时，取出，冷至 70℃ 时，加碳酸氢钠中和后备用。红糖含杂质较多，转化后一般加糖量 2 倍的水稀释，静置适当时间，除去沉淀备用。

（2）蜂蜜的选择与处理　蜂蜜具有润肺止咳、补中、润肠通便、矫味、解毒等作用。蜂蜜含有大量的还原糖，可防止有效成分氧化。药用蜂蜜的蜜源一般以槐花蜜、荔枝蜜、白荆条蜜等为佳。蜂蜜需通过炼制，可除去固体杂质、部分水分（增加黏性），杀灭微生物和破坏酶类的活性，促进蔗糖转化为葡萄糖和果糖（增加稳定性），以提高蜂蜜的质量。

炼蜜程度分为嫩蜜、中蜜和老蜜三种规格。

① 嫩蜜：系将蜂蜜加热至 105 ～ 115℃，含水量为 17% ～ 20%，相对密度

为 1.35 左右，颜色稍变深，用手捻搓略有黏性。

② 中蜜：系将嫩蜜继续加热，温度达 116 ～ 118℃，含水量为 14% ～ 16%，相对密度为 1.37 左右，颜色呈浅红色，表面出现浅黄色有光泽翻腾的均匀细气泡（俗称鱼眼泡），用手捻搓有黏性，两手指离开时无长白丝出现。

③ 老蜜：系将中蜜继续加热至 119 ～ 122℃，含水量为 10% 以下，相对密度为 1.40 左右，颜色呈红棕色，表面出现较大的红棕色气泡（俗称牛眼泡），用手捻之黏性强，两手指离开时出现白色长丝，滴入水中呈珠状，吹之不散（俗称滴水成珠）。

4. 煎膏剂的特点

（1）煎膏剂充分体现辨证论治和因人、因时制宜的个体化治疗原则，可一人一方，针对性强。

（2）煎膏剂以扶正为主，祛邪为辅。

（3）煎膏剂相对汤剂，省略了每天煎煮的步骤。

（4）煎膏剂根据个人需要，可添加糖、蜜等调味，口感怡人。

（5）煎膏剂体积小，携带和服用方便。

四、能力训练

（一）操作条件

① 人员：操作员需要经过生产区更衣程序和净化区后进入操作间。

② 机器：煎药锅、电磁炉、不锈钢锅、电子秤、多媒体设备等。

③ 材料：中药饮片（当归 125g、川芎 125g、白芍 125g、熟地黄 125g）、蜂蜜 250g、纱布、勺子、收膏棒、搅拌棒、烧杯、成膏容器等。

④ 资料：《中华人民共和国药典》（2020 年版）；《药品生产质量管理规范》生产工艺、操作方法、操作规程；附件 1 学习任务书、附件 2 四物膏的制备任务单、附件 3 四物膏的制备方案、附件 4 四物膏的制备记录单等。

⑤ 环境：洁净度应达到大于 D 级洁净度要求，温度 18 ～ 26℃，相对湿度 45% ～ 65%，一般照明的照明值不低于 300lx，中药临方制剂一体化工作站。

（二）安全及注意事项

1. 煎膏剂制作岗位应注意环境温湿度。

2. 需安装防止昆虫、鸟类等动物进入的设施。

3. 生产过程中所有物料均应有标识，防止发生混药。

4. 使用中药煎药锅、电磁炉时戴好手套，防止烫伤。

5. 按设备清洁要求进行清洁。

6. 水电安全、消防安全。

（三）操作过程

工作环节	工作内容	操作方法及说明	质量标准
下达任务	学习任务书的阅读理解（见附件1）	现场交流法，填写制备任务单（见附件2）	（1）正确解读学习任务书的剂型、数量、工期和质量要求等 （2）具有信息分析和自主学习能力
制订方案	四物膏制备方案的编制	资料查阅法；制备方案的编制（见附件3）	（1）方案全面合理，明确制备流程和质量标准 （2）具有信息检索和信息处理能力
审核方案	审核并确认四物膏制备方案	制备方案的汇报；制备方案的修订确认	（1）汇报时采用文稿或PPT形式，结构严谨，层次清楚，详略得当 （2）与指导教师进行有效沟通，及时修改完善方案 （3）具有语言表达能力、成本控制意识
实施方案与过程控制	1.生产前准备	（1）人员净化 （2）器具准备：电子秤、煎药锅、电磁炉、不锈钢锅、收膏棒、搅拌棒、纱布、勺子、烧杯	（1）清场合格，文件齐全，生产环境和设备符合工艺要求 （2）具有GMP管理意识
	2.炼蜜	根据相应情况按要求对蜂蜜进行炼制，填写制备记录单（见附件4）	（1）炼蜜符合相应标准 （2）炼蜜量不超过清膏量3倍 （3）具有质量为本意识
	3.药材浸润	充分浸润药材组织，以便提取液更好地与有效成分进行传质，填写制备记录单（见附件4）	（1）所选用的饮片净度符合《中国药典》（2020年版）及《中药饮片质量标准通则试行》之规定 （2）加水量一般高于饮片15cm （3）浸润时间不少于2h （4）具有质量为本意识
	4.药材提取	将浸透的药材放入煎药锅，加水煎煮两遍，一煎2.5h，二煎1h，取出药汁，合并2次药液，再将药渣充分压榨，压榨出的药汁并入上述药液，置于中转容器内静置，填写制备记录单（见附件4）	（1）加水量充足不过量，避免加水量不足导致煎液不足量，同时避免加水量过多对浓缩带来困难 （2）静置时间不少于6h，使上清液与沉淀分离 （3）要具有规范生产意识
	5.浓缩	将药汁置于不锈钢锅中，加热至沸腾，改用文火，不断搅拌至药液呈稠糊状，填写制备记录单（见附件4）	（1）无糊锅现象 （2）清膏均匀 （3）要具有质量为本意识
	6.收膏	将清膏根据个人口感加入炼糖或炼蜜，继续文火加热，并不断搅拌，熬制挂旗，填写制备记录单（见附件4）	（1）无焦化现象 （2）提起搅拌棒见药汁"挂旗"或滴水成珠 （3）具有质量危机意识
	7.分装	膏汁趁热快速倒入干净的容器中，填写制备记录单（见附件4）	（1）分装容器清洁、消毒 （2）具有规范生产意识

工作环节	工作内容	操作方法及说明	质量标准
实施方案 与过程控制	8. 晾膏	将分装好的膏方成品放于干净化晾膏区放凉,待完全冷却至室温后,再行封盖,填写制备记录单(见附件4)	(1)膏体浓稠呈半流体,膏面静止如镜 (2)膏体细腻光滑 (3)具有质量为本意识
	9. 包装与贴签	将生产合格的煎膏剂进行包装,并在包装表面贴上标签,标注操作员,生产日期、药名、规格等,填写制备记录单(见附件4)	(1)包装容器清洁、消毒 (2)标注记录完整,真实 (3)具有诚信意识
	10. 清场	清洁场地和设备	(1)场地清洁 (2)工具和设备清洁及摆放合理 (3)具有 GMP 管理意识

【问题情境一】

某临方制剂中心制作四物膏,在煎煮过程中出现了焦化现象。试分析产生此现象的原因有哪些?应如何解决?

原因:煎煮过程中出现焦化现象,是由于浸润时间不够,药材没有充分吸收水分,在煎煮过程中继续吸收水分,由于药材量多,煎煮的水量不足,造成焦化现象。

解决方法:在浸润过程中一定要严格要求操作人员按照煎膏剂的操作规定进行操作,药材要经过充分浸润,并在药材煎煮前加入足量的水。

【问题情境二】

某临方制剂中心制作四物膏,前面操作严格规范,但在收膏结束后,直接进行包装密封,在贮存过程中后发现霉变,试分析产生此现象的原因是什么?应如何解决?

原因:收膏后没有进行晾膏操作,直接进行包装密封,使水蒸气落在膏面上产生霉点。

解决方法:严格按照规定操作进行晾膏,等完全冷却至室温后进行封盖,并放置冷藏区贮藏。

(四)学习结果评价

序号	评价内容	评价标准	评价结果(是/否)
1	学习任务书的阅读理解	(1)能解读学习任务书,解读学习任务书的剂型、数量、工期和质量要求等 (2)具有信息分析和自主学习能力	
2	四物膏制备方案的编制	(1)能编制四物膏的制备方案,明确制备流程和质量标准,画出四物膏制备的工艺流程图 (2)具有信息检索和信息处理能力	

序号	评价内容	评价标准	评价结果(是/否)
3	审核并确认四物膏制备方案	(1)能采用文稿或PPT形式汇报,结构严谨,层次清楚,详略得当 (2)能与指导教师进行有效沟通,及时修改完善方案 (3)具有语言表达能力、成本控制意识	
4	准备工序	(1)能进行人员净化和器具准备 (2)具有GMP管理意识	
5	炼蜜工序	(1)能准备好符合相应标准的蜂蜜 (2)具有质量为本意识	
6	药材浸润工序	(1)能正确进行药材浸润操作 (2)能正确判断药材浸润程度是否合格 (3)具有质量为本意识	
7	药材提取工序	(1)能正确进行药材提取操作 (2)能正确判断药材提取是否合格 (3)具有规范生产意识	
8	浓缩工序	(1)能正确进行滤液浓缩操作 (2)能正确判断滤液浓缩程度是否合格 (3)具有质量为本意识	
9	收膏工序	(1)能正确进行清膏收膏操作 (2)能正确判断收膏是否合格 (3)具有质量危机意识	
10	分装工序	(1)能正确进行分装操作 (2)具有规范生产意识	
11	晾膏工序	(1)能准确进行晾膏操作 (2)具有质量为本意识	
12	包装与贴签	(1)能选用适宜的容器包装 (2)能完整、真实标注煎膏剂信息 (3)具有诚信意识	
13	清场	(1)能对容器、工具和设备进行清洗、清洁、消毒 (2)能对一体化工作站进行清场 (3)具有GMP管理意识	

五、课后作业

1. 收膏时容易出现粘连、糊底的现象,应采用什么措施可以避免?

2. 自行寻找一张可制备煎膏剂的处方,并编制该煎膏剂的制备方案。

附件1 学习任务书

某中药临方制剂中心接到一份500g处方需制作成四物膏的临方制剂订单,

要求 3 日内完成制备，成品要求是半流体膏体，细腻光滑，入水即溶，质量符合《中华人民共和国药典》（2020 年版）等相关要求。

普通处方

×××中医院处方笺

姓名	××	性别	女	门诊	××××××××
科别	中医妇科	年龄	38 岁	日期	2023 年 1 月 10 日
临床诊断：血虚、月经量少					
R： 　　当归 125g　　　川芎 125g　　　白芍 125g　　　熟地黄 125g 　　　　　　　　　　　　　　　　　　　　　　　　　　　　　　　　1 剂 　　用法：煎膏剂，每日 2 次，1 次 9～15g，饭后温服					
医师	×××	审核	××	金额	×××
调配	×××	核对	××	发药	×××

附件2　四物膏的制备任务单

任务名称			
剂型		数量	
工期		质量要求	
接单日期		接单人	

附件3　四物膏的制备方案

编制人：　　　　　　　　　　　　　　　　　　　编制日期：

工具	
材料	
设备	
资料	
工作方法	
劳动组织形式	
制备工艺	
成品质量要求	
制备计划用时	制备地点

附件4   四物膏的制备记录单

工序	人员	起止时间	生产地点	控制项目
炼蜜				用蜜量： 加热温度： 含水量： 相对密度： 颜色：
药材浸润				加水量： 浸润时间： 药材浸润程度：
药材提取				第一次加水量： 第一次煎煮用时： 第二次加水量： 第二次煎煮用时 静置时间： 滤液体积：
浓缩				加热温度： 浓缩液体积： 浓缩液外观：
收膏				加热温度： 加蜜量： 膏滋体积： 膏滋外观：
分装				分装体积： 容器材质与规格：
晾膏				晾膏时间： 晾膏温度：
包装与贴签				容器材质与规格：

任务B-1-2   能解决四物膏制备过程中出现的工艺问题

一、核心概念

1. 相对密度

相对密度系指在相同的温度、压力条件下，某物质的密度与水的密度之比。

除另有规定外，温度为 20℃。

2. 焦化

焦化指药材在煎煮浓缩或浸膏在收膏时发生碳化变焦的现象。

二、学习目标

1. 能及时处理四物膏制备过程中的常见问题，具有解决问题等通用能力和危机意识等职业素养。

2. 能进行相对密度测量及计算，具有数字应用能力等通用能力和效率意识等职业素养。

3. 具备社会主义核心价值观、工匠精神、劳动精神和劳模精神等思政素养。

三、基本知识

1. 蔗糖炼制转化方法

其炼制转化糖方法如下。

$$蔗糖+纯化水 \xrightarrow[\text{煎煮30min加入0.1\%酒石酸}]{100\sim115℃，2h，pH\,4.5\sim6.5} 葡萄糖+果糖$$

加酒石酸的目的是促进蔗糖转化为葡萄糖和果糖，转化糖转化率 ≥ 60%，含水量约为 22%，转化糖液呈金黄色、透明、清亮。

2. 相对密度测量计算

除另有规定外，取供试品适量，精密称定，加水约 2 倍，精密称定，混匀，作为供试品溶液。照相对密度测定法（通则 0601）测定，按下式计算，应符合规定。

$$供试品相对密度 = \frac{W_1 - W_2 \times f}{W_2 - W_1 \times f}$$

式中，W_1 为比重瓶内供试品溶液的重量，单位为 g；W_2 为比重瓶内的水的重量，单位为 g；

$$f = \frac{加水供试品中的水重量}{供试品重量 + 加水供试品中的水重量}$$

凡加饮片细粉的煎膏剂，不检查相对密度。

3. 煎药机结构与特点

（1）煎药机结构　煎药机是一种将药材进行煎煮的机器，其主要结构包括以下几个部分。

① 机身：煎药机的机身是由外壳、锅体、锅盖、运转装置等部分组成，可以分离为多个部分，方便日常清洁和维修保养。

② 加药装置：煎药机采用加药装置向锅内加入药材，使其进行煮沸，加药装置包括喷雾式和强制式两种。

③ 制药程序控制装置：煎药机的主要控制系统是微电脑控制，能够精确地控制温度、时间等参数，使得药材煎制的效果更好。

④ 运行装置：驱动器与电机的联合机构，包括齿轮、皮带、链条、传动轮等，能够使煎药机工作更加稳定、平稳。

⑤ 水箱和水路系统：煎药机的水箱和水路系统能够为煎药机提供必要的水源和水流，使得药材能够充分渗透，并保持一定的湿度和温度。

（2）煎药机特点　煎药机主要特点包括以下几个部分。

① 中药煎药机采用了密封设计，存在的压力会促使中药材中的有效成分煎出，更容易使动物药的蛋白发生水解，设备通过了加压、高温的方式使有效成分的煎出率提高，提高了成品品质。

② 采用密闭的方式煎煮，能够很好地保留芳香类药物。

③ 细菌和芽孢在中药煎药机的煎煮过程中在压力和温度的作用下被彻底灭杀，而且整个煎煮和包装过程均采用全封闭操作，保证了药液的无菌卫生。

④ 自动化程度高，只需设定好温度、压力和时间，一人可管数机。

⑤ 密闭煎煮的方式有效减少了操作间内水蒸气的生产，大大改善工作环境，可避免操作人员在高湿、高温的环境中作业。

⑥ 每剂药中的浓度、成分分布均匀。

4. 包装机结构与特点

（1）包装机结构　包装机主要用于对药材和其他物品进行包装，使得产品更加美观、方便储存和携带，其主要结构包括以下几个部分。

① 机台：包装机的主机是由弧形架、平面架、立柱、爪架、固定器、可调整压盖器、支架等部分组成，能够将药材或其他物品进行自动装袋和封口。

② 控制系统：自动化控制系统包括 PLC、触摸屏、变频器、伺服电机驱动、传感器等部分，能够实现自动化控制和数据显示。

③ 输送带：包装机的输送带包括进口和出口两个部分，能够将待包装的药材或物品从进口处自动输送到包装机内部进行包装和封口，然后按顺序从出口处排出。

④ 称重装置：包装机也配备称重装置，能够自动对每个包装物品的重量进行检测和调整，确保每个包装袋的重量符合要求。

（2）包装机特点　包装机具有高效、快速、准确的特点，它可以根据成品的特性和包装要求进行包装。包装机的工作特点主要包括以下几个方面。

① 包装机具有高效性。包装机能够以较快的速度完成成品包装的过程，大大提高了包装效率。它可以自动化地完成包装，减少人力投入。

② 包装机具有快速性。包装机在进行包装过程中，不仅可以实现高速运行，还可以根据成品的特性和包装要求进行调整，确保每个成品的包装质量和速度都达到最佳状态。这种快速性使得包装机能够适应不同产品的包装需求，提高包装的灵活性和适应性。

③ 包装机具有准确性。包装机能够精准地控制每个包装步骤的时间、力度等，确保每个成品的包装效果一致。它可以通过传感器、控制器等设备监测和调整包装过程中的各项参数，实现精确的包装操作，避免人工操作中可能出现的误差。

④ 包装机具有稳定性。包装机采用先进的控制技术和稳定的结构设计，能够在长时间运行过程中保持稳定的包装效果。

四、能力训练

（一）操作条件

① 人员：操作员需要经过生产区更衣程序和净化区后进入操作间。

② 机器：煎药锅、电磁炉、不锈钢锅、电子秤、水浴锅、计算器等。

③ 材料：纱布、勺子、烧杯、收膏棒、搅拌棒、比重瓶、温度计、成膏容器、标签纸、签字笔、劳保用品等。

④ 资料：《药品生产质量管理规范》生产工艺、操作方法、操作规程等。

⑤ 环境：洁净度应达到大于 D 级洁净度要求，温度 18 ～ 26℃，相对湿度 45% ～ 65%，一般照明的照明值不低于 300lx，中药临方制剂一体化工作站。

（二）安全及注意事项

1. 煎膏剂制作岗位应注意环境温湿度。

2. 生产过程中所有物料均应有标识，防止发生混药。

3. 及时将晾好的煎膏剂及时贮存。

4. 水电安全、消防安全。

（三）常见问题与解决方法

工作环节	常见问题	原因	解决方法
实施方案与过程控制	煎煮时出现焦化现象	（1）浸润时间不够，药材没有充分吸收水分，在煎煮过程中继续吸收水分，水量减少 （2）加水量不足	（1）药材浸润时间必须充足，至少 2h （2）煎煮前必须加水量充足但不过量 （3）具有解决问题的能力和危机意识
	浓缩时出现杂质现象	（1）药材煎煮后过滤不充分 （2）煎煮后滤液没有充分静置	（1）药材煎煮后需充分过滤 （2）滤液需静置至少 6h，取上清液 （3）具有解决问题的能力

工作环节	常见问题	原因	解决方法
实施方案与过程控制	浓缩时出现糊锅现象	(1)没有充分搅拌 (2)浓缩时温度过高	(1)浓缩时需要不断进行搅拌 (2)浓缩温度先武火后文火，控制好温度 (3)具有解决问题的能力和危机意识
	收膏时稠度未达到相应标准	(1)加辅料的量不足 (2)加热熬炼的时间不够	(1)收膏稠度要随气候而定，冬季较稀，夏季宜稠，用搅拌棒趁热挑起呈"夏天挂旗，冬天挂丝"状 (2)相对密度一般在1.40左右 (3)具有数字应用能力和解决问题的能力
	收膏时出现焦化糊锅现象	(1)收膏时温度过高 (2)收膏时没有充分搅拌	(1)收膏时要充分进行搅拌和捞除液面上的浮沫 (2)随着稠度增加，加热温度要相应降低 (3)具有解决问题的能力和危机意识
	返砂现象	糖没有炼制或炼制不充分	(1)所用的糖需要炼制到相应程度 (2)具有解决问题的能力
	发霉现象	(1)存放膏剂的环境不达标 (2)收膏不充分，导致膏中含水量过高 (3)收膏后未进行晾膏过程，直接封盖，导致水蒸气落在膏面上产生霉点	(1)存放环境以阴凉干燥为好 (2)收膏时需达到相应要求 (3)收膏后要晾膏，待膏剂完全冷却后再将盖子盖好 (4)具有解决问题的能力和危机意识

【问题情境一】

某药工在收膏时，发现锅边和锅底出现焦化现象，试分析产生此现象的原因？怎样才能避免？

原因：收膏时温度过高，或未及时充分搅拌，导致出现锅边焦化、糊底现象。

解决方法：收膏时要不断进行充分地搅拌和捞除液面上的浮沫，并同时关注加热温度，随着黏稠度的增加，加热温度可相应降低。

【问题情境二】

如果你发现收膏时，未达相应的标准稠度，应怎样解决？

解决方法：收膏稠度要随气候而定，冬季较稀，夏季宜稠，用搅拌棒趁热挑起呈"夏天挂旗，冬天挂丝"状，或测量相对密度一般在1.40左右，所以需要加入规定量的炼糖或炼蜜，继续加热熬炼，并不断搅拌，直至达到相应要求。

（四）学习结果评价

序号	评价内容	评价标准	评价结果(是/否)
1	煎煮时出现焦化现象	(1)能正确处理煎煮时出现焦化的问题 (2)具有解决问题的能力和危机意识	

序号	评价内容	评价标准	评价结果(是/否)
2	浓缩时出现杂质现象	(1)能正确处理浓缩时出现杂质的问题 (2)具有解决问题的能力	
3	浓缩时出现糊锅现象	(1)能正确处理浓缩时出现糊锅的问题 (2)具有解决问题的能力和危机意识	
4	收膏时稠度未达到相应标准	(1)能正确处理收膏稠度未达标的问题 (2)具有数字应用能力和解决问题的能力	
5	收膏时出现焦化糊锅现象	(1)能正确处理收膏时焦化糊锅的问题 (2)具有解决问题的能力和危机意识	
6	返砂现象	(1)能正确处理返砂的问题 (2)具有解决问题的能力	
7	发霉现象	(1)能正确处理发霉的问题 (2)具有解决问题的能力和危机意识	

五、课后作业

1.煎药机与包装机的特点分别有哪些?

2.试分析四物膏出现霉变的原因有哪些? 并提出解决方法。

任务B-1-3　能正确判断四物膏的质量

一、核心概念

1.不溶物

不溶物指在特定条件下（如温度、压力等），无法溶于某种特定溶液中的物质或物质混合物。

2.最低装量检查法

最低装量检查法适用于固体、半固体和液体制剂。除制剂通则中规定检查重(装)量差异的制剂及放射性药品外，按重量法或容量法检查，应符合规定。

3.微生物限度检查法

微生物限度检查法是检查非规定灭菌制剂及其原料、辅料受微生物污染程度的方法。检查项目包括细菌数、霉菌数、酵母菌数及控制菌检查。

二、学习目标

1.能对四物膏成品的质量进行判断，具有质量危机意识和 GMP 管理意识。

2. 能对四物膏成品进行验收交付，具有良好的沟通交流能力。

3. 能完善规范填写四物膏质量评价表，整理、存档相关操作记录，具有良好的信息处理能力。

4. 具备社会主义核心价值观、工匠精神、劳动精神和劳模精神等思政素养。

三、基本知识

1. 性状检查

外观应质地细腻，稠度适宜，有光泽，无焦臭，无异味，无糖的结晶析出。

2. 相对密度检查

相对密度检查参照任务 B-1-2 中的相对密度测量计算。

3. 不溶物检查

取供试品 5g，加热水 200mL，搅拌使融化，放置 3min 后观察，不得有焦屑等异物。加饮片细粉的煎膏剂，应在未加入药粉前检查，符合规定后方可加入药粉，加入药粉后不再检查不溶物。

4. 煎膏剂的包装要求

煎膏剂应选用适宜的包装材料和容器，确保煎膏剂的质量稳定，常用的包装材料有塑料复合膜包装袋、陶瓷罐等。包装前需对包装设备进行严格清洁，确保无污染。包装时要封口严密，防止在运输过程中出现撒漏，或者贮存时受外界环境的影响发生霉变、返砂等现象。

5. 装量检查

按照《中国药典》（2020 年版）四部（通则 0942）中的最低装量检查法检查。除另有规定外，取供试品 5 个（50g 以上者 3 个），除去外盖和标签，容器外壁用适宜的方法清洁并干燥，分别精密称定重量，除去内容物，容器用适宜的溶剂洗净并干燥，再分别精密称定空容器的重量，求出每个容器内容物的装量与平均装量，均应符合下表的有关规定。如有 1 个容器装量不符合规定，则另取 5 个（50g 以上者 3 个）复试，应全部符合规定。装量检查标准见表 B-1-1。

B-1-1　装量检查标准

标示装量	口服及外用固体、半固体、液体；黏稠液体	
	平均装量	每个容器装量
20g 以下	不少于标示装量	不少于标示装量的 93%
20～50g	不少于标示装量	不少于标示装量的 95%
50g 以上	不少于标示装量	不少于标示装量的 97%

6. 微生物限度

除另有规定外，按照《中国药典》（2020 年版）四部（通则 1105、1106 和

1107）规定，按非无菌产品生物限度检查，应符合规定。

7. 四物膏的验收交付流程与要求

验收四物膏应当做好验收记录，包括药品的名称、剂型、规格、批号、生产日期、有效期、数量、验收合格数量、验收结果、质量要求等内容。验收人员应当在验收记录上签署姓名和验收日期。

交付四物膏时要做好发药交代与用药指导。交付药品时注意核对患者姓名、年龄等基本信息，指导患者四物膏的服用方法为口服，饭前服用，一日3次，每次14～21g。患者在服用药物期间，要忌食生冷、辛辣、不易消化的食物。孕妇和糖尿病患者要禁止使用四物膏。

四物膏内含有白芍，故不适合与藜芦合用，也不适合与含有藜芦的制剂合用，如三七血伤宁胶囊、神州跌打丸等。四物膏内含有熟地黄，熟地黄恶贝母，故不适合与贝母合用，也不适合与含有贝母的制剂合用，如橘红丸、养阴清肺膏等。如果患者正在使用其他药物，用药前请患者咨询医师，并将所有已确诊的疾病及正在接受的治疗方案告知医师。同时，四物膏在用药期间如有不适或病症加重，需要及时就医并告知医师。

四、能力训练

（一）操作条件

① 人员：操作员需要经过生产区更衣程序和净化区后进入操作间。

② 机器：电子天平、显微镜、水浴锅、自动包装机、计算器、计时器等。

③ 材料：比重瓶、烧杯、玻璃棒、量筒、培养皿、温度计、包装袋、标签纸、签字笔、劳保用品等。

④ 资料：电子天平操作规程、显微镜操作规程、包装机操作规程、《性状检查记录》《相对密度检查记录》《不溶物检查记录》《装量检查记录》《微生物限度检查记录》《包装记录》《验收记录》等。

⑤ 环境：洁净度应达到大于 D 级洁净度要求，温度 18～26℃，相对湿度45%～65%，一般照明的照明值不低于300lx，中药临方制剂一体化工作站。

（二）安全及注意事项

1. 检查电子天平、显微镜、包装机设备检验合格证是否有效。

2. 包装材料领用时，须认真核对标签、说明书的产品名称、规格与"包装记录 - 包装指令单"一致

3. 贴标签前，根据"包装记录 - 包装指令单"核对待包装品和所用包装材料的名称、规格、数量是否一致，质量状态是否合格。

4. 定期对包装设备进行保养维护。

5. 包装设备使用期间，要注意防止烫伤，防止触电，防止污染。

（三）操作过程

工作环节	步骤	操作方法及说明	质量标准
质检	性状检查	（1）随机抽取适量制备完成的四物膏，放置干净的烧杯中 （2）用中药临方制剂质量评价法，观察外观性状、色泽，评价口感及气味等 （3）填写记录	（1）抽样的随机化原则 （2）本品为膏体，浓稠呈半流体，膏面静止如镜，细腻光滑，入口即化，无焦臭、异味，无糖的结晶析出 （3）及时记录 （4）具有质量危机意识
	相对密度检查	（1）校准和检查电子天平 （2）取供试品适量，精密称定，加水约2倍，精密称定，混匀，作为供试品溶液。按照相对密度测定法《中国药典》（2020版）四部（通则0601）测定 （3）用质量标准判断该批膏剂的相对密度是否合格 （4）填写记录 （5）清场	（1）零点、量程、水平 （2）精密称重，精确至千分之一 （3）严格按照SOP完成操作 （4）煎膏剂相对密度为1.40左右 （5）及时记录、准确 （6）符合GMP清场与清洁要求 （7）具有质量危机意识
	不溶物检查	（1）校准和检查电子天平，检查烧杯、量筒的洁净情况 （2）取供试品5g，加热水200mL，搅拌使融化，放置3min后观察 （3）填写记录放置时间 （4）用质量标准判断该批膏剂的不溶物是否合格 （5）清场	（1）零点、量程、水平 （2）精密称重，精确至千分之一 （3）严格按照SOP完成操作 （4）及时记录、准确 （5）四物膏不得有焦屑等异物 （6）符合GMP清场与清洁要求 （7）具有质量危机意识
	包装	（1）准备生产：QA开工检查，设备调试，领料备料 （2）开始包装：领料，开动机器，分包装（每包6g）、贴标签、印字、关闭机器 （3）填写记录 （4）清场	（1）检查设备清洁度与运转情况；设置包装参数；领取四物膏，安放包装袋 （2）严格按照SOP完成操作 （3）及时记录、准确 （4）符合GMP清场与清洁要求 （5）具有规范生产意识
	装量检查	（1）校准和检查电子天平 （2）取供试品5个，除去外盖和标签，容器外壁用适宜的方法清洁并干燥，分别精密称定重量，除去内容物，容器用适宜的溶剂洗净并干燥，再分别精密称定空容器的重量，精密称定总重量 （3）计算每个容器内容物的装量与平均装量 （4）用质量标准判断该批膏剂的装量是否合格 （5）填写记录 （6）清场	（1）零点、量程、水平 （2）精密称重，精确至千分之一 （3）严格按照SOP完成操作 （4）20g以下标示装量，平均装量不少于标示装量，每个容器装量不少于标示装量的93%；20～50g标示装量，平均装量不少于标示装量，每个容器装量不少于标示装量的95%；50g以上标示装量，平均装量不少于标示装量，每个容器装量不少于标示装量的97% （5）及时记录、准确 （6）符合GMP清场与清洁要求 （7）具有质量危机意识

工作环节	步骤	操作方法及说明	质量标准
质检	微生物限度检查	（1）校准和检查电子天平和显微镜 （2）除另有规定外，按照《中国药典》（2020年版）四部（通则1105、1106和1107）规定，按非无菌产品生物限度检查 （3）用质量标准判断该批膏剂的微生物限度是否合格 （4）填写记录 （5）清场	（1）零点、量程、水平 （2）显微镜光源、镜头、焦距正常 （3）精密称重，精确至千分之一 （4）严格按照SOP完成操作 （5）需氧菌总数不超过10^2cfu/g，霉菌和酵母菌总数不超过10cfu/g，不能检出大肠埃希菌 （6）及时记录、准确 （7）符合GMP清场与清洁要求 （8）具有质量危机意识
成品交付	验收交付	（1）核对四物膏成品信息，填写验收记录 （2）四物膏成品的发药交代和用药指导	（1）品种、剂型、数量、工期和质量要求等无误；记录填写及时、准确 （2）患者信息核对无误，发药交代礼貌服务、用药指导正确无误 （3）具有良好的沟通交流能力
	整理存档	（1）收集学习任务书、制备任务单、制备方案、制备记录单、检查记录单等 （2）将整理后的所有单据交给指导老师审核后归档保存，档案保存注明人员、时间等信息，保存时间为2年	（1）单据收集整理齐全，单据内容真实，无涂改，字迹清晰 （2）档案信息正确，保存规范 （3）具有良好的信息处理能力

【问题情境一】

小张用包药机对四物膏进行包装时，发现前几包装量明显偏少。试分析可能的原因？并提出解决方法。

原因： 包药机在使用前必须保持内部管道洁净。因内部管道存在部分空气，在开始使用时，将这部分空气打入包装中，导致前几包装量明显不达标，而后面的包装因管道空气已排出，装量恢复正常。

解决方法： 可将不符合的包装剪开，将四物膏重新倒入包药机中，重新进行包装。

【问题情境二】

质检员小王做四物膏装量检查时对5个供试品检查，发现其中一个容器装量不符合标准，是否判定该批次膏剂装量不合格？为什么？

解答： 根据《中国药典》（2020年版）四部（通则0942）最低装量检查法，如有1个容器装量不符合规定，则另取5个供试品复试，如全部符合规定，判断本批次合格；如仍不符规定，判断本批次不合格。

（四）学习结果评价

序号	评价内容	评价标准	评价结果（是/否）
1	性状判断	（1）能正确取样四物膏 （2）能使用质量评价法正确判别四物膏的性状是否符合要求 （3）能规范如实填写记录 （4）具有质量危机意识	

序号	评价内容	评价标准	评价结果(是/否)
2	相对密度检查	(1)能校准和检查电子天平 (2)能按照相对密度测定法对四物膏进行检测 (3)能正确判别相对密度是否符合要求 (4)能按照实际过程规范如实填写记录 (5)能对场地、设备、用具进行清洁消毒 (6)具有质量危机意识和GMP清场管理意识	
3	不溶物检查	(1)能校准和检查电子天平 (2)能正确判别不溶物检查是否符合要求 (3)能按照实际过程规范如实填写记录 (4)能对场地、设备、用具进行清洁消毒 (5)具有质量危机意识和GMP清场管理意识	
4	包装	(1)能完成包装前的准备 (2)能按照规程完成四物膏的包装 (3)能按照实际过程规范如实填写记录 (4)能对场地、设备、用具进行清洁消毒 (5)具有规范生产意识和GMP清场管理意识	
5	装量检查	(1)能校准和检查电子天平 (2)能使用电子天平进行装量检测 (3)能正确判别装量是否符合要求 (4)能按照实际过程规范如实填写记录 (5)能对场地、设备、用具进行清洁消毒 (6)具有质量危机意识和GMP清场管理意识	
6	微生物限度检查	(1)能校准和检查电子天平、显微镜 (2)能使用显微镜进行微生物检测 (3)能正确判别微生物限度是否符合要求 (4)能按照实际过程规范如实填写记录 (5)能对场地、设备、用具进行清洁消毒 (6)具有质量危机意识和GMP清场管理意识	
7	验收交付	(1)能完成四物膏成品的验收 (2)能完成四物膏成品的交付 (3)具有良好的沟通交流能力	
8	整理存档	(1)能按照规程完成资料的收集整理 (2)能按照规程完成资料的存档 (3)具有良好的信息处理能力	

五、课后作业

1. 请查阅资料,写出四物膏包装的操作流程。
2. 中药煎膏剂质量标准包括哪些内容?

项目B-2　水丸的制备

任务B-2-1　能按照要求完成丹栀逍遥丸（水丸）的制备

一、核心概念

1. 水丸

水丸指饮片细粉以水（或根据制法用黄酒、醋、稀药汁、糖液、含5%以下炼蜜的水溶液等）为黏合剂制成的丸剂。水丸传统采用泛制法制备。

2. 泛制法

泛制法指在转动的适宜工具或设备中将药材细粉与赋形剂交替润湿、撒布，不断翻滚，使药丸逐层增大的一种制丸方法。以泛制法制备的丸剂又称泛制丸。水丸是泛制法制丸的主要代表剂型。

3. 起模

起模是指将药粉制成丸粒基本母核（丸模、模子）的操作，是泛丸成型的基础，是水丸制备的关键工序。模子的形状直接影像丸剂的圆整度，粒径为0.5～1.0mm。

4. 用粉量

起模用粉量应根据药粉的性质和丸粒的规格决定，一般为总粉量的1%～5%。成型用粉量以能被湿润的丸粒完全吸附为宜。起模、盖面用粉应过6～7号筛，成型用粉应过5～6号筛。

二、学习目标

1. 能正确解读丹栀逍遥丸（水丸）制备任务单，具有信息分析和自主学习能力。

2. 能编制丹栀逍遥丸（水丸）的制备方案，具有信息检索和信息处理能力。

3. 能审核并确认丹栀逍遥丸（水丸）制备方案，具有语言表达能力。

4. 能按照丹栀逍遥丸（水丸）的制备方案完成丹栀逍遥丸（水丸）的制备，具有质量为本意识、GMP 管理意识、规范生产意识、质量危机意识和诚信意识。

5. 具备社会主义核心价值观、工匠精神和劳动精神等思政素养。

三、基本知识

1. 处方中药饮片的鉴别

【柴胡】

北柴胡片为不规则厚片。外表皮黑褐色或浅棕色，具纵皱纹和支根痕。切面淡黄白色，纤维性。质硬。气微香，味微苦。

醋北柴胡片形如北柴胡片，表面淡棕黄色。微有醋香气，味微苦。

南柴胡片为类圆形或不规则片。外表皮红棕色或黑褐色。有时可见根头处具细密环纹或有细毛状枯叶纤维。切面黄白色，平坦。具败油气。

醋南柴胡片形如南柴胡片，微有醋香气。

功能与主治：疏散退热，疏肝解郁，升举阳气。用于感冒发热，寒热往来，胸胁胀痛，月经不调，子宫脱垂，脱肛。

【当归】

当归片为类圆形、椭圆形或不规则薄片。外表皮浅棕色至棕褐色。切面浅棕黄色或黄白色，平坦，有裂隙，中间有浅棕色的形成层环，并有多数棕色的油点，香气浓郁，味甘、辛、微苦。

酒当归片形如当归片。切面深黄色或浅棕黄色，略有焦斑。香气浓郁，并略有酒香气。

功能与主治：补血活血，调经止痛，润肠通便。用于血虚萎黄，眩晕心悸，月经不调，经闭痛经，虚寒腹痛，风湿痹痛，跌扑损伤，痈疽疮疡，肠燥便秘。酒当归活血通经。

【白芍】

白芍片为类圆形的薄片。表面淡棕红色或类白色。切面微带棕红色或类白色，形成层环明显，可见稍隆起的筋脉纹呈放射状排列。气微，味微苦、酸。

炒白芍片形如白芍片，表面微黄色或淡棕黄色，有的可见焦斑。气微香。

功能与主治：养血调经，敛阴止汗，柔肝止痛，平抑肝阳。用于血虚萎黄，月经不调，自汗，盗汗，胁痛，腹痛，四肢挛痛，头痛眩晕。

【白术】

白术片为不规则的厚片。外表皮灰黄色或灰棕色。切面黄白色至淡棕色，散生棕黄色的点状油室，木部具放射状纹理；烘干者切面角质样，色较深或有裂隙。气清香，味甘、微辛，嚼之略带黏性。

麸炒白术片形如白术片，表面黄棕色，偶见焦斑。略有焦香气。

功能与主治：健脾益气，燥湿利水，止汗，安胎。用于脾虚食少，腹胀泄泻，痰饮眩悸，水肿，自汗，胎动不安。

【茯苓】

茯苓为类球形、椭圆形、扁圆形或不规则团块，大小不一。外皮薄而粗糙，棕褐色至黑褐色，有明显的皱缩纹理。体重，质坚实，断面颗粒性，有的具裂隙，外层淡棕色，内部白色，少数淡红色，有的中间抱有松根。气微，味淡，嚼之黏牙。

茯苓块为去皮后切制的茯苓，为立方块状或方块状厚片，大小不一。白色、淡红色或淡棕色。

茯苓片为去皮后切制的茯苓，为不规则厚片，厚薄不一。白色、淡红色或淡棕色。

功能与主治：利水渗湿，健脾，宁心。用于水肿尿少，痰饮眩悸，脾虚食少，便溏泄泻，心神不安，惊悸失眠。

【牡丹皮】

牡丹皮片为圆形或卷曲形的薄片。

连丹皮外表面灰褐色或黄褐色，栓皮脱落处粉红色。

刮丹皮外表面红棕色或淡灰黄色，内表面有时可见发亮的结晶，切面淡粉红色，粉性。气芳香，味微苦而涩。

功能与主治：清热凉血，活血化瘀。用于热入营血，温毒发斑，吐血衄血，夜热早凉，无汗骨蒸，经闭痛经，跌扑伤痛，痈肿疮毒。

【栀子】

栀子片为不规则的碎块。果皮表面红黄色或棕红色，有的可见翅状纵棱。种子多数，扁卵圆形，深红色或红黄色。气微，味微酸而苦。

姜炙栀子片形如栀子片，色泽加深，略具姜的辛辣气味。

功能与主治：泻火除烦，清热利湿，凉血解毒；外用消肿止痛。用于热病心烦，湿热黄疸，淋证涩痛，血热吐衄，目赤肿痛，火毒疮疡；外治扭挫伤痛。

【甘草】

甘草片为类圆形或椭圆形的厚片。外表皮红棕色或灰棕色，具纵皱纹。切面略显纤维性，中心黄白色，有明显放射状纹理及形成层环。质坚实，具粉性。气微，味甜而特殊。

炙甘草片为类圆形或椭圆形切片。外表皮红棕色或灰棕色，微有光泽。切面黄色至深黄色，形成层环明显，射线放射状。略有黏性。具焦香气，味甜。

功能与主治：补脾益气，清热解毒，祛痰止咳，缓急止痛，调和诸药。用于脾胃虚弱，倦怠乏力，心悸气短，咳嗽痰多，脘腹、四肢挛急疼痛，痈肿疮毒，缓解药物毒性、烈性。

【薄荷】

薄荷饮片为不规则的段。茎方柱形，表面紫棕色或淡绿色，具纵棱线，棱角处具茸毛。切面白色，中空。叶多破碎，上表面深绿色，下表面灰绿色，稀被茸毛。轮伞花序腋生，花萼钟状，先端5齿裂，花冠淡紫色。揉搓后有特殊清凉香气，味辛凉。

功能与主治：疏散风热，清利头目，利咽，透疹，疏肝行气。用于风热感冒，风温初起，头痛，目赤，喉痹，口疮，风疹，麻疹，胸胁胀闷。

2. 丹栀逍遥丸的基本知识

【处方来源】《古今图书集成医部全录》

【处方组成】柴胡135g，当归135g，白芍135g，白术（麸炒）135g，茯苓135g，牡丹皮90g，栀子（姜炙）90g，生姜45g，甘草110g，薄荷25g。

【组方原则】方中柴胡性微寒，味苦、辛，功能解表退热，疏肝解郁，升阳举气，为君药。当归性温，味甘、辛，归心、肝、脾经，功能补血活血，为补血圣药、活血要药，故能调经止痛，且能润肠通便；白芍性微寒，味酸、苦，归肝脾二经，功能养血柔肝，平肝止痛，当归、白芍共为臣药，养血而敛阴平肝。甘草性平，味甘，归心、肺、脾、胃经，功能补脾益气，化痰止咳，缓解止痛，清热解毒，调和诸药；白术性温，味甘、苦，归脾、胃经，功能益气健脾，燥湿利水，止汗，安胎，甘草、白术为佐药，和中而补土。茯苓性平，味甘，归心、脾、肾经，功能淡渗利湿，健脾宁心，为佐药，助白术以益土，而令心气安宁。牡丹皮性微寒，味苦、辛，归肝、心、肾经，功能清热凉血，活血化瘀；栀子性寒，味苦，归心、肺、三焦经，功能清热解毒，凉血除烦，牡丹皮、栀子为佐药，泻火解毒除烦。生姜性温，味辛，归肺、脾、胃经，功能解表散寒，温中止呕，温肺止咳；薄荷性凉，味辛，归肺、肝经，功能疏散风热，清理头目，利咽，疏肝行气，生姜与薄荷温中祛痰，疏肝泻肺，共为使药。诸药合用，共奏舒肝解郁，清热调经之功效。

【功能主治】疏肝解郁，清热调经。用于肝郁化火，胸胁胀痛，烦闷急躁，颊赤口干，食欲不振或有潮热，以及妇女月经先期，经行不畅，乳房与少腹胀痛。

【规格】每100丸重6g。

3. 丹栀逍遥丸（水丸）的赋形剂

（1）水 最常用的赋形剂。水本身无黏性，但能润湿、溶解药粉中的黏液质、糖、胶质等成分而诱发黏性，使药材细粉可制成泛丸。处方中某些引湿性水溶性药物或剧毒药、贵重药可先溶解或分散于水中，再与其他药粉制丸。应使用制药纯水（蒸馏水、去离子水等）或新沸冷开水。适用于遇水不变质、不溶解，而药材粉末本身又具有一定的黏性的药物。

（2）姜汁　姜汁有利于保存药性，提高疗效。适用于处方中某些药材不易制粉，可制成药汁，作赋形剂进行泛丸。

4. 水丸的特点

（1）体积小，表面致密光滑，便于吞服，不易吸潮，有利于保管贮存。

（2）制备时可根据药物性质、气味等分层泛入，掩盖不良气味，防止其芳香成分挥发。

（3）因赋形剂为水溶性的，服后较易溶散、吸收，显效较快。

（4）设备简单，但操作较为繁复。

（5）不易控制成品的主药含量和溶散时限。

四、能力训练

（一）操作条件

① 人员：操作员需要经过生产区更衣程序和净化区后进入操作间。

② 机器：煎药机、小型打粉机、药筛、泛丸匾、烘箱、多媒体设备等。

③ 材料：中药饮片 [柴胡 135g，当归 135g，白芍 135g，白术（麸炒）135g，茯苓 135g，牡丹皮 90g，栀子（姜炙）90g，甘草 110g，薄荷 25g，生姜 45g）]、标签纸、喷壶等。

④ 资料：《中华人民共和国药典》（2020 年版）；《药品生产质量管理规范》生产工艺、操作方法、操作规程；附件 1 学习任务书、附件 2 丹栀逍遥丸（水丸）的制备任务单、附件 3 丹栀逍遥丸（水丸）的制备方案、附件 4 丹栀逍遥丸（水丸）的制备记录单等。

⑤ 环境：洁净度应达到大于 D 级洁净度要求，温度 18 ～ 26℃，相对湿度 45% ～ 65%，一般照明的照明值不低于 300lx，中药临方制剂一体化工作站。

（二）安全及注意事项

1. 泛丸岗位应加强通风，尽量降低粉尘浓度。

2. 生产过程中所有物料均应有标识，防止发生混药。

3. 使用中药煎药机时戴好手套，防止烫伤。

4. 按设备清洁要求进行清洁。

5. 水电安全、消防安全。

（三）操作过程

工作环节	工作内容	操作方法及说明	质量标准
下达任务	学习任务书的阅读理解（见附件1）	现场交流法，填写制备任务单（见附件2）	（1）正确解读学生任务书的剂型、数量、工期和质量要求等 （2）具有信息分析和自主学习能力
制订方案	丹栀逍遥丸（水丸）制备方案的编制	资料查阅法；制备方案的编制（见附件3）	（1）方案全面合理，明确制备流程和质量标准 （2）具有信息检索和信息处理能力
审核方案	审核并确认丹栀逍遥丸（水丸）制备方案	制备方案的汇报；制备方案的修订确认	（1）汇报时采用文稿或PPT形式，结构严谨，层次清楚，详略得当 （2）与指导教师进行有效沟通，及时修改完善方案 （3）具有语言表达能力
实施方案与过程控制	1.生产前准备	（1）人员净化 （2）器具准备：泛丸匾、竹刷、铲子、水瓢	（1）清场合格，文件齐全，生产环境和设备符合工艺要求 （2）具有GMP管理意识
	2.姜汁的提取	使用中药煎煮机提取两次，合并两次滤液，过滤后得姜汁，填写制备记录单（见附件4）	（1）姜汁量不超过100mL （2）姜汁无沉淀 （3）具有质量为本意识
	3.粉末的制备	除另有规定外，将饮片粉碎成细粉或最细粉。起模和盖面工序一般用过6～7号筛的药粉；成型工序一般用过5～6号筛的药粉，填写制备记录单（见附件4）	（1）所选用的饮片净度符合《中国药典》（2020年版）及《中药饮片质量标准通则试行》之规定 （2）药粉粒度符合工艺规程要求 （3）具有质量为本意识
	4.起模	在泛丸匾中喷少量姜汁或水，在其上撒布少量药粉使之润湿，转动泛丸匾，刷下锅壁附着的药粉，再喷水、撒粉，如此反复循环多次，使药粉逐渐增大，至泛成直径约1mm的球形颗粒时，筛取1号筛与2号筛之间的丸粒，即成丸模，填写制备记录单（见附件4）	（1）起模用粉量为总药粉量的1%～5% （2）制备的丸模粒径应过1号筛和2号筛之间的颗粒 （3）每次撒布药粉宁少勿多 （4）成模应符合工艺规程要求 （5）具有规范生产意识
	5.成型	在丸模上反复加水湿润、撒粉、黏附滚圆。必要时可根据中药性质不同，采用分层泛入的方法，填写制备记录单（见附件4）	（1）丸粒粒径、圆整度、溶散时限应符合工艺规程要求 （2）具有质量危机意识

工作环节	工作内容	操作方法及说明	质量标准
实施方案与过程控制	6.盖面	将丸粒润湿撞紧,接着一次或分次将盖面用粉撒于丸粒之上,快速揉、转、撞、翻,使分布均匀,至药物细粉全部黏附在丸粒表面,再旋转滚动适当时间,至丸粒表面湿润、光亮即可取出。盖面后还应让丸粒充分滚动、撞击,使其光、圆、紧密,填写制备记录单(见附件4)	(1)丸粒表面致密、光洁、色泽一致 (2)具有规范生产意识
	7.干燥	应及时低温干燥。干燥温度一般控制在60℃以下,填写制备记录单(见附件4)	(1)符合《中国药典》(2020年版)规定水丸的含水量不得超过9% (2)具有质量为本意识
	8.选丸	选丸丸粒干燥后,用筛网筛出不合格丸粒,以保证质量,填写制备记录单(见附件4)	(1)丸粒圆整、大小均匀、剂量准确 (2)具有质量为本意识
	9.包装与贴签	将生产合格的药丸装入适宜容器内,并在容器表面贴上标签,标注操作员、生产日期、药名、重量等,填写制备记录单(见附件4)	(1)容器清洁、消毒 (2)标注记录完整、真实 (3)具有诚信意识
	10.清场	清洁场地和设备	(1)场地清洁 (2)工具和设备清洁及摆放合理 (3)具有GMP管理意识

【问题情境一】

某药企用手工泛制丹栀逍遥丸(水丸),在生产过程中,泛丸时发现结块、大丸现象。试分析产生此现象的原因有哪些?应如何解决?

原因: 泛丸制备过程中水加多了会导致结块、大丸、形状不完整丸。

解决方法: 及时用药筛筛出结块、大丸和形状不完整丸后将筛出的他们用水调成糊状,泛在丸粒上。

【问题情境二】

某药企要手工泛制丹栀逍遥丸(水丸),在生产过程中,泛丸时发现丸粒圆整度不够,试分析产生此现象的原因是什么?应如何解决?

原因: ①一次喷水量太多,喷洒不均匀;②起模时用的粉粗细不均。

解决方法: ①在泛丸区中喷少量水,在其上撒布少量药粉使之润湿;②使用粗细均匀的药粉起模,细小的药粉更佳。

【问题情境三】

某新员工在制丸前的物料总量为500g,制丸完成后,得到丸子的总重量为

230g，试分析其原因？应如何解决？

原因：在操作过程中，常有丸粒外洒、溅出、粉料泼落等现象。

解决方法：开始动作时，要有意识地小幅度操作，要加强手臂力量锻炼。

五、学习结果评价

序号	评价内容	评价标准	评价结果(是/否)
1	任务书的阅读理解	(1)能解读任务书，解读任务的剂型、数量、工期和质量要求等 (2)具有信息分析和自主学习能力	
2	丹栀逍遥丸(水丸)制备方案的编制	(1)能编制丹栀逍遥丸(水丸)的制备方案，明确制备流程和质量标准，画出泛制的工艺流程图 (2)具有信息检索和信息处理能力	
3	审核并确认丹栀逍遥丸(水丸)制备方案	(1)能采用文稿或PPT形式汇报，结构严谨，层次清楚，详略得当 (2)能与指导教师进行有效沟通，及时修改完善方案 (3)具有语言表达能力	
4	准备工序	(1)能进行人员净化和器具准备 (2)具有质量为本意识	
5	提取工序	(1)能准备好制丸赋形剂(姜汁) (2)具有GMP管理意识和质量为本意识	
6	粉碎过筛工序	(1)能正确进行物料的粉碎过筛操作 (2)能正确判断药粉粒度是否合格 (3)具有质量为本意识	
7	起模工序	(1)能使用泛丸匾制备丸模 (2)能正确判断丸模粒径是否合格 (3)具有规范生产意识	
8	成型工序	(1)能使用泛丸匾进行泛丸操作 (2)能正确判断丸粒粒径、圆整度是否合格 (3)具有质量危机意识	
9	盖面工序	(1)能使用泛丸匾进行盖面操作 (2)能正确判断丸粒粒径、外观是否合格 (3)具有规范生产意识	
10	干燥工序	(1)能正确干燥丸粒 (2)具有质量为本意识	
11	选丸工序	(1)能准确筛选出合格的丸粒 (2)具有质量为本意识	
12	包装与贴签	(1)能选用适宜的容器包装丸粒 (2)能完整、真实标注丸粒信息 (3)具有诚信意识	

序号	评价内容	评价标准	评价结果(是/否)
13	清场	(1)能对容器、工具和设备进行清洗、清洁、消毒 (2)能对一体化工作站进行清场 (3)具有GMP管理意识	

六、课后作业

1. 当水泛丸产品表面色泽不一的问题时,试分析原因并提出解决方法。

2. 自行寻找一张可制备水丸的处方,并编制该水丸的制备方案。

附件1　学习任务书

　　某患者在某中医馆就诊,中医馆坐堂医师为患者开具了一张总药量为1035g的丹栀逍遥丸(水丸)的处方,要求制成每100丸重6g,患者要求在该中医馆的制剂室完成制备,2日后自行来取。成品要求是黄棕色的水丸,味甜,表面致密光滑,便于吞服,不易吸潮,质量符合《中华人民共和国药典》(2020年版)等相关要求。处方如下:

普通处方

××× 中医院处方笺

姓名	×××	性别	女	门诊	×××××××
科别	中医科	年龄	37岁	日期	×××年××月××日

临床诊断:肝郁火旺

R:
　　柴胡135g　　当归135g　　白芍135g　　白术(麸炒)135g　　茯苓135g
　　牡丹皮90g　　栀子(姜炙)90g　　甘草110g　　薄荷25g　　生姜45g

1剂

用法:水丸,每日2次,1次6g,饭后温服

医师	×××	审核	×××	金额	×××
调配	×××	核对	×××	发药	×××

附件2　丹栀逍遥丸(水丸)的制备任务单

任务名称			
剂型		数量	
工期		质量要求	
接单日期		接单人	

附件3 丹栀逍遥丸（水丸）的制备方案

编制人：　　　　　　　　　　　　　　　　　　编制日期：

工具	
材料	
设备	
资料	
工作方法	
劳动组织形式	
制备工艺	
成品质量要求	
制备计划用时	制备地点

附件4 丹栀逍遥丸（水丸）的制备记录单

工序	人员	起止时间	生产地点	控制项目
姜汁的制备				第一次用水量： 第一次煎煮用时： 第一次煎煮滤液： 第二次用水量： 第二次煎煮用时： 第二次煎煮滤液：
粉末的制备				粉末粒度： 外观： 重量：
起膜				粉末粒度： 丸模粒径： 丸模外观： 用粉量：
成型				丸粒粒径： 外观： 圆整度： 重量：
盖面				丸粒粒径： 外观： 重量：
干燥				干燥时间： 外观： 重量：
选丸				外观： 重量：
包装与贴签				容器材质与规格：

任务B-2-2 能解决丹栀逍遥丸（水丸）制备过程中出现的工艺问题

一、核心概念

1. 物料平衡

物料平衡指产品或物料实际产量或实际用量及收集到的损耗之和与理论产量或理论用量之间的比值，并考虑可允许的偏差范围。

2. 收率

收率是一种反映生产过程中投入物料利用程度的技术经济指标。

3. 溶散迟缓

溶散迟缓指丸剂未在规定溶散时限内溶散的现象，是水丸最常见质量问题之一。

二、学习目标

1. 能及时处理丹栀逍遥丸（水丸）制备过程中的常见问题，具有解决问题等通用能力和危机意识等职业素养。

2. 能进行物料平衡的计算，具有数字应用能力等通用能力和成本管理意识、效率意识等职业素养。

3. 具备社会主义核心价值观、工匠精神、劳动精神和劳模精神等思政素养。

三、基本知识

1. 起模用粉量的计算

起模用粉量应根据药粉的性质和丸粒的规格决定。生产中可用下列经验公式计算：

$$X = 0.625 \times D/C$$

式中，C 为成品水丸 100 粒干重，单位为 g；D 为药粉总量，单位为 kg；X 为一般起模用粉量，单位为 kg；0.625 为标准丸模 100 粒的湿重，单位为 g。

2. 丹栀逍遥丸（水丸）物料平衡计算公式

$$物料平衡度 = \frac{干丸总重量 + 废弃量}{粉末投入量 + 投入辅料量} \times 100\%$$

3. 丹栀逍遥丸（水丸）的收率计算公式

$$总收率 = \frac{包装实得干丸剂量（万丸）}{中药饮片投料理论产出量（万丸）} \times 100\%$$

$$某工序总收率 = \frac{实际得到中间产品量（kg）}{实际投入原辅料量（kg）} \times 100\%$$

4. 打粉机的结构特点

小型打粉机由不锈钢上盖、下体粉碎室构成，螺扣式封闭。通过直立式电机的高速运转带动横向安装的粉碎刀片，对物料进行撞击、剪切式粉碎。粉碎物体由于在密闭的空间内被搅动，所以粉碎效果相对均匀，适合干性物料。该机具有摇摆设计，方便对物料的倾倒和清理。小型打粉机具有体积小、重量轻、功率高、无粉尘、清洁卫生、操作简便、造型美观、既省电又安全等众多优点。粉碎槽及刀片采用不锈钢制造，能在3s至2min内完成粗碎及细粉，粉碎范围广：阿胶、乳香、黄芪、三七、海马、菟丝子、灵芝、甘草、珍珠、大米、辣椒、胡椒等不同性质物料均能很好粉碎。

5. 震荡过筛机的结构特点

震动过筛机由震动源、筛体、筛网、减震装置和底拖组成，筛机侧板采用钢板制作而成，侧板与横梁、激震器底座采用高强度螺栓或环槽铆钉连接。震动过筛机采用新型节能震动电机或激震器作震动源，橡胶弹簧支撑并隔震，高锰钢丝筛网材质，具有处理量大、筛分效率高、筛网更换方便、安装及维修简便等优点。

6. 泛丸匾的结构特点

泛丸匾也称药匾，是传统中药水泛丸制备过程中的必备器具。多以毛竹劈成条状编成骨架，竹皮或滕皮编织成面制作而成，呈圆形，一般直径60～80cm，高度10～15cm，表面细密光滑，新药匾先用小刀刮除毛刺，砂纸打磨光滑，在药匾表面薄涂桐油。每层晾干后，细细打磨，再刷第二层桐油。桐油刷完后，再刷一层上好的清漆（桐油与松香按照3∶1熬制成漆），晾干，达到盛水不漏、光亮如漆。

四、能力训练

（一）操作条件

① 人员：操作员需要经过生产区更衣程序和净化区后进入操作间。
② 机器：烧杯、药筛、泛丸匾、烘箱、搪瓷盘、计算器等。
③ 材料：制丸药粉、小米、标签纸、签字笔、劳保用品等。

④ 资料：《药品生产质量管理规范》生产工艺、操作方法、操作规程等。

⑤ 环境：洁净度应达到大于 D 级洁净度要求，温度 18 ～ 26℃，相对湿度 45% ～ 65%，一般照明的照明值不低于 300lx，中药临方制剂一体化工作站。

（二）安全及注意事项

1. 泛丸应进行通风、补尘，尽量降低粉尘浓度。
2. 泛丸的器具、设备一药一清理，避免混药。
3. 及时将晾好的丸粒交中间站或下一道工序。
4. 水电安全、消防安全。

（三）常见问题与解决方法

工作环节	常见问题	原因	解决方法
实施方案与过程控制	起模难	药粉自身黏性较差	（1）使用煎煮过的小米做模。小米的用量以 50g/kg 为准 （2）具有解决问题的能力和数字应用能力
	丸粒大小不均匀	(1) 在泛制水丸的初期阶段，洒水、加粉量太大，形成了新的小药粒 (2) 成型过程中加粉不均匀	（1）如果小药粒已形成，可用药筛将其筛出。随着药粒的增大，相应的加水、加粉量可增大 （2）具有解决问题的能力
	焦丸	(1) 丸粒厚度不均匀 (2) 烘箱温度不稳定 (3) 物料未及时翻搅	（1）在烘箱的不锈钢盘中铺丸时厚度应尽量均匀，并在药物干燥的过程中及时翻搅。在条件允许的情况下，为干燥箱装备鼓风装置，使干燥箱内各处温度一致 （2）具有解决问题的能力
	丸粒压缩变硬	在丸粒干燥的起始阶段，若水分蒸发过快，在粉粒外层的液体变薄，粉粒之间内聚力骤增，收缩作用增加，造成丸粒压缩变硬	（1）湿丸烘干温度应由低至高逐渐自然升温至各品种应控制的规定温度 （2）具有解决问题的能力
	表面粗糙	（1）药料中含纤维多 （2）药粉过粗	（1）饮片需要充分粉碎，并按照要求过筛 （2）具有解决问题的能力
	溶散迟缓	温度过高时（＞80℃），湿丸中的淀粉类易糊化，黏性增加，不利于丸粒的溶散	（1）控制最高温度≤80℃，因为薄荷中存在挥发性成分，可再适当降低 （2）具有解决问题的能力
	物料平衡超限度	（1）操作不标准导致物料损失过大 （2）不同工序之间交接不细致，出现错误或遗漏	（1）规范操作，规范交接，双人复核；物料平衡限度为96%～102% （2）具有数字应用能力和成本管理意识

【问题情境一】

泛丸工小王在领料后，领取的物料如下：柴胡 135g，当归 135g，白芍

135g，白术（麸炒）135g，茯苓135g，牡丹皮90g，栀子（姜炙）90g，甘草110g，薄荷25g，生姜45g。小王在制备过程中，除生姜外，其余药材均制成粉末。生姜经过煎煮浓缩后，浸膏重量为10g。制备结束后，并未出现物料多余的情况，称量丸子的总重量为850g，请计算丹栀逍遥丸制备的整个过程的物料平衡。

计算过程： 物料平衡 =850/（135+135+135+135+135+90+90+110+25+10）×100%=85%

【问题情境二】

如果你发现丸粒在使用烘箱干燥的过程中，出现了一部分丸粒焦化，一部分丸粒为干透的现象，怎么办？

解决方法： 立即关闭烘箱，将丸粒取出，放在托盘上，晾凉。对烘干不同程度的丸粒进行分档，不同干燥程度的丸粒分批次放入烘箱中烘干，同时调低烘箱的温度。已经焦化的丸粒，称重记录后，扔入垃圾桶。

（四）学习结果评价

序号	评价内容	评价标准	评价结果（是/否）
1	起模难	（1）能正确处理起模难的问题 （2）具有解决问题的能力	
2	丸粒大小不均匀	（1）能正确处理丸粒大小不均匀的问题 （2）具有解决问题的能力	
3	焦丸	（1）能正确处理焦丸的问题 （2）具有解决问题的能力	
4	丸粒压缩变硬	（1）能正确处理丸粒压缩变硬的问题 （2）具有解决问题的能力	
5	表面粗糙	（1）能正确处理丸粒表面粗糙的问题 （2）具有解决问题的能力	
6	溶散迟缓	（1）能正确处理溶散迟缓的问题 （2）具有解决问题的能力	
7	物料平衡超限	（1）能正确处理物料平衡超限的问题 （2）具有解决问题的能力和成本管理意识	

五、课后作业

1. 某中药临方制剂中心收到一份订单，订单为3剂中药，中药处方为丹栀逍遥丸，每剂药的总量为1035g，患者要求制成水丸，每100丸要求重6g。请问泛丸工在起模时，应准备多少量的药粉？

2. 试分析丹栀逍遥丸出现丸粒过硬的原因，并提出解决方法。

任务B-2-3 能正确判断丹栀逍遥丸（水丸）的质量

一、核心概念

1. 重量差异
重量差异指按规定的称量方法测得每丸重量与平均丸重之间的差异程度。

2. 溶散时限
溶散时限指丸剂在水中溶化、崩散，碎粒全部通过吊篮筛网所需的时间；或丸剂虽未通过筛网但已软化没有硬的"芯"所需的时间。

3. 药品包装
药品包装指选用适当的材料或容器，按一定的包装技术对中药制剂的成品或半成品进行分（灌）、封、装、贴签等操作，为药品提供品质保护，签注标签和说明的一种加工过程的总称。

4. 装量差异
装量差异指按规定的称量方法测得每袋（瓶）装量与标示装量之间的差异程度。

二、学习目标

1. 能对丹栀逍遥丸（水丸）成品的质量进行判断，具有质量危机意识和GMP管理意识。

2. 能对丹栀逍遥丸（水丸）成品进行验收交付，具有良好的沟通交流能力。

3. 能完善规范填写丹栀逍遥丸（水丸）质量评价表，整理、存档相关操作记录，具有良好的信息处理能力。

4. 具备社会主义核心价值观、工匠精神、劳动精神和劳模精神等思政素养。

三、基本知识

1. 丹栀逍遥丸（水丸）的重量差异检查

以 10 丸为 1 份（丸重 1.5g 及 1.5g 以上的以 1 丸为 1 份），取供试品 10 份，分别称定重量，再与每份标示重量（每丸标示量 × 称取丸数）相比较（无标示重量的丸剂，与平均重量比较），超出重量差异限度的不得多于 2 份，并不得有 1 份超出限度 1 倍。丹栀逍遥丸的重量差异限度见表 B-2-1。

表 B-2-1　丹栀逍遥丸（水丸）的重量差异限度

标示重量（或平均重量）	重量差异限度
0.05g 及 0.05g 以下	+12%
0.05g 以上至 0.1g	±11%
0.1g 以上至 0.3g	+10%
0.3g 以上至 1.5g	±9%
1.5g 以上至 3g	±8%
3g 以上至 6g	±7%
6g 以上至 9g	±6%
9g 以上	±5%

2. 丹栀逍遥丸（水丸）的溶散时限检查

取供试品 6 丸，选择适当孔径筛网的吊篮（丸剂直径在 2.5mm 以下的用孔径约 0.42mm 的筛网；在 2.5 ~ 3.5mm 之间的用孔径约 1.0mm 的筛网；在 3.5mm 以上的用孔径约 2.0mm 的筛网），照崩解时限检查法（通则 0921）片剂项下的方法加挡板进行检查。除另有规定外，小蜜丸、水蜜丸和水丸应在 1h 内全部溶散；浓缩水丸、浓缩蜜丸、浓缩水蜜丸和糊丸应在 2h 内全部溶散。滴丸不加挡板检查，应在 30min 内全部溶散，包衣滴丸应在 1h 内全部溶散。操作过程中如供试品黏附挡板妨碍检查时，应另取供试品 6 丸，以不加挡板进行检查。上述检查，应在规定时间内全部通过筛网。如有细小颗粒状物未通过筛网，但已软化且无硬芯者可按符合规定论。

3. 包装材料及选用原则

常用的丸剂包装材料有纸、塑料、玻璃、复合膜等。

包装材料	优点	缺点	常用的包材
纸类	（1）原料广泛、价格低廉 （2）安全卫生、无毒、无污染 （3）加工性能好，易于手工、自动化、机械化生产 （4）可自然降解、绿色环保 （5）印刷性能好，字迹清楚	（1）透过性大，防潮、防湿性能差 （2）传统造纸污染大	牛皮纸 高级化学纸浆 玻璃纸 蜡纸 植物羊皮纸 再生纸
塑料	（1）密度小、质轻 （2）化学性质优良、耐腐蚀 （3）阻隔性好 （4）可透明也可不透明 （5）价格便宜	不易分解，造成环境污染	聚乙烯（PE） 聚丙烯（PP） 聚氯乙烯（PVC） 聚碳酸酯（PC） 聚偏二氯乙烯（PVDC）
玻璃	（1）化学稳定性好，耐腐蚀 （2）安全卫生，无毒、无异味 （3）阻隔性优良、不透气 （4）光洁透明、造型美观 （5）可回收利用、成本低	质重、耗能大	硼硅玻璃 国际中性玻璃 低硼硅玻璃 钠钙玻璃

包装材料	优点	缺点	常用的包材
复合膜	(1)机械包装适应性好 (2)使用方便 (3)成本低廉 (4)阻隔性好	难以回升、易造成污染	普通复合膜 纸铝塑复合膜 高温蒸煮膜 多层共挤出复合膜

包装材料应遵循适应性原则和协调性原则。适应性原则指所选用的药品包装材料应能满足在有效期内确保药品质量的稳定，药品包装材料的选用还应与流通条件相适应，流通条件包括气候、运输方式、流通对象与流通周期等。协调性原则指药品包装材料、容器必须与药物制剂相容，并能抗外界气候、微生物、物理化学等作用的影响，同时应密封、防篡改、防替换、防儿童误食等。

4. 丸剂的包装要求

包装应选用适宜的包装材料和容器，严密包装，以免运输中受到撞击震动而松碎，或产生贮藏期内受光、热、湿和微生物等的影响而发生潮解、色变、褪色、溶散延长等现象。

5. 单剂量包装丹栀逍遥丸（水丸）的装量差异检查

取供试品 10 袋（瓶），分别称定每袋（瓶）内容物的重量，每袋（瓶）装量与标示装量相比较，超出装量差异限度的不得多于 2 袋（瓶），并不得有 1 袋（瓶）超出限度 1 倍。单剂量包装丹栀逍遥丸（水丸）的装量差异限度见表 B-2-2。

表 B-2-2　单剂量包装丹栀逍遥丸（水丸）的装量差异限度

标示装量	装量差异限度
0.0g 及 0.5g 以下	+12%
0.5g 以上至 1g	±11%
1g 以上至 2g	+10%
2g 以上至 3g	±8%
3g 以上至 6g	±6%
6g 以上至 9g	±5%
9g 以上	±4%

6. 丹栀逍遥丸（水丸）的验收交付流程与要求

验收丹栀逍遥丸（水丸）应当做好验收记录，包括药品的名称、剂型、规格、批号、生产日期、有效期、数量、验收合格数量、验收结果、质量要求等内容。验收人员应当在验收记录上签署姓名和验收日期。

交付丹栀逍遥丸（水丸）时要做好发药交代与用药指导。交付药品时注意核对患者姓名、年龄等基本信息，指导患者丹栀逍遥丸（水丸）的服用方法为口服，饭后服用，一日 2 次，每次 1 包。服药期间注意少吃生冷及油腻难消化的食品，要保持情绪乐观，切忌生气恼怒。

丹栀逍遥丸（水丸）内含有炙甘草，故不适合与甘遂、大戟、海藻、芫花合用，也不适合与含这些药物的制剂合用，比如宫炎康颗粒（含海藻）、乳癖消片（含海藻）、心通口服液（含海藻）和祛痰止咳颗粒（含甘遂）等。丹栀逍遥丸（水丸）内含有炒白芍，故不适合与藜芦合用，也不适合与含有藜芦的制剂合用。丹栀逍遥丸（水丸）与红霉素、异烟肼、硝酸甘油、多索茶碱合用会影响药物疗效；与磺胺类药物、大环内酯类药物、阿司匹林、利尿剂、地高辛、华法林等药物合用会增加副作用或产生毒性。如果患者正在使用其他药物，用药前请患者咨询医师，并将所有已确诊的疾病及正在接受的治疗方案告知医师。

四、能力训练

（一）操作条件

① 人员：操作员需要经过生产区更衣程序和净化区后进入操作间。

② 机器：电子天平、崩解仪、自动包装机、搪瓷盘、计算器、计时器等。

③ 材料：称量纸、白纸、包装袋、标签纸、签字笔、劳保用品等。

④ 资料：电子天平操作规程、崩解仪操作规程、包装机操作规程、《重量检查记录》《溶散时限检查记录》《包装记录》《装量差异检查记录》《验收记录》等。

⑤ 环境：洁净度应达到大于 D 级洁净度要求，温度 18～26℃，相对湿度 45%～65%，一般照明的照明值不低于 300lx，中药临方制剂一体化工作站。

（二）安全及注意事项

1. 检查电子天平、崩解仪、包装机设备检验合格证是否有效。

2. 包装材料领用时，须认真核对标签、说明书的产品名称、规格与"包装记录 - 包装指令单"一致

3. 贴标签前，根据"包装记录 - 包装指令单"核对待包装品和所用包装材料的名称、规格、数量是否一致，质量状态是否合格。

4. 机器运行过程中，禁止用手或拿清洁用品伸入压合、冲切等运动部件中清洁异物，以免发生安全事故。

（三）操作过程

工作环节	步骤	操作方法及说明	质量标准
质检	性状判断	（1）随机抽取适量制备完成的丹栀逍遥丸（水丸），置于水平桌面的白纸上 （2）用中药临方制剂质量评价法，观察外观性状、色泽，评价口感及气味等 （3）填写记录	（1）抽样的随机化原则 （2）本品为棕褐色的水丸，气香，味微苦，略辛。外观应圆整，大小、色泽应均匀，无粘连现象 （3）及时记录 （4）具有质量危机意识

工作环节	步骤	操作方法及说明	质量标准
质检	重量差异	（1）校准和检查电子天平 （2）取供试品 10 丸,精密称定总重量,求平均丸重 （3）用减重法称量单丸丸重 （4）用质量标准判断该批丸剂的重量差异是否合格 （5）填写记录 （6）清场	（1）零点、量程、水平 （2）精密称重,精确至千分之一 （3）严格按照 SOP 完成操作 （4）超出重量差异限度的不得多于 2 份,并不得有 1 份超出限度 1 倍 （5）及时记录、准确 （6）符合 GMP 清场与清洁要求 （7）具有质量危机意识
	溶散时限	（1）检查崩解仪 （2）取供试品 6 丸,分别置上述吊篮的玻璃管中,启动崩解仪进行检查 （3）填写记录崩解时间 （4）用质量标准判断该批丸剂的溶散时限是否合格 （5）清场	（1）在水浴箱中放入无盐水至表示刻度;将吊篮悬挂于金属支架上,调节水位高度,使吊篮上升时筛网在水面下 25mm 处,下降时距底 25mm,然后取下吊篮备用 （2）严格按照 SOP 完成操作 （3）及时记录、准确 （4）水丸应在 1h 内全部溶散 （6）符合 GMP 清场与清洁要求 （7）具有质量危机意识
	包装	（1）准备生产:QA 开工检查,设备调试,领料备料 （2）开始包装:领料,开动机器,分包装(每包 6g)、贴标签、印字、关闭机器 （3）填写记录 （4）清场	（1）检查设备清洁度与运转情况;设置包装参数;领取丹栀逍遥丸（水丸）,安放包装袋 （2）严格按照 SOP 完成操作 （3）及时记录、准确 （4）符合 GMP 清场与清洁要求 （5）具有规范生产意识
	装量差异	（1）校准和检查电子天平 （2）取供试品 10 包,精密称定总重量,求平均丸重 （3）用减重法称量每包重量 （4）用质量标准判断该批丸剂的重量差异是否合格 （5）填写记录 （6）清场	（1）零点、量程、水平 （2）精密称重,精确至千分之一 （3）严格按照 SOP 完成操作 （4）超出装量差异限度的不得多于 2 包,并不得有 1 包超出限度 1 倍。 （5）及时记录、准确 （6）符合 GMP 清场与清洁要求 （7）具有质量危机意识
成品交付	验收交付	（1）核对丹栀逍遥丸（水丸）成品信息,填写验收记录 （2）丹栀逍遥丸（水丸）成品的发药交代和用药指导	（1）品种、剂型、数量、工期和质量要求等无误;记录填写及时、准确 （2）患者信息核对无误,发药交代礼貌服务、用药指导正确无误 （3）具有良好的沟通交流能力
	整理存档	（1）收集学习任务书、制备任务单、制备方案、制备记录单、检查记录单等 （2）将整理后的所有单据交给指导老师审核后归档保存,档案保存注明人员、时间等信息,保存时间为 2 年	（1）单据收集整理齐全,单据内容真实,无涂改,字迹清晰 （2）档案信息正确,保存规范 （3）具有良好的信息处理能力

【问题情境一】

小张在使用包装机包装丹栀逍遥丸（水丸）后，发现成品封口不严。试分析可能的原因有哪些？

原因： 从设备和物料两个方面思考问题。首先设备方面，设备的一般故障本包装岗位操作员通过调节温度、速度、压力等参数可以解决。物料与包装材料的问题需要与采购人员沟通，更换包装材料。

【问题情境二】

质检员小王做丸剂重量差异检查时对 10 丸逐片检查，发现超过限度只有 1 丸，是否判定本批次丸剂重量差异合格？为什么？

解答： 根据《中国药典》（2020 年版）重量差异检查中，每丸重量与平均丸重相比较，超出重量差异限度的不得多于 2 丸，并不得有 1 丸超出限度 1 倍。需要对超出限度 1 丸进行分析，如未超出限度 1 倍，判断本批次合格；如超出限度 1 倍，判断本批次不合格。

【问题情境三】

小李在交付丹栀逍遥丸成品时，顾客对药品的包装不满意，希望小李和包装工对包装生产过程中重点环节再进行一次检查。

解答： 检查的内容和标准如下。

检查内容	检查标准
包装操作间内的环境及设备运行情况	操作间温湿度及设备参数是否符合要求
包装设备的感应器触点	触发及运行情况是否正常
所包装产品与包装材料	是否与"包装记录-包装指令单"一致
标签等外观及内容	与标示材料样本是否一致

（四）学习结果评价

序号	评价内容	评价标准	评价结果（是/否）
1	性状判断	（1）能正确取样丹栀逍遥丸（水丸） （2）能使用质量评价法正确判别丹栀逍遥丸（水丸）的性状是否符合要求 （3）能规范如实填写记录 （4）具有质量危机意识	
2	重量差异	（1）能校准和检查电子天平 （2）能使用电子天平进行重量差异检测 （3）能正确判别重量差异是否符合要求 （4）能按照实际过程规范如实填写记录 （5）能对场地、设备、用具进行清洁消毒 （6）具有质量危机意识和 GMP 清场管理意识	

序号	评价内容	评价标准	评价结果(是/否)
3	溶散时限	(1)能检查崩解仪 (2)能使用崩解仪进行溶散时限检测 (3)能正确判别溶散时限是否符合要求 (4)能按照实际过程规范如实填写记录 (5)能对场地、设备、用具进行清洁消毒 (6)具有质量危机意识和GMP清场管理意识	
4	包装	(1)能完成包装前的准备 (2)能按照规程完成丹栀逍遥丸(水丸)的包装 (3)能按照实际过程规范如实填写记录 (4)能对场地、设备、用具进行清洁消毒 (5)具有规范生产意识和GMP清场管理意识	
5	装量差异	(1)能校准和检查电子天平 (2)能使用电子天平进行装量差异检测 (3)能正确判别装量差异是否符合要求 (4)能按照实际过程规范如实填写记录 (5)能对场地、设备、用具进行清洁消毒 (6)具有质量危机意识和GMP清场管理意识	
6	验收交付	(1)能完成丹栀逍遥丸(水丸)成品的验收 (2)能完成丹栀逍遥丸(水丸)成品的交付 (3)具有良好的沟通交流能力	
7	整理存档	(1)能按照规程完成资料的收集整理 (2)能按照规程完成资料的存档 (3)具有良好的信息处理能力	

五、课后作业

1. 请查阅资料，画出中药丸剂溶散时限检测的流程图。
2. 请查阅资料，简述中药丸剂包装的设备有哪些，并比较它们的优缺点。

项目B-3 水蜜丸的制备

任务B-3-1 能按照要求完成六味地黄丸（水蜜丸）的制备

一、核心概念

1. 水蜜丸

水蜜丸系指药材细粉用蜜水作为黏合剂，以及其他辅料制成的小球形丸剂。蜜和水的比例一般为 $1:2 \sim 1:4$ 之间，视药粉性质及蜜的用量而定，既可采用泛制法，也可采用塑制法制备。

2. 盖面

盖面指将已经成型、筛选合格的丸粒，用饮片细粉或水继续在泛丸匾内滚动操作，使达到成品规定的大小标准，丸粒表面致密、光洁，色泽一致。

二、学习目标

1. 能正确解读六味地黄丸（水蜜丸）制备任务单，具有信息检索与分析能力、自主学习能力。

2. 能编制六味地黄丸（水蜜丸）的制备方案，具有信息检索与分析能力。

3. 能审核并确认六味地黄丸（水蜜丸）泛制法制备方案，具有语言理解与表达能力、交往与合作能力。

4. 能按照六味地黄丸（水蜜丸）的制备方案完成六味地黄丸（水蜜丸）的制备，具有时间意识、安全意识、GMP 意识、"6S" 管理意识、质量意识、规范意识、成本意识等职业素养。

5. 具备社会主义核心价值观、工匠精神、劳动精神和劳模精神等思政素养。

三、基本知识

1. 处方中药饮片的鉴别

【熟地黄】

熟地黄为不规则的块片、碎块，大小、厚薄不一。表面乌黑色，有光泽，黏性大。质柔软而带韧性，不易折断，断面乌黑色，有光泽。气微，味甜。

功能与主治：补血滋阴，益精填髓。用于血虚萎黄，心悸怔忡，月经不调，崩漏下血，肝肾阴虚，腰膝酸软，骨蒸潮热，盗汗遗精，内热消渴，眩晕，耳鸣，须发早白。

【山茱萸】

山茱萸呈不规则的片状或囊状，长 1 ～ 1.5cm，宽 0.5 ～ 1cm。表面紫红色至紫黑色，皱缩，有光泽。顶端有的有圆形宿萼痕，基部有果梗痕。质柔软。气微，味酸、涩、微苦。

酒萸肉形如山茱萸，表面紫黑色或黑色，质滋润柔软。微有酒香气。

功能与主治：补益肝肾，收涩固脱。用于眩晕耳鸣，腰膝酸痛，阳痿遗精，遗尿尿频，崩漏带下，大汗虚脱，内热消渴。

【牡丹皮】

牡丹皮片为圆形或卷曲形的薄片。连丹皮外表面灰褐色或黄褐色，栓皮脱落处粉红色；刮丹皮外表面红棕色或淡灰黄色。内表面有时可见发亮的结晶。切面淡粉红色，粉性。气芳香，味微苦而涩。

清热凉血，活血化瘀。用于热入营血，温毒发斑，吐血衄血，夜热早凉，无汗骨蒸，经闭痛经，跌扑伤痛，痈肿疮毒。

【山药】

山药片为不规则的厚片，皱缩不平，切面白色或黄白色，质坚脆，粉性。气微，味淡、微酸。

功能与主治：补脾养胃，生津益肺，补肾涩精。用于脾虚食少，久泻不止，肺虚喘咳，肾虚遗精，带下，尿频，虚热消渴。麸炒山药补脾健胃。用于脾虚食少，泄泻便溏，白带过多。

【茯苓】

茯苓片为去皮后切制的茯苓，呈不规则厚片，厚薄不一，切面白色、淡红色或淡棕色，质坚实，断面颗粒性，有的具裂隙。气微，味淡，嚼之黏牙。

功能与主治：利水渗湿，健脾，宁心。用于水肿尿少，痰饮眩悸，脾虚食少，便溏泄泻，心神不安，惊悸失眠。

【泽泻】

泽泻片为圆形或椭圆形厚片。外表皮淡黄色至淡黄棕色，可见细小突起的须根痕。切面黄白色至淡黄色，粉性，有多数细孔。气微，味微苦。

功能与主治：利水渗湿，泄热，化浊降脂。用于小便不利，水肿胀满，泄泻尿少，痰饮眩晕，热淋涩痛，高脂血症。

2. 六味地黄丸的基本知识

【处方来源】《小儿药证直诀》

【处方组成】熟地黄 160g，酒山茱萸肉 80g，牡丹皮 60g，山药 80g，茯苓 60g，泽泻 60g。

【组方原则】方中熟地黄入肾经，味厚纯阴，重用以滋阴补肾，填精益髓，为君药。酒山茱萸入肝肾经，滋补肝肾，固涩精气；山药入脾肾经，双补脾肾，养阴固精，同为臣药。君臣相配，肾肝脾三阴并补，是为"三补"，但熟地黄用量是山茱萸与山药之和，故以补肾为主；不仅滋阴益肾之力相得益彰，而且兼可养肝补脾。泽泻利水湿而泄肾浊，可制熟地黄滋腻之弊；牡丹皮清泄虚火，并制山茱萸之温涩；茯苓渗湿健脾，配山药补脾而助健运，配泽泻共泻肾浊，引虚热下行，则真阴得复其位。以上三药，是为"三泻"，均属佐药。六药合用，补泻兼施，泻浊以利生精，降火以利滋阴，为平补肾阴良方。

本方配伍特点是三补三泻，以补为主，以泻利补；三阴并补，补肾为主。

【功能主治】滋阴补肾。用于肾阴亏损，头晕耳鸣，腰膝酸软，骨蒸潮热，盗汗遗精，消渴。

【规格】每 100 丸重 6g。

3. 炼蜜的目的

因生蜂蜜中含有 14% ～ 22% 的水分，还有死蜂尸体、蜂蜡和其他杂质等，因此黏性不足，且易发酵和霉变，若用生蜂蜜制成的蜜丸则易虫蛀和长霉变质，服用后又可产生泻下等不良反应。所以生蜂蜜必须加热炼制，除去过多的水分。以增加黏性、杀死微生物和酶类，从而保证其稳定性。由于加热后可使蜂蜜稠度变稀，便于用滤过方法除去蜂尸和固体杂质，以达到纯净之目的。

4. 炼蜜的制法

小量生产时可用铜锅或铝锅直火加热，大量生产时则用蒸气夹层锅，以蒸气作热源，加热炼制。炼制时要经常搅拌，以免溢锅，同时还需及时捞去漂浮的杂质和泡沫。并趁热滤过，除去杂质。滤蜜继续加热，直至失去一定量的水分，符合制备各类丸剂需要时，即成。炼蜜一般可分为以下三类（表 B-3-1）。

表 B-3-1　炼蜜的分类及特点

类别	加热温度	颜色	含水量	黏性	炼制程度	适用药材
嫩蜜	105～112℃	无明显变化	20% 左右	略有黏性	温度上升至 105～ 112℃，滤过即成	适合于含淀粉、黏液质、糖类和脂肪性物质较多的药粉

类别	加热温度	颜色	含水量	黏性	炼制程度	适用药材
中蜜（炼蜜）	116～118℃	呈浅红色	10%～13%	黏性中等	液体表面翻腾着均匀的淡黄色细泡（俗称"鱼眼泡"），用手指捻搓时，感到有黏性，但两指突然分开时却无白色丝带出现，同时滴入冷水中能成珠而不散	适用于黏性适中的含纤维素、淀粉及含部分油脂、糖的药粉
老蜜	119～122℃	呈红棕色	1%～2%	黏性强	液面翻腾着较大的红棕色气泡（俗称"牛眼泡"），稍冷后用手指捻搓之，即出现白色较长的丝带，滴入冷水中，立即成珠	适合于含有大量纤维素和矿物性药粉

5.水蜜丸的制法

水蜜丸在南方应用较普遍。水蜜丸的特点：丸粒小，光滑圆整，易于吞服。以炼蜜用开水稀释后为黏合剂，同蜜丸相比，可节省蜂蜜，降低成本，并利于贮存。

水蜜丸可采用塑制法和泛制法制备。采用塑制法制备时，同样需要注意药粉的性质与蜜水的比例、用量。一般中药细粉黏性中等，每100g细粉用炼蜜40g左右，其加水量按炼蜜：水=1:（2.5～3.0），将炼蜜加水，搅匀，煮沸，滤过，即可。如含糖、淀粉、黏液质、胶质类较多的中药细粉，需用低浓度的蜜水为黏合剂，每100g药粉用炼蜜10g～15g；如含纤维和矿物质较多的中药细粉，则每100g药粉用炼蜜50g左右。

采用泛制法制备时，应注意起模时必须用水，以免黏结。加大成型时为使水蜜丸的丸粒光滑圆整，蜜水加入的方式应按低浓度、高浓度、低浓度的顺序依次加入，即先用浓度低的蜜水加大丸粒，待逐步成型时，用浓度稍高的蜜水，已成型后，再改用浓度低的蜜水撞光。否则，因蜜水浓度过高，造成黏结。由于水蜜丸中含水量高，成丸后应及时干燥，防止发霉变质。另外，应注意用泛制法时，炼蜜应用沸水稀释后使用。

四、能力训练

（一）操作条件

① 人员：操作员需要经过生产区更衣程序和净化区后进入操作间。

② 机器：小型打粉机、炼蜜锅、药筛、泛丸匾、烘箱、多媒体设备等。

③ 材料：中药饮片（熟地黄160g，酒山茱萸肉80g，牡丹皮60g，山药80g，茯苓60g，泽泻60g）、标签纸、喷壶等。

④ 资料：《中华人民共和国药典》（2020年版）；《药品生产质量管理规范》

生产工艺、操作方法、操作规程；附件1学习任务书、附件2六味地黄丸（水蜜丸）的制备任务单、附件3六味地黄丸（水蜜丸）的制备方案、附件4六味地黄丸（水蜜丸）的制备记录单等。

⑤ 环境：洁净度应达到大于D级洁净度要求，温度18～26℃，相对湿度45%～65%，一般照明的照明值不低于300lx，中药临方制剂一体化工作站。

（二）安全及注意事项

1. 泛丸岗位应加强通风、扑尘，尽量降低粉尘浓度。

2. 方中熟地黄和酒山萸肉黏性大，应用串料粉碎。

3. 全方药材黏性适中，采用蜜水为黏合剂制丸即可，而且蜂蜜还可协助主药滋阴润肠。

4. 生产过程中所有物料均应有标识，防止发生混药。

5. 起模时必须用水，以免黏结。成型时为使水蜜丸的丸粒光滑圆整，蜜水加入的方式应按低浓度→高浓度→低浓度的顺序依次加入。先用浓度低的蜜水加大丸粒，待逐步成型时，用浓度稍高的蜜水，已成型后，再改用浓度低的蜜水撞光。否则，蜜水浓度过高会造成丸粒黏结。

6. 按设备清洁要求进行清洁。

7. 水电安全、消防安全。

（三）操作过程

工作环节	工作内容	操作方法及说明	质量标准
下达任务	任务书的阅读理解（见附件1）	现场交流法，填写制备任务单（见附件2）	（1）正确解读任务书的剂型、数量、工期和质量要求等 （2）具有信息检索与分析能力、自主学习能力
制订方案	六味地黄丸（水蜜丸）制备方案的编制	资料查阅法；制备方案的编制（见附件3）	（1）方案全面合理，明确制备流程和质量标准 （2）具有信息检索与分析能力
审核方案	审核并确认六味地黄丸（水蜜丸）制备方案	制备方案的汇报；制备方案的修订确认	（1）汇报时采用文稿或PPT形式，结构严谨，层次清楚，详略得当 （2）与指导教师进行有效沟通，及时修改完善方案 （3）具有语言理解与表达能力、交往与合作能力
实施方案与过程控制	1.生产前准备	（1）人员净化 （2）器具准备：炼蜜锅、泛丸匾、竹刷、铲子、喷壶	（1）清场合格，文件齐全，生产环境和设备符合工艺要求 （2）具有GMP意识

工作环节	工作内容	操作方法及说明	质量标准
实施方案与过程控制	2.蜜水的制备	将生蜂蜜(一般含水量为22%左右)置于锅中加热至沸,使温度上升至116～118℃,色泽呈浅红色,液体表面翻腾着均匀的淡黄色细泡(俗称"鱼眼泡"),用手指捻搓时,感到有黏性,但两指突然分开时却无白色丝带出现,同时滴入冷水中能成珠而不散。每100g粉末加炼蜜30～35g,炼蜜用沸水稀释,制成浓、稀蜜水	(1)能正确进行炼蜜操作 (2)能正确判断炼蜜质量 (3)能正确配置蜜水 (4)具有安全意识、质量意识
	3.粉末的制备	对药材饮片进行洗涤、干燥、灭菌。除另有规定外,将饮片粉碎成细粉或最细粉。起模和盖面工序一般用过6～7号筛的药粉。成型工序一般用过5～6号筛的药粉,填写制备记录单(见附件4)	(1)所选用的饮片净度符合《中国药典》(2020年版)及《中药饮片质量标准通则试行》之规定 (2)药粉粒度符合工艺规程要求 (3)具有成本意识、质量意识
	4.起模	在泛丸匾中喷少量水,在其上撒布少量药粉使之润湿,转动泛丸匾,刷下匾壁附着的药粉,再喷水、撒粉,如此反复循环多次,使药粉逐渐增大,及时筛去匾内结块、大丸、不完整丸,至泛成直径约1mm的球形颗粒时,筛取1号筛与2号筛之间的丸粒,即成丸模,填写制备记录单(见附件4)	(1)起模用粉量为总药粉量的1%～5% (2)制备的丸模粒径应过1号筛和2号筛之间的颗粒 (3)每次撒布药粉宁少勿多 (4)成模量应符合工艺规程要求 (5)具有规范意识
	5.成型	在丸模上反复加蜜水湿润、撒粉、黏附滚圆。必要时可根据中药性质不同,采用分层泛入的方法,填写制备记录单(见附件4)	(1)丸粒粒径、圆整度、溶散时限应符合工艺规程要求 (2)具有规范意识、质量意识
	6.盖面	将丸粒润湿撞紧,接一次或分次将盖面用粉撒于丸粒之上,快速揉、转、撞、翻,使分布均匀,至药物细粉全部黏附在丸粒表面,再旋转滚动适当时间,至丸粒表面湿润、光亮即可取出。盖面后还应让丸粒充分滚动、撞击,使其光、圆、紧密,填写制备记录单(见附件4)	(1)丸粒表面致密、光洁、色泽一致 (2)具有规范意识
	7.干燥	应及时干燥。干燥温度一般控制在60℃以下,填写制备记录单(见附件4)	(1)《中国药典》(2020年版)规定蜜丸的含水量不得超过12% (2)具有时间意识、质量意识
	8.选丸	丸粒干燥后,用筛网筛出不合格丸粒,以保证质量,填写制备记录单(见附件4)	(1)丸粒圆整、大小均匀、剂量准确 (2)具有质量意识

工作环节	工作内容	操作方法及说明	质量标准
实施方案与过程控制	9.包装与贴签	将生产合格的药丸装入适宜容器内,并在容器表面贴上标签,标注操作员,生产日期,药名,重量等,填写制备记录单(见附件4)	(1)容器清洁、消毒 (2)标注记录完整,真实 (3)具有诚信意识
	10.清场	清洁场地和设备	(1)场地清洁 (2)工具和设备清洁及摆放合理 (3)具有 GMP 意识、"6S"管理意识

【问题情境一】

某药企用手工泛制法制备六味地黄丸(水蜜丸),成品检查发现部分丸粒较软。试分析原因有哪些?应如何解决?

原因: 成品丸粒较软,其含水量超标,可能原因:丸粒铺的太厚,未翻动均匀,烘干时间稍短,烘干温度较低等。

解决方法: 在烘箱的不锈钢盘中铺丸时厚度应尽量均匀、尽量薄,并在药物干燥的过程中及时翻搅。在条件允许的情况下,适当升高温度,或为干燥箱装鼓风装置,使干燥箱内各处温度一致。

【问题情境二】

某药企师父指导学徒手工炼制中蜜(炼蜜),请问需怎样控制炼蜜的质量?

解答: 炼蜜时使用温度计控制加热后的温度,注意炼蜜的时间,通过观察颜色、气泡,用手指捻搓,滴入水中等控制炼蜜质量。根据要求,中蜜(炼蜜)制备需加热至116~118℃,色泽呈浅红色,液体表面翻腾着均匀的淡黄色细泡(俗称"鱼眼泡"),用手指捻搓时,感到有黏性,但两指突然分开时却无白色丝带出现,同时滴入冷水中能成珠而不散。

(四)学习结果评价

序号	评价内容	评价标准	评价结果(是/否)
1	学习任务书的阅读理解	(1)能解读学习任务书,解读学习任务书的剂型、数量、工期和质量要求等 (2)具有信息分析和自主学习能力	
2	六味地黄丸(水蜜丸)制备方案的编制	(1)能编制六味地黄丸(水蜜丸)的制备方案,明确制备流程和质量标准,画出泛制的工艺流程图 (2)具有信息检索和信息处理能力	
3	审核并确认六味地黄丸(水蜜丸)制备方案	(1)能采用文稿或PPT形式汇报,结构严谨,层次清楚,详略得当 (2)能与指导教师进行有效沟通,及时修改完善方案 (3)具有语言表达能力	

序号	评价内容	评价标准	评价结果(是/否)
4	准备工序	(1)能进行人员净化和器具准备 (2)具有质量意识	
5	蜜水制备工序	(1)能正确进行炼蜜操作 (2)能正确判断炼蜜质量 (3)能正确配置蜜水 (4)具有GMP管理意识和质量意识	
6	粉碎过筛工序	(1)能正确进行物料的粉碎过筛操作 (2)能正确判断药粉粒度是否合格 (3)具有质量意识	
7	起模工序	(1)能使用泛丸匾制备丸模 (2)能正确判断丸模粒径是否合格 (3)具有规范意识	
8	成型工序	(1)能使用泛丸匾进行泛丸操作 (2)能正确判断丸粒粒径、圆整度是否合格 (3)具有质量意识、危机意识	
9	盖面工序	(1)能使用泛丸匾进行盖面操作 (2)能正确判断丸粒粒径、外观是否合格 (3)具有规范意识	
10	干燥工序	(1)能正确干燥丸粒 (2)具有质量意识	
11	选丸工序	(1)能准确筛选出合格的丸粒 (2)具有质量意识	
12	包装与贴签	(1)能选用适宜的容器包装丸粒 (2)能完整、真实标注丸粒信息 (3)具有诚信意识	
13	清场	(1)能对容器、工具和设备进行清洗、清洁、消毒 (2)能对一体化工作站进行清场 (3)具有GMP管理意识	

五、课后作业

1. 泛制过程中丸粒间粘连，且粘匾应如何解决？
2. 自行寻找一张可制备水蜜丸的处方，并画出其制备工艺流程图。

附件1　学习任务书

　　某患者在某中医馆就诊，中医馆坐堂医师为患者开具了一张500g六味地黄丸（水蜜丸）的处方，每100丸重6g，患者要求在该中医馆的制剂室完成加工，2日后自行来取。成品要求是棕黑色的水蜜丸，味甜而酸，质量符合《中华人民共和国药典》（2020年版）等相关要求。

×××中医院处方笺

姓名	×××	性别	男	门诊	××××××××
科别	中医科	年龄	50岁	日期	××××年××月××日
临床诊断：肾阴亏损					
R： 　熟地黄160g　　　　　　酒山茱萸肉80g　　　　　　牡丹皮60g 　山药80g　　　　　　　　茯苓60g　　　　　　　　　泽泻60g 　　　　　　　　　　　　　　　　　　　　　　　　　　　　1剂 　用法：水蜜丸，每日2次，1次6g，饭后温服					
医师	×××	审核	×××	金额	×××
调配	×××	核对	×××	发药	×××

附件2　六味地黄丸（水蜜丸）的制备任务单

任务名称			
剂型		数量	
工期		质量要求	
接单日期		接单人	

附件3　六味地黄丸（水蜜丸）的制备方案

编制人：　　　　　　　　　　　　　　　　　　编制日期：

工具	
材料	
设备	
资料	
工作方法	
劳动组织形式	
制备工艺	
成品质量要求	
制备计划用时	制备地点

附件4 六味地黄丸（水蜜丸）的制备记录单

工序	人员	起止时间	生产地点	控制项目
蜜水的制备				蜂蜜炼制温度： 蜂蜜炼制时间： 炼蜜状态： 浓蜜水炼蜜与水的配比：
粉末的制备				粉末粒度： 外观： 重量：
起膜				粉末粒度： 丸模粒径： 丸模外观： 用粉量：
成型				丸粒粒径： 外观： 圆整度：
盖面				丸粒粒径： 外观： 重量：
干燥				干燥时间： 外观： 重量：
选丸				外观： 重量：
包装与贴签				容器材质与规格：

任务B-3-2　能解决六味地黄丸（水蜜丸）制备过程中出现的工艺问题

一、概念

1. 收率

收率指投入单位数量原料获得的实际生产的产品产量与理论计算的产品产量的比值。

2. 淀粉糊化

淀粉糊化指淀粉粒在受热时会在水中溶胀，形成均匀的糊状溶液，称为糊化。它的本质是淀粉分子间的氢键断开，分散在水中。

二、学习目标

1. 能及时发现并处理六味地黄丸（水蜜丸）制备过程中的常见问题，具有分析推理、解决问题等通用能力和 GMP 意识、质量意识等职业素养。

2. 具备社会主义核心价值观、工匠精神、劳动精神和劳模精神等思政素养。

三、基本知识

1. 炼蜜设备

小量生产可用铜锅或锅直火加热，文火炼；大量生产可用炼蜜锅进行炼制，最后滤除杂质。

LMG 型可倾式夹层炼蜜锅利用蒸汽在夹层内加热，将锅内药物蒸煮，蒸发水分达到提取浓缩目的，是一种用于制药炮制的蒸、煮、炖、焯加工和提取浓缩设备。具有易安装、可倾斜、不污染产品、以蒸汽加热为热源、温度便于控制、生产效率高等特点。

2. 制丸设备

泛制丸剂小量生产可用泛丸匾，大量生产可用泛丸机（包衣机）。

泛丸机泛丸是将药粉置于锅体中，用喷雾器将润湿剂喷入锅体内的药粉上，转动锅体或人工搓揉使药粉均匀润湿，成为细小颗粒，继续转动成为丸模，再撒入药粉和润湿剂，滚动使丸模逐渐增大成为坚实致密、光滑圆整、大小适宜的丸子。

3. 收率

预期的收率是指生产相应阶段，根据以前的小试、中试或生产数据，所期望达到的物料数量或理论百分收率，在工艺规程里面应该规定每一步所需要达到的预期收率。预期收率一定是一个范围，不能定义收率大于 80%，收率没有上限是不允许的。如果收率发生偏差，需要进行调查。

$$收率 = \frac{目的产物（实际）生成量}{目的产物的理论生成量} \times 100\% = \frac{生成目的产物的原料量}{原料进料量} \times 100\%$$

4. 物料平衡

所谓物料平衡是指产品或物料实际产量或实际用量及收集到的损耗之和与理论产量或理论用量之间的比较，并考虑可允许的偏差范围。在每个关键工序进行物料平衡计算是避免或及时发现差错与混淆的有效方法之一。

$$物料平衡度 = \frac{使用数 + 损耗数 + 剩余数}{理论产量/用量} \times 100\%$$

例如：六味地黄丸（水蜜丸）的物料平衡度 $= \dfrac{干丸总重量 + 废弃量}{粉末投入量 + 中蜜量} \times 100\%$

印刷性包装材料进行物料平衡管理，可有效防止物料在生产过程中出现差错，特别是贴签工序，标签的使用是最容易发生偏差的地方。因此在生产过程中须对包装材料严格管理，要求材料的使用数、残损数及剩余数之和应与领用数相符，不允许有偏差出现，即包装材料的物料平衡限度应是 100%。

$$包装材料的物料平衡 = \frac{使用数 + 残损数 + 剩余数}{领用数} \times 100\%$$

物料平衡管理要求，在合格范围之内，可转入下工序。高于或低于允许范围者，应立即贴上"待查"标志，不能递交下工序，并通知质量管理部，按偏差处理的管理规程进行调查、处理，然后按偏差处理单的批准方案进行处理各车间工艺员，对各生产岗位及各品种的每批物料及产品的平衡情况进行统计，并记录。各车间工艺员每月将各品种生产工艺和统计结果上报生产部，作为下次工艺规程修订的依据。

5. 微生物限度标准及微生物污染途径

通过进行微生物限度检查，可评价药品生产过程的卫生状况，保证药品质量，保障人民的用药安全。《中国药典》（2020 年版）规定微生物限度检查的结果要求为需氧菌总数、霉菌和酵母菌总数不得超过规定限度，相关控制菌不得检出，六味地黄丸（水蜜丸）的微生物限度标准见表 B-3-2。

表 B-3-2　六味地黄丸（水蜜丸）的微生物限度标准

微生物	需氧菌总数 /(cfu/g、cfu/mL 或 cfu/10cm²)	霉菌和酵母菌总数 /(cfu/g、cfu/mL 或 cfu/10cm²)	控制菌
限度	3×10^4	10^2	不得检出大肠埃希菌(1g)；不得检出沙门氏菌(10g)；耐胆盐革兰氏阴性菌应小于 10^2cfu(1g)

从药材进厂到成品出厂的整个制备过程均可被微生物污染，其主要途径有以下几种。

（1）空气　空气中有多种微生物存在，主要来自灰尘颗粒，人的皮肤、衣服以及谈话、咳嗽等造成的飞沫，其数量取决于灰尘量和活动状况。可通过过滤、消毒或紫外照射等方法减少或除去空气中微生物。

（2）水　水在制药工业中至关重要，因为水既可以作为溶剂，也用于洗涤和冷却等。水中的微生物有假单胞菌属、产碱杆菌属等，一般来自土壤侵蚀，雨水冲洗及腐败动植物的污染。被粪便污染的水中含大肠埃希菌、粪肠球菌等，垃圾和工业废液污染的水源中98%含革兰氏阴性菌。

（3）原材料　主要指植物类药材和动物类药材，直接携带多种微生物和螨，且很多药材（如含糖量较高的根茎类药材和脂肪较多的动物类药材）有利于微生物和螨的生长、繁殖。

（4）制药设备　如打粉机、药筛、泛丸匾、烘箱及各种盛装物料的料桶和器具等均有可能带入微生物。

（5）操作人员　工人的手、外表皮肤、毛发及穿戴的鞋、帽和衣服上都带有微生物。

（6）包装材料　包装物的作用一方面是包裹药物，另一方面是防止外界微生物进入药物。如处理不慎，在药物贮藏和运输过程中极易引起污染，使微生物繁殖或其他有毒代谢物积累，造成严重后果。如玻璃容器放在肮脏的地方，可能含有真菌孢子和细菌，通常用吹气或洗涤的方法移去附着的颗粒或灰尘，必要时应灭菌处理。

四、能力训练

（一）操作条件

① 人员：操作员需要经过生产区更衣程序和净化区后进入操作间。

② 机器：小型打粉机、炼蜜锅、药筛、烧杯、泛丸匾、烘箱、搪瓷盘、计算器、多媒体设备等。

③ 材料：制丸药粉、喷壶、标签纸、签字笔、劳保用品等。

④ 资料：《药品生产质量管理规范》生产工艺、操作方法、操作规程等。

⑤ 环境：洁净度应达到大于 D 级洁净度要求，温度 18 ~ 26℃，相对湿度 45% ~ 65%，一般照明的照明值不低于 300lx，中药临方制剂一体化工作站。

（二）安全及注意事项

1. 泛丸岗位应进行通风、扑尘，尽量降低粉尘浓度。

2. 泛丸的器具、设备一药一清理，避免混药。

3. 在制丸过程中要求 15min 测一次丸重差异，并做好记录；并由 QA 检查员按规定的检验规程抽样检查。

4. 及时将晾好的丸粒交中间站或下一道工序。

5. 水电安全、消防安全。

（三）常见问题与解决方法

工作环节	常见问题	原因	解决方法
实施方案与过程控制	黏结	（1）起模时用蜜水 （2）成型过程中洒蜜水量过多或未洒均匀 （3）已成型后使用浓蜜水	（1）起模必须用水 （2）洒蜜水量适宜，分布均匀 （3）丸粒已成型后，改用浓度低的蜜水撞光 （4）具有解决问题的能力和数字应用能力
	丸粒大小不均匀	（1）在泛制水丸的初期阶段，洒蜜水、加粉量太大，形成了新的小药粒 （2）成型过程中加粉不均匀	（1）如果小药粒已形成，可用药筛将其筛出。随着药粒的增大，相应的加水、加粉量可增大 （2）具有解决问题的能力
	焦丸	（1）丸粒厚度不均匀 （2）烘箱温度不稳定 （3）物料未及时翻搅	（1）在烘箱的不锈钢盘中铺丸时厚度应尽量均匀，并在药物干燥的过程中及时翻搅。在条件允许的情况下，为干燥箱装鼓风装置，使干燥箱内各处温度一致 （2）具有解决问题的能力
	丸粒压缩变硬	在丸粒干燥的起始阶段，若水分蒸发过快，在粉粒外层的液体变薄，粉粒之间内聚力骤增，收缩作用增加，造成丸粒压缩变硬	（1）湿丸烘干温度应由低至高逐渐自然升温至各品种应控制的规定温度 （2）具有解决问题的能力
	色泽不均	（1）盖面时赋形剂和药粉未滚匀 （2）干燥翻动不及时	（1）重新盖面，低温干燥 （2）烘干时及时翻动，条件允许的情况下，最好先晾至半干再进干燥箱低温干燥 （3）具有解决问题的能力
	表面粗糙	（1）药料中含纤维多 （2）药粉过粗	（1）饮片需要充分粉碎，并按照要求过筛 （2）具有解决问题的能力
	溶散迟缓	温度过高时（>80℃），湿丸中的淀粉类易糊化，黏性增加，不利于丸粒的溶散	（1）控制最高温度≤80℃ （2）具有解决问题的能力
	收率不合格/物料平衡超限度	（1）操作不标准导致物料损失过大 （2）不同工序之间交接不细致，出现错误或遗漏	（1）规范操作，规范交接，双人复核；物料平衡限度为96%～102%，包装材料的物料平衡限度为100% （2）具有数字应用能力和成本管理意识
	微生物限度超标	（1）药材灭菌不彻底 （2）生产过程中卫生条件控制不严，辅料、制药设备、操作人员及车间环境再污染 （3）包材未消毒灭菌，或包装不严	（1）保证药材有效成分下，对药材进行充分灭菌 （2）按GMP要求，严格控制生产环境、人员、设备的卫生条件 （3）包材合理储存，充分灭菌 （4）具有解决问题的能力和GMP意识

【问题情境一】

某药企生产丸剂，在包装生产结束后，生产现场及剩余包装材料应如何处理？

解答：① 生产现场及设备：应对生产现场及设备进行彻底清洁清场。通知

QA人员进行清场检查，确保现场及设备内无上批次遗留待包装产品，以防止混淆、差错的发生。对包装材料严格管理，要求材料的使用数、残损数及剩余数之和应与领用数相符，不允许有偏差出现，即包装材料的物料平衡限度应是100%。

② 剩余包装材料：剩余说明书及未喷印信息标签，退回二级标签库，如二级标签库的标示材料大于或者等于最小领用包装数量时需办理退库，不足最小领用包装时，分别按品种规格专柜存放并上锁，由专人保管；废弃包装材料按照相应SOP操作并由班长监督销毁处理。

【问题情境二】

如果你发现丸粒在使用烘箱干燥的过程中，一部分丸粒色泽不匀，出现了"阴阳面"，试分析原因和解决办法？

原因： 一般潮丸含水量在30%～40%，甚至更多。干燥容皿多用不锈钢盘。丸剂在容皿中堆积，厚度少则2～3cm，多则4～5cm，当丸药受热至内外温度一致后，特别是高温，水分开始大量蒸发，表面层由于无阻挡，干燥最快，随着堆积层的增厚，越是内层水分越难蒸发。又因含水量高，水分开始往下沉，下沉的速度超过蒸发速度时，使水结聚在丸底部，俗称"汀水"，加上干燥箱内温差，如果不及时翻动，水分就不能均匀蒸发，形成"阴阳面"。

解决方法： 主要是干燥时及时翻动，而且比一般丸药翻动次数要多。在条件允许的情况下，最好先晾至半干再进干燥箱低温干燥。

（四）学习结果评价

序号	评价内容	评价标准	评价结果（是/否）
1	黏结	（1）能正确处理黏结的问题 （2）具有解决问题的能力	
2	丸粒大小不均匀	（1）能正确处理丸粒大小不均匀的问题 （2）具有解决问题的能力	
3	焦丸	（1）能正确处理焦丸的问题 （2）具有解决问题的能力	
4	丸粒压缩变硬	（1）能正确处理丸粒压缩变硬的问题 （2）具有解决问题的能力	
5	色泽不均	（1）能正确处理色泽不均的问题 （2）具有解决问题的能力	
6	表面粗糙	（1）能正确处理丸粒表面粗糙的问题 （2）具有解决问题的能力	
7	溶散迟缓	（1）能正确处理溶散迟缓的问题 （2）具有解决问题的能力	
8	收率不合格/物料平衡超限度	（1）能正确处理收率不合格和物料平衡超限的问题 （2）具有解决问题的能力和成本管理意识	

続表

序号	评价内容	评价标准	评价结果(是/否)
9	微生物限度超标	(1)能正确处理微生物限度超标的问题 (2)具有解决问题的能力	

五、课后作业

1. 起模时，丸模不易长大，且丸模愈泛愈多，试分析原因与解决措施？
2. 请简述控制水蜜丸制备过程中污染的措施有哪些？

任务B-3-3　能正确判断六味地黄丸（水蜜丸）的质量

一、核心概念

1. 含水率

含水率指物料中所含水分重量与物料总重之比，用百分数表示。

2. 溶散迟缓

溶散迟缓指丸剂未在规定溶散时限内溶散的现象，是水蜜丸最常见质量问题之一。

二、学习目标

1. 能准确判断六味地黄丸（水蜜丸）的质量，具有质量意识和GMP管理意识。
2. 能对六味地黄丸（水蜜丸）成品进行验收交付，具有良好的沟通交流能力。
3. 能完善规范填写六味地黄丸（水蜜丸）质量评价表，整理、存档相关操作记录，具有良好的信息处理能力。
4. 具备社会主义核心价值观、工匠精神、劳动精神和劳模精神等思政素养。

三、基本知识

1. 水蜜丸的质量评定

水蜜丸的检查项目及质量要求见表B-3-3，水蜜丸重量差异限度见表B-3-4，水蜜丸装量差异限度见表B-3-5。

表 B-3-3　水蜜丸的检查项目及质量要求

序号	检查项目	质量要求
1	性状判断	颜色棕黑色,味甜而酸。外观应圆整,大小、色泽应均匀,无粘连现象
2	水分	照《中国药典》(2020年版)水分测定法(通则0832第四法)测定。除另有规定外,不得过12.0%
3	重量差异	除另有规定外,以10丸为1份(丸重1.5g及1.5g以上的以1丸为1份),取供试品10份,分别称定重量,再与每份标示重量(每丸标示量 × 称取丸数)相比较(无标示重量的丸剂,与平均重量比较),按表B-3-3规定,超出重量差异限度的不得多于2份,并不得有1份超出限度1倍 注:凡进行装量差异检查的单剂量包装丸剂及进行含量均匀度检查的丸剂,一般不再进行重量差异检查
4	装量差异	取供试品10袋(瓶),分别称定每袋(瓶)内容物的重量,每袋(瓶)装量与标示装量相比较,按表B-3-4规定,超出装量差异限度的不得多于2袋(瓶),并不得有1袋(瓶)超出限度1倍。
5	溶散时限	除另有规定外,取供试品6丸,选择适当孔径筛网的吊篮(丸剂直径在2.5mm以下的用孔径约0.42mm的筛网;在2.5~3.5mm之间的用孔径约1.0mm的筛网;在3.5mm以上的用孔径约2.0mm的筛网),照崩解时限检查法(通则0921)片剂项下的方法加挡板进行检查 除另有规定外,水蜜丸应在1h内全部溶散

表 B-3-4　水蜜丸重量差异限度

标示重量(或平均重量)	重量差异限度
0.05g及0.05g以下	±12%
0.05g以上至0.1g	±11%
0.1g以上至0.3g	±10%
0.3g以上至1.5g	±9%
1.5g以上至3g	±8%
3g以上至6g	±7%
6g以上至9g	±6%
9g以上	±5%

表 B-3-5　水蜜丸装量差异限度

标示重量	装量差异限度
0.5g及0.5g以下	±12%
0.5g以上至1g	±11%
1g以上至2g	±10%
2g以上至3g	±8%
3g以上至6g	±6%
6g以上至9g	±5%
9g以上	±4%

2. 水分测定法

《中国药典》（2020 年版）规定水分测定的方法有五种，即滴定法、烘干法、甲苯法、减压干燥法及气相色谱法。其中烘干法适用于不含或少含挥发性成分的中药；甲苯法适用于含挥发性成分的中药；减压干燥法适用于含有挥发性成分的贵重中药。测定用的供试品，一般先破碎成直径不超过 3mm 的颗粒或碎片；直径和长度在 3mm 以下的可不破碎；减压干燥法需通过二号筛。也可应用红外线干燥法和导电法测定水分含量，迅速而简便。

六味地黄丸中牡丹皮的主要活性成分丹皮酚具有挥发性，故常用甲苯法。

（1）仪器装置　如图 B-3-1。图中 A 为 500mL 的短颈圆底烧瓶；B 为水分测定管；C 为直形冷凝管，外管长 40cm。使用前，全部仪器应清洁，并置烘箱中烘干。

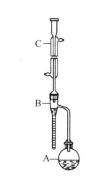

图B-3-1　甲苯法仪器装置

（2）测定法　取供试品适量（相当于含水量 1 ~ 4mL），精密称定，置 A 瓶中，加甲苯约 200mL，必要时加入干燥、洁净的无釉小瓷片数片或玻璃珠数粒，连接仪器，自冷凝管顶端加入甲苯至充满 B 管的狭细部分。将 A 瓶置电热套中或用其他适宜方法缓缓加热，待甲苯开始沸腾时，调节温度，使每秒馏出 2 滴。待水分完全馏出，即测定管刻度部分的水量不再增加时，将冷凝管内部先用甲苯冲洗，再用蘸饱甲苯的长刷或其他适宜方法，将管壁上附着的甲苯推下，继续蒸馏 5min，放冷至室温，拆卸装置，如有水黏附在 B 管的管壁上，可用蘸甲苯的铜丝推下，放置使水分与甲苯完全分离（可加亚甲蓝粉末少量，使水染成蓝色，以便分离观察）。检读水量，并计算成供试品的含水量（%）。

近年来迅速发展的近红外光谱分析技术具有快速、无损、原位与无污染等特点，已在农业、烟草、石油化工、医药等各个领域得到了广泛的应用。经研究证明，该方法准确可行，可实现六味地黄丸中水分的快速、无损、无污染的定量检测，为中药及其制剂质量的快速评价和在线检测提供一定的参考依据。

3. 崩解时限检查法

崩解时限系指口服固体制剂在规定的条件下全部崩解溶散或成碎粒并通过筛网（不溶性包衣材料或破碎的胶囊壳除外）所需时间的限度。经口服的固体制剂在胃肠道要经过崩解、溶解、吸收等过程，才能产生药效，崩解是药物溶出的前提。《中国药典》（2020 年版）附录中的"崩解时限检查法"适用于片剂（包括普通片、薄膜衣片、糖衣片、肠溶片及泡腾片）、胶囊剂（包括硬胶囊剂、软胶囊剂及肠溶胶囊剂）以及丸剂的溶散时限检查。凡规定检查溶出度、释放度或融变时限的制剂，不再进行崩解时限检查。

检查方法：采用升降式崩解仪检查。除另有规定外，取供试品 6 片，分别置于有适当孔径筛网的吊篮（丸剂直径在 2.5mm 以下的用孔径约 0.42mm 的筛网；在 2.5 ～ 3.5mm 之间的用孔径约 1.0mm 的筛网；在 3.5mm 以上的用孔径约 2.0mm 的筛网）的玻璃管中，将吊篮通过上端的不锈钢轴悬挂于金属支架上，浸入 1000mL 烧杯中，并调节吊篮位置使其下降时筛网距烧杯底部 25mm，烧杯内盛有温度为 37℃ ±1℃的介质，调节水位高度使吊篮上升时筛网在水面下 15mm 处。启动崩解仪进行检查。

4. 六味地黄丸（水蜜丸）的用法用量、禁忌与注意事项

交付六味地黄丸（水蜜丸）时要做好发药交代与用药指导。交付药品时注意核对患者姓名、年龄等基本信息，指导患者六味地黄丸（水蜜丸）的服用方法为口服，饭后服用，一日 2 次，每次 1 包。感冒患者忌服。服药同时忌食辛辣食物。

注意事项如下。

（1）脾胃功能减弱者及孕妇，应在医师指导下使用。

（2）严格遵守用法、用量，除非在医师的指导下，否则不得超过推荐剂量。儿童服用剂量酌减，12 岁以下减半量，学龄前儿童用成人量的 1/3 ～ 1/4。

（3）服药期间出现食欲不振、胃脘不适、便溏、腹痛等症状时，应停止应用，必要时到医院就诊。

（4）服药 2 周症状未改善者，应暂停服药，到医院就诊后再决定是否继续服药。

（5）该药应放置于儿童不能触及处。

（6）过敏体质者慎用。

四、能力训练

（一）操作条件

① 人员：操作员需要经过生产区更衣程序和净化区后进入操作间。

② 机器：烧杯、烘箱、称量瓶、电子天平、崩解仪、搪瓷盘、计算器等。

③ 材料：标签纸、签字笔、劳保用品等。

④ 资料：《药品生产质量管理规范》生产工艺、操作方法、操作规程等。

⑤ 环境：洁净度应达到大于 D 级洁净度要求，温度 18 ～ 26℃，相对湿度 45% ～ 65%，一般照明的照明值不低于 300lx，中药临方制剂一体化工作站。

（二）安全及注意事项

1. 检查电子天平、崩解仪、包装机设备检验合格证是否有效。

2. 包装材料领用时，须认真核对标签、说明书的产品名称、规格与"包装记

录 - 包装指令单"一致

3. 贴标签前，根据"包装记录 - 包装指令单"核对待包装品和所用包装材料的名称、规格、数量是否一致，质量状态是否合格。

4. 机器运行过程中，禁止用手或拿清洁用品伸入压合、冲切等运动部件中清洁异物，以免发生安全事故。

（三）操作过程

工作环节	步骤	操作方法及说明	质量标准
质检	性状判断	（1）随机抽取适量制备完成的六味地黄丸（水蜜丸），置于水平桌面的白纸上 （2）用中药临方制剂质量评价法，观察外观性状、色泽，评价口感及气味等 （3）填写记录	（1）抽样的随机化原则 （2）本品为棕黑色的水蜜丸，味甜而酸。外观应圆整，大小、色泽应均匀，无粘连现象 （3）及时记录 （4）具有质量危机意识
	水分测定	（1）检查仪器、用具 （2）取供试品 20g，精密称定 （3）用甲苯法测定六味地黄丸（水蜜丸）含水量 （4）用质量标准判断该批水蜜丸的含水量是否合格 （5）填写记录 （6）清场	（1）仪器、用具使用前清洁、干燥 （2）精密称重，精确至千分之一 （3）严格按照 SOP 完成操作 （4）《中国药典》（2020 年版）规定水蜜丸的含水量不得超过 12% （5）及时记录、准确 （6）符合 GMP 清场与清洁要求 （7）具有质量危机意识
	重量差异	（1）校准和检查电子天平 （2）取供试品 10 丸，精密称定总重量，求平均丸重 （3）用减重法称量单丸丸重 （4）用质量标准判断该批丸剂的重量差异是否合格 （5）填写记录 （6）清场	（1）零点、量程、水平 （2）精密称重，精确至千分之一 （3）严格按照 SOP 完成操作 （4）超出重量差异限度的不得多于 2 份，并不得有 1 份超出限度 1 倍 （5）及时记录、准确 （6）符合 GMP 清场与清洁要求 （7）具有质量危机意识
	溶散时限	（1）检查崩解仪 （2）取供试品 6 丸，分别置上述吊篮的玻璃管中，启动崩解仪进行检查 （3）填写记录崩解时间 （4）用质量标准判断该批丸剂的溶散时限是否合格 （5）清场	（1）在水浴箱中放入无盐水至表示刻度；将吊篮悬挂于金属支架上，调节水位高度，使吊篮上升时筛网在水面下 25mm 处，下降时距底 25mm，然后取下吊篮备用。 （2）严格按照 SOP 完成操作 （3）及时记录、准确 （4）水蜜丸应在 1h 内全部溶散 （6）符合 GMP 清场与清洁要求 （7）具有质量危机意识
	包装	（1）准备生产：QA 开工检查，设备调试，领料备料 （2）开始包装：领料，开动机器，分包装（每包 6g）、贴标签、印字、关闭机器 （3）填写记录 （4）清场	（1）检查设备清洁度与运转情况；设置包装参数；领取六味地黄丸（水蜜丸），安放包装袋 （2）严格按照 SOP 完成操作 （3）及时记录、准确 （4）符合 GMP 清场与清洁要求 （5）具有规范生产意识

工作环节	步骤	操作方法及说明	质量标准
质检	装量差异	（1）校准和检查电子天平 （2）取供试品 10 包，精密称定总重量，求平均丸重 （3）用减重法称量每包重量 （4）用质量标准判断该批丸剂的重量差异是否合格 （5）填写记录 （6）清场	（1）零点、量程、水平 （2）精密称重，精确至千分之一 （3）严格按照 SOP 完成操作 （4）超出装量差异限度的不得多于 2 包，并不得有 1 包超出限度 1 倍。 （5）及时记录、准确 （6）符合 GMP 清场与清洁要求 （7）具有质量危机意识
成品交付	验收交付	（1）核对六味地黄丸(水蜜丸)成品信息，填写验收记录 （2）六味地黄丸(水蜜丸)成品的发药交代和用药指导	（1）品种、剂型、数量、工期和质量要求等无误；记录填写及时、准确 （2）患者信息核对无误，发药交代礼貌服务、用药指导正确无误 （3）具有良好的沟通交流能力
	整理存档	（1）收集学习任务书、制备任务单、制备方案、制备记录单、检查记录单等 （2）将整理后的所有单据交给指导老师审核后归档保存，档案保存注明人员、时间等信息，保存时间为 2 年	（1）单据收集整理齐全，单据内容真实，无涂改，字迹清晰 （2）档案信息正确，保存规范 （3）具有良好的信息处理能力

【问题情境一】

某药企质检工人小王要对生产完的六味地黄丸（水蜜丸）用甲苯法进行水分测定，试简述其注意事项？

注意事项：

（1）测定用的甲苯须先加少量水充分振摇后放置，将水层分离弃去，经蒸馏后使用。

（2）使用前应对实验中所用仪器、器皿进行彻底的清洁、干燥。

（3）加热时应控制好温度，防止水分逸失。

（4）中药测定用的供试品，一般先破碎成直径不超过 3mm 的颗粒或碎片；直径和长度在 3mm 以下的可不破碎。

【问题情境二】

某药企对生产完的六味地黄丸（水蜜丸）进行质检，发现制得的丸粒质量不符合规定，请问这批药丸按照程序该如何处理？

解答： 不合格产品的盛装容器上均应有清晰醒目的标志，并存放在足够安全的、单独的控制区内，其任何处理均应经质量管理部门指定人员的批准并有相应记录。不合格产品一般不得进行返工或重新加工，只有不影响成品质量、符合质量标准，且根据预定、经批准的操作规程对相关风险评估后，才允许返工或重新加工处理，返工或重新加工应有相应记录。应对不合格产品的相关质量风险（包括可能对产品有效期的影响）进行适当评估后，方可按预定的操作规程进行回收处理。回收应有相应记录。对返工或重新加工或回收合并后生产的成品，质量管理部门应考虑需要进行额外相关项目的检验和稳定性考察。

（四）学习结果评价

序号	评价内容	评价标准	评价结果(是/否)
1	性状判断	（1）能正确取样六味地黄丸(水蜜丸) （2）能使用质量评价法正确判别六味地黄丸(水蜜丸)的性状是否符合要求 （3）能规范如实填写记录 （4）具有质量危机意识	
2	水分测定	（1）能正确取样六味地黄丸(水蜜丸) （2）能正确使用仪器、用具进行水分测定 （3）能正确判别含水量是否符合要求 （4）能按照实际过程规范如实填写记录 （5）对场地、设备、用具进行清洁消毒 （6）具有质量危机意识和GMP清场管理意识	
3	重量差异	（1）能校准和检查电子天平 （2）能使用电子天平进行重量差异检测 （3）能正确判别重量差异是否符合要求 （4）能按照实际过程规范如实填写记录 （5）能对场地、设备、用具进行清洁消毒 （6）具有质量危机意识和GMP清场管理意识	
4	溶散时限	（1）能检查崩解仪 （2）能使用崩解仪进行溶散时限检测 （3）能正确判别溶散时限是否符合要求 （4）能按照实际过程规范如实填写记录 （5）能对场地、设备、用具进行清洁消毒 （6）具有质量危机意识和GMP清场管理意识	
5	包装	（1）能完成包装前的准备 （2）能按照规程完成六味地黄丸(水蜜丸)的包装 （3）能按照实际过程规范如实填写记录 （4）对场地、设备、用具进行清洁消毒 （5）具有规范生产意识和GMP清场管理意识	
6	装量差异	（1）能校准和检查电子天平 （2）能使用电子天平进行装量差异检测 （3）能正确判别装量差异是否符合要求 （4）能按照实际过程规范如实填写记录 （5）能对场地、设备、用具进行清洁消毒 （6）具有质量危机意识和GMP清场管理意识	
7	验收交付	（1）能完成六味地黄丸(水蜜丸)成品的验收 （2）能完成六味地黄丸(水蜜丸)成品的交付 （3）具有良好的沟通交流能力	
8	整理存档	（1）能按照规程完成资料的收集整理 （2）能按照规程完成资料的存档 （3）具有良好的信息处理能力	

五、课后作业

1.请归纳水蜜丸质检岗位的质量控制点。
2.请查阅资料，简述水分测定仪的定义与种类?

项目B-4 大蜜丸的制备

任务B-4-1 能按照要求完成大山楂丸（大蜜丸）的制备

一、核心概念

1. 蜜丸

蜜丸指饮片细粉以蜂蜜为黏合剂制成的丸剂。临床上多用于镇咳祛痰，补中益气类药物。每丸重量在0.5g以上（含0.5g）的称大蜜丸，每丸重量在0.5g以下的称小蜜丸。

2. 塑制法

塑制法是目前丸剂制备的常用方法，是指饮片细粉加适宜的黏合剂，混合均匀，制成软硬适宜、可塑性较大的丸块，再依次制丸条、分粒、搓圆而成丸粒的一种制丸方法。塑制法多用于蜜丸、水蜜丸、浓缩丸、糊丸、蜡丸的制备。

3. 嫩蜜

嫩蜜指蜂蜜加热至105～115℃，含水量为17%～20%，相对密度为1.35左右，色泽无明显变化，稍有黏性。嫩蜜适合于含较多油脂、黏液质、胶质、糖、淀粉、动物组织等黏性较强的药物制丸。

4. 中蜜

中蜜又称炼蜜，是将嫩蜜继续加热，温度达到116～118℃，含水量为14%～16%，相对密度为1.37左右，用手捻有黏性，当两手指分开时有白丝出现。中蜜适合于黏性中等的药物制丸。

5. 老蜜

老蜜指将中蜜继续加热，温度达到119～122℃，含水量在10%以下，相对密度为1.40左右，出现红棕色具有光泽较大气泡，手捻之甚黏，当两手指分开时出现长白丝，滴入水中成珠状（滴水成珠），老蜜黏合力很强，适合与黏性差的矿物性和纤维性药物制丸。

二、学习目标

1. 能正确解读大山楂丸（大蜜丸）制备任务单，具有信息分析和自主学习能力。

2. 能编制大山楂丸（大蜜丸）的制备方案，具有信息检索和信息处理能力。

3. 能审核并确认大山楂丸（大蜜丸）制备方案，具有语言表达能力。

4. 能按照大山楂丸（大蜜丸）的制备方案完成大山楂丸（大蜜丸）的制备，具有质量为本意识、GMP 管理意识、规范生产意识、质量危机意识和诚信意识。

5. 具备社会主义核心价值观、工匠精神和劳动精神等思政素养。

三、基本知识

1. 处方中药饮片的鉴别

【山楂】

净山楂为圆形片，皱缩不平，直径 1 ~ 2.5cm，厚 0.2 ~ 0.4cm。外皮红色，具皱纹，有灰白色小斑点。果肉深黄色至浅棕色。有的片上可见短而细的果梗或花萼残迹。气微清香，味酸、微甜。

炒山楂形如山楂片，果肉黄褐色，偶见焦斑。气清香，味酸、微甜。

焦山楂形如山楂片，表面焦褐色，内部黄褐色。有焦香气。

功能与主治：消食健胃，行气散瘀，化浊降脂。用于肉食积滞，胃脘胀满，泻痢腹痛，瘀血经闭，产后瘀阻，心腹刺痛，胸痹心痛，疝气疼痛，高脂血症。焦山楂消食导滞作用增强，用于肉食积滞，泻痢不爽。

【六神曲】

六神曲为立方形小块，表面灰黄色，粗糙，质脆易碎，微有香气。

炒六神曲形如六神曲，表面黄色，偶有焦斑，质坚硬，有香气。

焦六神曲形如六神曲，表面焦黄色，内部微黄色，有焦香气。

麸炒六神曲形如六神曲，表面深黄色，有麸香气。

功能与主治：健脾和胃、消食调中。主治脾胃虚弱，饮食停滞，胸痞腹胀，小儿食积，可用于各种饮食积滞、消化不良、气短乏力等脾胃虚弱证。炒焦后消食化积力强，以治食积泄泻为主。麸炒后具有甘香气，以醒脾和胃为主，用于食积不化，脘腹胀满，不思饮食，肠鸣泄泻等。

【麦芽】

麦芽呈梭形，长 8 ~ 12mm，直径 3 ~ 4mm。表面淡黄色，背面为外稃包围，具 5 脉；腹面为内稃包围。除去内外稃后，腹面有 1 条纵沟；基部胚根处生出幼芽和须根，幼芽呈披针状条形，长约 5mm。须根数条，纤细而弯曲。质硬，断面白色，粉性。气微，味微甘。

炒麦芽形如麦芽，表面棕黄色，偶有焦斑。有香气，味微苦。

焦麦芽形如麦芽，表面焦褐色，有焦斑。有焦香气，味微苦。

功能与主治：行气消食，健脾开胃，回乳消胀。用于食积不消，脘腹胀痛，脾虚食少，乳汁郁积，乳房胀痛，妇女断乳，肝郁胁痛，肝胃气痛。生麦芽健脾和胃，疏肝行气。用于脾虚食少，乳汁郁积。炒麦芽行气消食回乳，用于食积不消，妇女断乳。焦麦芽消食化滞，用于食积不消，脘腹胀痛。

2. 大山楂丸的基本知识

【处方来源】《丹溪心法》

【处方组成】山楂 1000g，六神曲（麸炒）150g，麦芽（炒）150g。

【组方原则】方中山楂消食化积，尤善消油腻、肉食积滞，为君药。麦芽消导积滞，健脾开胃，尤善消面食；六神曲行气消食，善消谷食积滞，共为臣药。诸药合用，共奏开胃消食之功。

【功能主治】开胃消食。用于食积内停所致的食欲不振、消化不良、脘腹胀闷。

【规格】每丸重 9g。

3. 大山楂丸的赋形剂

（1）蜂蜜　蜂蜜是蜜丸的主要赋形剂，其主要成分是葡萄糖和果糖，另含有少量有机酸、维生素、酶类、无机盐等成分。蜂蜜在蜜丸中除作为黏合剂外，其本身还具有补中、润燥、止痛、解毒等作用。

选择合适的蜂蜜对保证蜜丸的质量至关重要。结合《中国药典》（2020 年版）指标与生产实践，用于制备蜜丸的蜂蜜应选用半透明、带光泽、浓稠的液体，白色至淡黄色或橘黄色至黄褐色，25℃时相对密度应在 1.349 以上，还原糖不得少于 64.0%。有香气，味道甜而不酸、不涩，清洁而无杂质。用碘试液检查，应无淀粉、糊精。目前有生产企业用果葡糖浆代替蜂蜜生产蜜丸，果葡糖浆又称人造蜂蜜，是由蔗糖水解或淀粉酶解而成，其外观指标与蜂蜜基本相似。

（2）蜂蜡与麻油混合物　是蜜丸的润滑剂，油蜡配比一般为 7：3，冬、夏天或南、北方，油蜡用量适当调整。

4. 蜜丸的特点

（1）溶散释药缓慢，作用持久。

（2）提高了药物的稳定性。

（3）滋补作用强。

（4）表面不硬化，可塑性较大。

（5）体积大，服用不便；制备不当，易吸潮霉变。

四、能力训练

（一）操作条件

① 人员：操作员需要经过生产区更衣程序和净化区后进入操作间。

② 设备：小型打粉机、炼蜜锅、搓条板、搓丸板、微波干燥机、包装机、多媒体设备等。

③ 材料：中药饮片［山楂692g，六神曲（麸炒）104g，炒麦芽104g］、标签纸、喷壶等。

④ 资料：《中华人民共和国药典》（2020年版），《药品生产质量管理规范》生产工艺、操作方法、操作规程；附件1学习任务书、附件2大山楂丸（大蜜丸）的制备任务单、附件3大山楂丸（大蜜丸）的制备方案、附件4大山楂丸（大蜜丸）的制备记录单等。

⑤ 环境：洁净度应达到大于D级洁净度要求，温度18～26℃，相对湿度45%～65%，一般照明的照明值不低于300lx，中药临方制剂一体化工作站。

（二）安全及注意事项

1. 蜜丸岗位应加强通风，降低粉尘浓度。
2. 生产过程中所有物料均应有标识，防止发生混药。
3. 中药粉碎机运行过程中严禁打开上盖和将手伸入破坏腔内。
4. 选择适宜炼制程度的蜂蜜。
5. 按设备清洁要求进行清洁。
6. 水电安全、消防安全。

（三）操作过程

工作环节	工作内容	操作方法及说明	质量标准
下达任务	学习任务书的阅读理解（见附件1）	现场交流法，填写制备任务单（见附件2）	（1）正确解读学习任务书的剂型、数量、工期和质量要求等 （2）具有信息分析和自主学习能力
制订方案	大山楂丸（大蜜丸）制备方案的编制	资料查阅法；制备方案的编制（见附件3）	（1）方案全面合理，明确制备流程和质量标准 （2）具有信息检索和信息处理能力
审核方案	审核并确认大山楂丸（水蜜丸）制备方案	制备方案的汇报；制备方案的修订确认	（1）汇报时采用文稿或PPT形式，结构严谨，层次清楚，详略得当 （2）与指导教师进行有效沟通，及时修改完善方案 （3）具有语言表达能力

工作环节	工作内容	操作方法及说明	质量标准
实施方案与过程控制	1.生产前准备	（1）人员净化 （2）器具准备：打粉机、炼蜜锅、搓条板、搓丸板、微波干燥机、包装机	（1）清场合格，文件齐全，生产环境和设备符合工艺要求 （2）具有GMP管理意识
	2.炼蜜的制备	使用炼蜜锅，蜂蜜加水煮沸，捞去浮沫，用3号或4号筛滤过，除去死蜂等杂质，再复入锅中继续加热炼至规定程度。填写制备记录单（见附件4）	（1）加水量不超过蜂蜜的1/3～1/2 （2）炼蜜无杂质 （3）蜂蜜炼制程度应根据处方饮片的性质、粉末的粗细、含水量的高低、当时的气温和湿度决定 （4）具有质量为本意识
	3.粉末的制备	对药材饮片进行洗涤、干燥、灭菌。除另有规定外，将饮片粉碎成细粉或最细粉。填写制备记录单（见附件4）	（1）所选用的饮片净度符合《中国药典》（2020年版）及《中药饮片质量标准通则试行》之规定 （2）药粉粒度符合工艺规程要求 （3）具有质量为本意识
	4.制丸块（合坨）	将已混合的饮片细粉加入适量的炼蜜，反复搅拌混合，制成软硬适宜，具有一定可塑性的丸块，将丸块按需求分成若干小坨。填写制备记录单（见附件4）	（1）用热蜜和药 （2）药粉与炼蜜的比例一般是1∶1～1∶1.5 （3）丸块应符合工艺规程要求 （4）具有规范生产意识
	5.制丸条	将一小坨丸块放在搓条板上反复滚动，制成粗细适当的丸条，填写制备记录单（见附件4）	（1）丸条应大小一致、表面光滑，内部充实而无空隙 （2）具有规范生产意识
	6.制丸粒	将丸条放在搓丸板上，反复揉搓至丸粒形成。填写制备记录单（见附件4）	（1）丸粒细腻滋润，软硬适中，外观应圆整，大小、色泽应均匀，无粘连现象 （2）具有规范生产意识
	7.干燥	应及时微波或远红外辐射干燥。填写制备记录单（见附件4）	（1）符合《中国药典》（2020年版）规定蜜丸的含水量不得超过15% （2）具有质量为本意识
	8.包装与贴签	将生产合格的蜜丸立即分装，密闭保存，并在包装容器上贴上标签，标注操作员、生产日期、药名、重量等，填写制备记录单（见附件4）	（1）容器清洁、消毒 （2）标注记录完整，真实 （3）具有诚信意识
	9.清场	清洁场地和设备	（1）场地清洁 （2）工具和设备清洁及摆放合理 （3）具有GMP管理意识

【问题情境一】

某药工用手工塑制的大山楂丸（大蜜丸）表面粗糙，试分析产生此现象的原因有哪些？应如何解决？

原因：①药料中含纤维多；②药粉过粗；③加蜜量少而且混合不均；④润滑剂用量不足。

解决方法：将药料粉碎得更细些，加大用蜜量，用较老的炼蜜，给足润滑剂等办法解决。

【问题情境二】

某药工手工塑制了一批大山楂丸（大蜜丸）后，将其按要求贮存，没过几天就出现变硬现象。试分析产生此现象的原因是什么？应如何解决？

原因：①用蜜量不足；②蜜温较低；③蜜炼制得过老。

解决方法：将蜜量用足并使蜜温适宜，炼蜜程度掌握适当。

（四）学习结果评价

序号	评价内容	评价标准	评价结果（是/否）
1	学习任务书的阅读理解	（1）能解读学习任务书，解读学习任务书的剂型、数量、工期和质量要求等 （2）具有信息分析和自主学习能力	
2	大山楂丸（大蜜丸）制备方案的编制	（1）能编制大山楂丸（大蜜丸）的制备方案，明确制备流程和质量标准，画出塑制的工艺流程图 （2）具有信息检索和信息处理能力	
3	审核并确认大山楂丸（大蜜丸）制备方案	（1）能采用文稿或PPT形式汇报，结构严谨，层次清楚，详略得当 （2）能与指导教师进行有效沟通，及时修改完善方案 （3）具有语言表达能力	
4	准备工序	（1）能进行人员净化和器具准备 （2）具有质量为本意识	
5	炼蜜工序	（1）能根据处方饮片的性质、粉末的粗细、含水量的高低、当时的气温及湿度炼制适宜蜂蜜 （2）具有质量为本意识、规范生产意识	
6	粉碎筛粉工序	（1）能正确进行物料的粉碎、过筛操作 （2）能正确判断药粉粒度是否合格 （3）具有质量为本意识	
7	制丸块工序	（1）能正确进行和药工序 （2）能正确判断丸块是否符合要求 （3）具有质量危机意识	
8	制丸条工序	（1）能使用搓条板进行搓丸条操作 （2）能正确判断丸条质地、外观是否合格 （3）具有规范生产意识	

序号	评价内容	评价标准	评价结果(是/否)
9	制丸粒工序	(1)能使用搓丸板进行搓丸条操作 (2)能正确判断丸粒质地、大小、外观是否合格 (3)具有规范生产意识	
10	干燥工序	(1)能将丸粒干燥至规定程度 (2)具有质量为本意识	
11	包装与贴签	(1)能选用适宜的容器包装丸粒 (2)能完整、真实标注丸粒信息 (3)具有诚信意识、质量为本意识	
12	清场	(1)能对容器、工具和设备进行清洗、清洁、消毒 (2)能对一体化工作站进行清场 (3)具有GMP管理意识	

五、课后作业

1. 试分析蜜丸贮存过程中易发霉、虫蛀的原因。

2. 画出蜜丸制备工艺流程图。

附件1 学习任务书

某患者在某中医馆就诊，中医馆医师为患者开具了一张900g大山楂丸（水蜜丸）的处方，每丸重9g，患者要求在该中医馆的制剂室完成加工，3日后自行来取。成品要求是棕红色或褐色的大蜜丸，味酸甜，口感细腻，能长期储存，质量符合《中华人民共和国药典》（2020年版）等相关要求。

普通处方

××× 中医院处方笺

姓名	×××	性别	女	门诊	××××××××
科别	中医科	年龄	35岁	日期	××××年××月××日

临床诊断：食积内停证

R:
  山楂692g　　　　　六神曲(麸炒)104g　　　　　炒麦芽104g

1剂，每日2丸

口服，一次1丸，分早晚两次饭后服用

注：制大蜜丸，每丸重9g

医师	×××	审核	×××	金额	××
调配	×××	核对	×××	发药	×××

附件2 大山楂丸（大蜜丸）的制备任务单

任务名称			
剂型		数量	
工期		质量要求	
接单日期		接单人	

附件3 大山楂丸（大蜜丸）的制备方案

编制人：　　　　　　　　　　　　　　　　　　编制日期：

工具	
材料	
设备	
资料	
工作方法	
劳动组织形式	
制备工艺	
成品质量要求	
制备计划用时	制备地点

附件4 大山楂丸（大蜜丸）的制备记录单

工序	人员	起止时间	生产地点	控制项目
炼蜜的制备				用蜜量： 加热温度： 含水量： 相对密度： 颜色： 黏性：
粉末的制备				粉末粒度： 外观： 重量：
制丸块				丸块外观： 质地： 重量：

工序	人员	起止时间	生产地点	控制项目
制丸条				丸条长度： 外观： 重量：
制丸粒				丸粒粒径： 外观： 重量：
干燥				干燥时间： 外观： 重量：
包装与贴签				容器材质与规格：

任务B-4-2　按照规程完成大蜜丸蜡壳的制备

一、核心概念

1. 蜡壳

蜡壳又叫"蜡皮儿"，是一种混合蜡制成的圆形包装材料，常用于包装大蜜丸。

2. 复罩

复罩指将完成封口的蜡丸置于蜡液中覆盖一层蜡液的操作过程。

二、学习目标

1. 能按要求完成物料准备，具有质量为本意识。

2. 能按照蜡壳的制备方案，完成蜡壳制备工序，具有规范生产意识、质量危机意识和诚信意识。

3. 具备社会主义核心价值观、工匠精神、劳动精神和劳模精神等思政素养。

三、基本知识

1. 蜂蜡

本品为蜜蜂科昆虫中华蜜蜂或意大利蜜蜂分泌的蜡。依据加工情况不同分为：

（1）黄蜡　又名黄占，为将蜂巢置水中加热，滤过，冷凝取蜡或再精制而成，为不规则团块，大小不等，呈黄色、淡黄棕色或黄白色，不透明或微透明，表面光滑。体较轻，蜡质，断面砂粒状。用手搓捏能软化，有蜂蜜样香气，味微甘。

（2）白蜂蜡　由黄蜡经漂白制成，可将蜂蜡切成薄片，或加热成带状薄片，倒入缸中，放置露天经日晒夜露和随时搅拌，视其色由黄变白，随即加热熔合，呈半透明色蜂蜡。蜂蜡的主要成分为棕榈酸蜂蜡醇酯，另含有少量的游离高级醇而有乳化作用。蜂蜡的熔点为 62 ～ 65℃。蜂蜡可用作制备蜡纸。传统制蜡壳以其为主要原料。

2. 工具的制作

（1）制木球　选用硬杂木（如梨木、杏木、水曲柳等）经水浸透后锬成直径2.5cm 等不同规格的圆木球 (即略大于 9g 蜜丸)。过去是"锻匠镶"，现在可用车床加工。在各个圆木球上顶保留一个 2cm 的小孔穴，将做成后的木球放入沸水中煮透，捞出泡在冷水盆中备用。

（2）制弯杆　用 3 号铁丝制成"L"形弯杆 12 个，弯钩端磨尖。每 6 根扦子背靠背用细绳扎成束，使弯扦头分布均匀如梅花形，将绳扎的部分在溶化的蜡液中蘸一下，冷却后即能固定坚牢。

3. 蜡壳的特点

（1）密封性好。

（2）可防光照、防吸潮、防虫蛀、防挥发。

（3）延长了中药丸剂的保质期。

四、能力训练

（一）操作条件

① 人员：操作员需穿着工作服，清洁双手。

② 设备：电磁炉、不锈钢锅、不锈钢盆、木球、铁支子、电烙铁、小刀、印章、毛巾等。

③ 材料：蜂蜡、适量冷水。

④ 资料：手工制蜡壳的 SOP。

⑤ 环境：温度 18 ～ 26℃，相对湿度 45% ～ 65%，一般照明的照明值不低于 300lx，中药临方制剂一体化工作站。

（二）安全及注意事项

1. 岗位应加强通风，降低粉尘浓度。

2. 生产过程中所有物料均应有标识，防止发生混药。

3. 制备蜡壳的器具、设备应清洁。

4. 控制蜡液温度，防止烫伤。

5. 电安全、消防安全。

（三）操作过程

序号	工作内容	操作方法及说明	质量标准
1	准备工作	（1）人员净化 （2）器具准备：电磁炉、不锈钢锅、不锈钢盆、木球、铁支子、电烙铁、小刀、印章、毛巾、蜂蜡、适量冷水	（1）清场合格，文件、器具准备齐全，生产环境和设备符合工艺要求 （2）具有GMP管理意识
2	蜂蜡的漂白	（1）做蜡条：将两根手掌般宽的长条木板刨光并用水浸透，捞出后擦干表面水分。将蜂蜡加热溶化后，用木板沾一下，然后浸入冷水中冷却，取出木板即可撕下蜡皮，呈条状。两根木板交替操作，直至做完蜡条，收集蜡条扎成捆存放备用 （2）晒蜡：选天气晴朗的日子，将蜡皮均匀地摊晒在芦席或水泥地面上，每日翻动一次，在中午气温高时注意观察，如发现蜡皮有受热溶化迹象可喷淋清水少许以降温。连晒三天左右	（1）确保蜡液纯净 （2）晒蜡时以蜂蜡条由黄色变为纯白色为度 （3）具有规范操作意识、质量意识
3	兑蜡和试蜡	按8：2的比例往蜂蜡中兑入质地纯净且较坚硬的矿蜡。先试作几个蜡壳放一宿，如果发生变形说明硬度不够，可再减少许矿蜡。如蜡壳用手轻捏即碎裂，说明硬度太大，可加入少许蜂蜡调节，调节至蜡壳放置一宿不走形，手捏之柔韧不破裂为度，即可开始操作	（1）兑蜡比例适宜，以蜡壳手捏之柔韧不破裂为度 （2）具有规范操作意识、质量意识
4	吊壳	将蜡置锅内加热溶化（温度控制在70～74℃），取用水浸湿的木球，除去表面水分后插于铁支上，立即进入溶液中1～2min，取出，使剩余蜡液流尽，再同法浸入，如此重复操作数次至适宜厚度，再浸于冷水中使之凝固	（1）蜡液温度控制适宜 （2）蜡层增厚至看不清木球为度，蜡壳表面光滑无裂纹，内外均匀 （3）蜡壳大小适宜，壳与丸分离而不粘连，壳内留有空隙，药丸能活动自如为度 （4）具有规范操作意识、质量意识
5	割尾巴与剖壳	（1）将蜡球从铁支上取下时，木球与铁支连接处会形成一个蜡质的尾巴和孔洞，用小刀切去尾巴，然后用拇指和食指夹住蜡球缓缓转动，用小刀沿赤道线切一缝，用手轻轻转动取下木球 （2）取下的木球置清洁处凉干水分或用布吸去水分，将蜡皮用小刀割为两个相连的半球形，取出木球	（1）切口平滑无毛刺 （2）尾巴长度适宜 （3）两个相连半球大小均匀、不分离 （4）具有规范操作意识、质量意识
6	封口	（1）将需封藏的丸药置蜡壳中 （2）用鸭嘴形电烙铁沿缝合缝烫一圈（固封时蜡液温度以75～77℃为宜），封口	（1）封口平整，表面均匀 （2）具有规范操作意识、质量意识

序号	工作内容	操作方法及说明	质量标准
7	复罩	将封好的蜡球重新装在弯签上,在热蜡液中浸一下旋即提起,让其在空气中冷却,取下后用鸭嘴烙铁烫平尾巴。将蜡丸再次进入蜡液中,复罩平整	(1)蜡球平整、光滑、厚度适宜 (2)具有规范操作意识、质量意识
8	盖印	用印章在蜡丸上盖上药名和生产单位	(1)信息完整、字体清晰 (2)盖印力度适宜,蜡壳不破裂 (3)具有规范操作意识、质量意识、诚信意识
9	清场	清洁场地和设备	(1)场地清洁 (2)工具和设备清洁及摆放合理 (3)具有GMP管理意识

【问题情境一】

某药企用手工制备蜡壳,在包装蜜丸的过程中发现能看见里面的蜜丸,试分析产生此现象的原因有哪些? 应如何解决?

原因: 吊蜡皮吊的层数太少。

解决方法: 应增加吊蜡皮的层数,直至蜡层增厚至看不清木球为止。

【问题情境二】

某药企要手工制备的蜡壳,发现用手轻捏即碎裂,试分析产生此现象的原因是什么? 应如何解决?

原因: 蜡的硬度太大。

解决方法: 可加入少许蜂蜡调节,调节至试作的蜡壳放置一宿不走形,手捏之柔韧不破裂为度,再开始批生产。

(四)学习结果评价

序号	评价内容	评价标准	评价结果(是/否)
1	准备工序	(1)能进行人员净化和器具准备 (2)具有质量为本意识	
2	蜂蜡的漂白	(1)能按要求完成做蜡条、晒蜡操作 (2)具有规范操作意识、质量意识	
3	兑蜡和试蜡	(1)能正确调整蜡的比例 (2)具有规范操作意识、质量意识	
4	吊壳	(1)能正确控制蜡液温度 (2)能正确判断蜡层增厚及表面状态 (3)能根据药丸大小正确选择木球尺寸 (4)具有规范操作意识、质量意识	

序号	评价内容	评价标准	评价结果(是/否)
5	割尾巴与剖壳	(1)能正确进行切口操作,力度适宜,切口平滑无毛刺 (2)能正确判断相连半球大小、切口尾巴的长度 (3)具有规范操作意识、质量意识	
6	封口	(1)能正确进行封口操作,封口平整、表面均匀 (2)具有规范操作意识、质量意识	
7	复罩	(1)能正确进行复罩操作,蜡球平整、光滑、厚度适宜 (2)具有规范操作意识、质量意识	
8	盖印	(1)能正确进行盖印操作,盖印信息完整、字体清晰 (2)盖印力度适宜,蜡壳不破裂 (3)具有规范操作意识、质量意识、诚信意识	
9	清场	(1)能对容器、工具和设备进行清洗、清洁、消毒 (2)能对一体化工作站进行清场 (3)具有GMP管理意识	

五、课后作业

1. 画出吊蜡壳工艺流程图。

2. 蜡壳粒径不均匀,表面凹凸不平,试分析原因并提出解决方案。

任务B-4-3 能解决大山楂丸(大蜜丸)制备过程中出现的工艺问题

一、核心概念

1. 返砂

蜜丸在贮藏一定时间后,在蜜丸中有糖等结晶析出,此现象称为"返砂",是蜜丸常见的质量问题之一。

2. 空心

当将蜜丸掰开时,在其中心有一个小空隙,常见饴糖状物析出,此现象称为"空心",其原因主要是制丸时揉搓不够。克服的办法是加强合坨和搓丸。

3. 物料平衡

物料平衡指产品或物料实际产量或实际用量及收集到的损耗之和与理论产量或理论用量之间的比值,并考虑可允许的偏差范围。

4. 收率

收率是一种反映生产过程中投入物料的利用程度的技术经济指标。

二、学习目标

1. 能及时处理大山楂丸（大蜜丸）制备过程中的常见问题，具有解决问题等通用能力和质量危机意识等职业素养。

2. 能进行物料平衡、收率、理论蜜丸总量、炼蜜用量的计算，具有数字应用能力等通用能力和成本管理意识、效率意识等职业素养。

3. 具备社会主义核心价值观、工匠精神、劳动精神和劳模精神等思政素养。

三、基本知识

1. 大山楂丸（大蜜丸）物料平衡度计算公式

$$物料平衡度 = \frac{干丸总重量 + 废弃量}{粉末投入量 + 投入辅料量} \times 100\%$$

2. 大山楂丸（大蜜丸）的收率计算公式

$$总收率 = \frac{包装实得干丸剂量（万丸）}{中药饮片投料理论产出量（万丸）} \times 100\%$$

$$某工序总收率 = \frac{实际得到中间产品量（kg）}{实际投入原辅料量（kg）} \times 100\%$$

3. 理论蜜丸总量或炼蜜用量计算公式

药粉量 × （100 - 药粉含水量）% + 炼蜜用量 × （100 - 炼蜜含水量）% = 蜜丸制成总量 × （100 - 蜜丸含水量）%

4. 手工制丸机的结构特点

手工制丸机由搓条板和搓丸板两部分组成，是小规模制作丸剂的最佳工具。搓条板由制条板和制条面组成，药条的粗细由尺度条控制，搓条板可将每一块药团搓成适宜长度的丸条。搓丸板由上下两块带有凹槽的模板做成。搓好的丸条可置于搓丸板的沟槽底板上，由轻至重前后搓动数次，可将其搓成适宜规格的丸剂，常见规格有 3g、6g、9g 三种。

四、能力训练

（一）操作条件

① 人员：操作员需要经过生产区更衣程序和净化区后进入操作间。

② 设备：小型打粉机、炼蜜锅、搓条板、搓丸板、微波干燥机、包装机、

计算器等。

③ 材料：制丸药粉、标签纸、签字笔、烧杯、劳保用品等。

④ 资料：《药品生产质量管理规范》生产工艺、操作方法、操作规程等。

⑤ 环境：洁净度应达到大于 D 级洁净度要求，温度 18 ~ 26℃，相对湿度 45% ~ 65%，一般照明的照明值不低于 300lx，中药临方制剂一体化工作站。

（二）安全及注意事项

1. 操作环境应加强通风，尽量降低粉尘浓度。

2. 器具、设备一药一清理，避免混药。

3. 及时将做好的丸粒交中间站或下一道工序。

4. 水电安全、消防安全。

（三）常见问题与解决方法

工作环节	常见问题	原因	解决方法
实施方案与过程控制	丸块、丸条黏腻、易变性	（1）炼蜜偏嫩 （2）蜜粉比例过大	（1）蜂蜜炼制程度应根据处方饮片的性质、粉末的粗细、含水量的高低、当时的气温及湿度情况调整 （2）采用分次加蜜的方法 （3）具有解决问题的能力
	丸块偏硬搓条困难	（1）环境气温低，合坨时间过长，丸块冷却快 （2）蜜粉比例过小	（1）蜜粉混合前趁热加入炼蜜，快速混合均匀 （2）如已合坨，可在丸块中加适量炼蜜重新混合均匀 （3）具有解决问题的能力
	蜜丸表面粗糙	（1）药粉过粗 （2）加蜜量少而且混合不均 （3）润滑剂用量不足	（1）药粉过筛至细粉或极细粉 （2）做好的蜜丸重新合坨，增加炼蜜用量 （3）给足润滑剂，用毛刷蘸取润滑剂在搓丸板上刷匀 （4）具有解决问题的能力
	皱皮	（1）炼蜜较嫩而含水分过多，当水分蒸发后蜜丸萎缩 （2）包装不严，蜜丸在湿热季节吸潮，而在干燥季节水分蒸发，使蜜丸反复产生胀缩现象而造成 （3）润滑剂使用不当	（1）将蜜炼制一定程度，控制含水量适当 （2）检查包装密闭性，加强包装使之严密，最好用蜡壳包装 （3）所用润滑剂适宜并均匀 （4）具有解决问题的能力
	空心	制丸时揉搓不够	（1）加强合坨和搓丸 （2）具有解决问题的能力
	返砂	（1）蜜质量欠佳，"油性"小，含果糖少 （2）合坨不均匀 （3）炼蜜较嫩，含水量较高	（1）改善蜂蜜质量，选用"油性"较大的好蜜 （2）对蜂蜜加强炼制，控制炼蜜程度 （3）具有解决问题的能力

続表

工作环节	常见问题	原因	解决方法
实施方案与过程控制	物料平衡超限度	（1）操作不标准导致物料损失过大 （2）不同工序之间交接不细致，出现错误或遗漏	（1）规范操作，规范交接，双人复核；物料平衡限度为96%~102% （2）具有数字应用能力和成本管理意识

【问题情境一】

临方制剂员小李接到制作大蜜丸任务，领取物料情况如下：山楂692g，六神曲（麸炒）104g，炒麦芽104g。小李需要先将该批物料进行混合粉碎、过筛，得到细粉，过筛后有部分损耗，称得粉末重量为832g，请计算物料在粉碎过程中的收率。

计算过程：收率=837/（692+104+104）×100%=93%

【问题情境二】

某药工在做山楂丸的过程中，按规定的蜜粉量加入后，发现合坨时黏手不易成型，此时该如何处理？

解答：可按原处方比例再次混合粉碎、过筛一些药粉，然后少量多次加入原来的软材中，继续合坨，制成软硬适度的软材，同时记录好用粉量。

（四）学习结果评价

序号	评价内容	评价标准	评价结果（是/否）
1	丸块、丸条黏腻、易变性	（1）能正确处理丸块、丸条黏腻、易变性的问题 （2）具有解决问题的能力	
2	丸块偏硬	（1）能正确处理丸块偏硬的问题 （2）具有解决问题的能力	
3	蜜丸表面粗糙	（1）能正确处理蜜丸表面粗糙的问题 （2）具有解决问题的能力	
4	空心	（1）能正确处理蜜丸空心的问题 （2）具有解决问题的能力	
5	返砂	（1）能正确处理蜜丸反砂的问题 （2）具有解决问题的能力	
6	物料平衡超限度	（1）能正确处理物料平衡超限的问题 （2）具有解决问题的能力和成本管理意识	

五、课后作业

1. 某中药临方制剂中心收到一份订单，药材打粉后药粉总量100g，炼蜜用量103g，药粉含水量为8%，炼蜜含水量为14%，试计算蜜丸制成总量。

2. 试分析大山楂丸（大蜜丸）出现丸块偏软、丸条黏腻易变性的原因，并提出解决方法。

任务 B-4-4　能正确判断大山楂丸（大蜜丸）的质量

一、核心概念

1. 粘连

粘连指在温度、湿度和压力影响下丸剂之间黏在一起。

2. 薄层色谱法

薄层色谱法系将适宜的固定相涂布于玻璃板、塑料或铝基片上，成一均匀薄层。待点样、展开后，根据比移值（Rf）与适宜的对照物按同法所得的色谱图的比移值（Rf）作对比，用以进行药品的鉴别、杂质检查或含量测定的方法。

3. 标示重量

标示重量指该剂型单位剂量的制剂中规定的主药含量，通常在该剂型的标签上表示出来。

二、学习目标

1. 能对大山楂丸（大蜜丸）成品的质量进行判断，具有质量危机意识和GMP管理意识。

2. 能对大山楂丸（大蜜丸）成品进行验收交付，具有良好的沟通交流能力。

3. 能完善规范填写大山楂丸（大蜜丸）质量评价表，整理、存档相关操作记录，具有良好的信息处理能力。

4. 具备社会主义核心价值观、工匠精神、劳动精神和劳模精神等思政素养。

三、基本知识

1. 大山楂丸（大蜜丸）的外观性状检查

外观检查应在安静、光线充足的地方进行，检查前应全面清洁检查区域，以防污染样品。在平板或白色底板上，随机取数目不少于10个的丸剂，对每个丸剂进行如下检查：

（1）性状、大小和重量是否符合标准要求。

（2）表面是否有裂痕、开裂、附着异物等。

（3）颜色是否均匀、稳定。

（4）气、味是否符合要求。

大山楂丸外观应圆整，大小、色泽应均匀，无粘连现象，呈棕红色或褐色的大蜜丸；味酸、甜。

2. 大山楂丸（大蜜丸）的重量差异检查

以 10 丸为 1 份（丸重 1.5g 及 1.5g 以上的以 1 丸为 1 份），取供试品 10 份，分别称定重量，再与每份标示重量（每丸标示量 × 称取丸数）相比较（无标示重量的丸剂，与平均重量比较），超出重量差异限度的不得多于 2 份，并不得有 1 份超出限度 1 倍。大山楂丸（大蜜丸）的重量差异限度见表 B-4-1。

表 B-4-1　大山楂丸（大蜜丸）的重量差异限度

标示重量（或平均重量）	重量差异限度
0.05g 及 0.05g 以下	+12%
0.05g 以上至 0.1g	±11%
0.1g 以上至 0.3g	+10%
0.3g 以上至 1.5g	±9%
1.5g 以上至 3g	±8%
3g 以上至 6g	±7%
6g 以上至 9g	±6%
9g 以上	±5%

3. 大山楂丸（大蜜丸）常见包装材料及选用原则

大山楂丸（大蜜丸）常用的包装材料有蜡纸盒、铝塑泡罩、塑料球壳外封蜡层、传统蜡壳等。

包装材料	优点	缺点
蜡纸盒	（1）可以防潮，抗水性和防油脂渗透性能强 （2）可以选择不同的涂布方式，如熔融浸渍涂布、溶剂涂布或槽式涂布 （3）原纸多使用硫酸盐木浆抄造，不含填料，可以染色或印刷	（1）不适宜含挥发性药物成分，易导致有效成分逸出，降低药效 （2）蜡皮性脆容易破碎，在运输和保管上很困难
铝塑泡罩	（1）阻隔性好，具有良好的防潮、遮光、阻氧性能，保证药品安全 （2）热封性能好，采用了一次成型的工艺，防止药品中的氧气和水分进入 （3）便于携带，可减少药品在携带和服用过程中的污染	（1）铝塑泡罩无法完全封闭液体或半液体物品，易造成泄漏和污染 （2）铝塑泡罩相对脆弱，无法承受重物的重压或尖锐物品的刺破 （3）使用铝塑泡罩包装易燃物品会增加火灾、爆炸等意外事件的风险

包装材料	优点	缺点
塑料球壳外封蜡层	（1）重量轻，强度和耐性好，使用方便 （2）隔离性好，对气体有隔离作用 （3）化学性能优良，耐腐蚀 （4）易加工成型，易热封复合，物理性能优良，化学稳定性好，塑料属于轻材料，加工成型简单多样 （5）具有一定的价格竞争力	（1）塑料包装材料使用周期短，废弃后不易处理或降解，对环境影响严重 （2）易老化、易燃、耐热性差、物理化学稳定性低于玻璃，特别是聚合残留单体和引发剂、添加剂具有潜在的生理活性，与药物相互作用，废物不易分化或处理，易造成环境污染
蜡壳	（1）密封性好，使蜜丸滋润、柔软，防止蜜丸受潮、霉变、虫蛀 （2）持久保持药效，延长保质期	（1）耐低温性能差 （2）易碎裂，储存和搬运过程中，由于互相碰撞，易造成较大比例的破裂

4. 单剂量包装大山楂丸（大蜜丸）的装量差异检查

取供试品 10 袋（瓶），分别称定每袋（瓶）内容物的重量，每袋（瓶）装量与标示装量相比较，超出装量差异限度的不得多于 2 袋（瓶），并不得有 1 袋（瓶）超出限度 1 倍。单剂量包装大山楂丸（大蜜丸）的装量差异限度见表 B-4-2。

表 B-4-2　单剂量包装大山楂丸（大蜜丸）的装量差异限度

标示装量	装量差异限度
0.0g 及 0.5g 以下	+12%
0.5g 以上至 1g	±11%
1g 以上至 2g	+10%
2g 以上至 3g	±8%
3g 以上至 6g	±6%
6g 以上至 9g	±5%
9g 以上	±4%

5. 大山楂丸（大蜜丸）的验收交付流程与要求

验收大山楂丸（大蜜丸）应当做好验收记录，包括药品的名称、剂型、规格、批号、生产日期、有效期、数量、验收合格数量、验收结果、质量要求等内容。验收人员应当在验收记录上签署姓名和验收日期。

交付大山楂丸（大蜜丸）时要做好发药交代与用药指导。交付药品时注意核对患者姓名、年龄等基本信息，指导患者大山楂丸（大蜜丸）的服用方法为口服，饭后服用，一日 2 次，每次 1 丸。服用期间不宜同时服用滋补性中药。脾胃虚弱，无积滞而食欲不振者不适用。有高血压、心脏病、肝病、糖尿病、肾病等慢性病严重者应在医师指导下服用。儿童、孕妇、哺乳期妇女、年老体弱者应在医师指导下服用。对本品过敏者禁用，过敏体质者慎用。本品性状发生改变时禁止使用。儿童必须在成人监护下使用。服用前应除去蜡皮、塑料球壳；本品可嚼服，也可分份吞服。如果患者正在使用其他药物，用药前请患者咨询医师，并将所有已确诊的疾病及正在接受的治疗方案告知医师。

四、能力训练

（一）操作条件

① 人员：操作员需要经过生产区更衣程序和净化区后进入操作间。

② 设备：分析天平（感量 1mg）、自动包装机等。

③ 材料：扁形称量瓶、称量纸、白纸、包装材料、标签纸、铅字笔、弯头和平头手术镊、搪瓷盘、计算器、计时器、劳保用品等。

④ 资料：电子天平操作规程、包装机操作规程、《重量检查记录》《包装记录》《装量差异检查记录》《验收记录》等。

⑤ 环境：洁净度应达到大于 D 级洁净要求，温度 18 ～ 26℃，相对湿度 45% ～ 65%，一般照明的照明值不低于 300lx，中药临方制剂一体化工作站。

（二）安全及注意事项

1. 检查电子天平、包装机设备检验合格证是否有效。

2. 包装材料领用时，须认真核对标签、说明书的产品名称、规格与"包装记录 - 包装指令单"一致。

3. 贴标签前，根据"包装记录 - 包装指令单"核对待包装品和所用包装材料的名称、规格、数量是否一致，质量状态是否合格。

4. 机器运行过程中，禁止用手或拿清洁用品伸入压合、冲切等运动部件中清洁异物，以免发生安全事故。

（三）操作过程

工作环节	步骤	操作方法及说明	质量标准
质检	性状判断	（1）随机抽取适量制备完成的大山楂丸（大蜜丸），置于水平桌面的白纸上 （2）用中药临方制剂质量评价法，观察外观性状、色泽，评价口感及气味等 （3）填写记录	（1）抽样的随机化原则 （2）本品为棕红色或褐色的大蜜丸；味酸、甜。外观应圆整，大小、色泽应均匀，无粘连现象 （3）及时记录 （4）具有质量危机意识
	重量差异	（1）校准和检查电子天平 （2）取供试品 10 丸，精密称定总重量，求平均丸重 （3）用减重法称单丸丸重 （4）用质量标准判断该批丸剂的重量差异是否合格 （5）填写记录 （6）清场	（1）零点、量程、水平符合规定要求 （2）精密称重，准确至千分之一 （3）严格按照 SOP 完成操作 （4）超出重量差异限度的不得多于 2 份，并不得有 1 份超出限度 1 倍 （5）及时记录、准确 （6）符合 GMP 清场与清洁要求 （7）具有质量危机意识

工作环节	步骤	操作方法及说明	质量标准
质检	包装	（1）准备生产：QA开工检查，设备调试，领取上一工序大山楂丸铝塑包装半成品（10丸/板），复核产品名称、产品批号、数量规格等 （2）开始包装：领料，开动机器，分包装（1板/盒）、贴标签、印字、关闭机器 （3）填写记录 （4）清场	（1）检查设备清洁度与运转情况；设置包装参数；领取大山楂丸（大蜜丸），安放包装盒 （2）严格按照SOP完成操作 （3）及时记录、准确 （4）符合GMP清场与清洁要求 （5）具有规范生产意识
	装量差异	（1）校准和检查电子天平 （2）取供试品10盒，精密称定总重量，求平均丸重 （3）用减重法称量每包重量 （4）用质量标准判断该批丸剂的重量差异是否合格 （5）填写记录 （6）清场	（1）零点、量程、水平符合规定要求 （2）精密称重，精确至千分之一 （3）严格按照SOP完成操作 （4）超出装量差异限度的不得多于2盒，并不得有1包超出限度1倍。 （5）及时记录、准确 （6）符合GMP清场与清洁要求 （7）具有质量危机意识
成品交付	验收交付	（1）核对大山楂丸（大蜜丸）成品信息，填写验收记录 （2）大山楂丸（大蜜丸）成品的发药交代和用药指导	（1）品种、剂型、数量、工期和质量要求等无误；记录填写及时、准确 （2）患者信息核对无误，发药交代礼貌服务、用药指导正确无误 （3）具有良好的沟通交流能力
	整理存档	（1）收集学习任务书、制备任务单、制备方案、制备记录单、检查记录单等 （2）将整理后的所有单据交给指导老师审核后归档保存，档案保存注明人员、时间等信息，保存时间为2年	（1）单据收集整理齐全，单据内容真实，无涂改，字迹清晰 （2）档案信息正确，保存规范 （3）具有良好的信息处理能力

【问题情境一】

质检员小王在对大山楂丸（大蜜丸）进行重量差异检查，标示量为9.00g，测得10丸的重量分别为9.12g、9.08g、8.88g、8.98g、9.52g、9.41g、9.61g、9.12g、9.17g、9.09g，是否判定该批丸剂合格？为什么？

解答：根据《中国药典》（2020年版）重量差异检查，平均丸重9g以上的重量差异限度为±5%，按规定，超出重量差异限度的不得多于2份，并不得有1份超出限度1倍。该批丸剂中有2丸超过重量差异限度，但均未超出1倍，因此判定该批丸剂合格。

【问题情境二】

质检部新员工小李根据《中国药典》（2020年版）通则0108对丸剂进行质量检查，重量差异做完后，准备做溶散时限检查，主管告诉他不用做了，请问这是为什么？

解答：《中国药典》（2020年版）规定：除另有规定外，大蜜丸及研碎、嚼碎后或用开水、黄酒等分散后服用的丸剂不检查溶散时限。大蜜丸因其个体较大，吃的时候一般需要掰开分几次嚼碎来服用，所以不做溶散时限检查。药片个小，不用嚼，直接吞下的，才需要做溶散时限检查。

（四）学习结果评价

序号	评价内容	评价标准	评价结果（是／否）
1	性状判断	（1）能正确取样大山楂丸（大蜜丸） （2）能使用质量评价法正确判别大山楂丸（大蜜丸）的性状是否符合要求 （3）能规范如实填写记录 （4）具有质量危机意识	
2	重量差异	（1）能校准和检查电子天平 （2）能使用电子天平进行重量差异检测 （3）能正确判别重量差异是否符合要求 （4）能按照实际过程规范如实填写记录 （5）能对场地、设备、用具进行清洁消毒 （6）具有质量危机意识和GMP清场管理意识	
3	包装	（1）能完成包装前的准备 （2）能按照规程完成大山楂丸（大蜜丸）的包装 （3）能按照实际过程规范如实填写记录 （4）能对场地、设备、用具进行清洁消毒 （5）具有规范生产意识和GMP清场管理意识	
4	装量差异	（1）能校准和检查电子天平 （2）能使用电子天平进行装量差异检测 （3）能正确判别装量差异是否符合要求 （4）能按照实际过程规范如实填写记录 （5）能对场地、设备、用具进行清洁消毒 （6）具有质量危机意识和GMP清场管理意识	
5	验收交付	（1）能完成大山楂丸（大蜜丸）成品的验收 （2）能完成大山楂丸（大蜜丸）成品的交付 （3）具有良好的沟通交流能力	
6	整理存档	（1）能按照规程完成资料的收集整理 （2）能按照规程完成资料的存档 （3）具有良好的信息处理能力	

五、课后作业

1. 请查阅资料，设计大山楂丸（大蜜丸）包装流程图，并编写包装标准操作流程。

2. 请查阅资料，分析大山楂丸（大蜜丸）不同包装材料的优缺点。

项目B-5 浓缩丸的制备

任务B-5-1 能按照要求完成逍遥丸（浓缩丸）的制备

一、核心概念

1. 浓缩丸

浓缩丸指将饮片或部分饮片提取浓缩后，与适宜的辅料或其余饮片细粉，以水、蜂蜜或蜂蜜和水为黏合剂制成的丸剂，又称药膏丸、浸膏丸。

2. 塑制法

塑制法指药材细粉加适宜黏合剂，混合均匀，制成软硬适宜、可塑性较大的丸块，再依次制丸条、分粒、搓圆而成的一种制丸方法。用于蜜丸、水蜜丸、水丸、浓缩丸、糊丸、蜡丸、微丸的制备。

3. 煎煮法

煎煮法指用水作溶剂，通过加热煮沸浸提药材成分的方法，又称煮提法或煎浸法。适用于有效成分能溶于水，且对湿、热较稳定的药材。由于煎煮法能浸提出较多的成分，符合中医传统用药习惯，故对于有效成分尚不清楚的中药或方剂进行剂型改进时，通常采用煎煮法粗提。

4. 浓缩

浓缩指在沸腾状态下，经传热过程，利用气化作用将挥发性大小不同的物质进行分离，从液体中除去溶剂得到浓溶液的工艺操作。蒸发是浓缩药液的重要手段。

二、学习目标

1. 能正确解读逍遥丸（浓缩丸）制备任务单，具有信息分析和自主学习能力。

2. 能编制逍遥丸（浓缩丸）的制备方案，具有信息检索和信息处理能力。

3. 能审核并确认逍遥丸（浓缩丸）制备方案，具有语言表达能力。

4. 能按照逍遥丸（浓缩丸）的制备方案完成逍遥丸（浓缩丸）的制备，具有质量为本意识、GMP 管理意识、规范生产意识、质量危机意识和诚信意识。

5. 具备社会主义核心价值观、工匠精神和劳动精神等思政素养。

三、基本知识

1. 处方中药饮片的鉴别

【柴胡】

北柴胡片为不规则厚片。外表皮黑褐色或浅棕色，具纵皱纹和支根痕。切面淡黄白色，纤维性。质硬。气微香，味微苦。

醋北柴胡片形如北柴胡片，表面淡棕黄色，微有醋香气，味微苦。

南柴胡片为类圆形或不规则片。外表皮红棕色或黑褐色。有时可见根头处具细密环纹或有细毛状枯叶纤维。切面黄白色，平坦。具败油气。

醋南柴胡片形如南柴胡片，微有醋香气。

【当归】

当归片为类圆形、椭圆形或不规则薄片。外表皮浅棕色至棕褐色。切面浅棕黄色或黄白色，平坦，有裂隙，中间有浅棕色的形成层环，并有多数棕色的油点，香气浓郁，味甘、辛、微苦。

酒当归片形如当归片。切面深黄色或浅棕黄色，略有焦斑。香气浓郁，并略有酒香气。

【白芍】

白芍片为类圆形的薄片。表面淡棕红色或类白色。切面微带棕红色或类白色，形成层环明显，可见稍隆起的筋脉纹呈放射状排列。气微，味微苦、酸。

炒白芍片形如白芍片，表面微黄色或淡棕黄色，有的可见焦斑。气微香。

【白术】

白术片为不规则的厚片。外表皮灰黄色或灰棕色。切面黄白色至淡棕色，散生棕黄色的点状油室，木部具放射状纹理；烘干者切面角质样，色较深或有裂隙。气清香，味甘、微辛，嚼之略带黏性。

麸炒白术片形如白术片，表面黄棕色，偶见焦斑。略有焦香气。

【茯苓】

茯苓个为类球形、椭圆形、扁圆形或不规则团块，大小不一。外皮薄而粗糙，棕褐色至黑褐色，有明显的皱缩纹理。体重，质坚实，断面颗粒性，有的具裂隙，外层淡棕色，内部白色，少数淡红色，有的中间抱有松根。气微，味淡，嚼之黏牙。

茯苓块为去皮后切制的茯苓，呈立方块状或方块状厚片，大小不一。白色、淡红色或淡棕色。

茯苓片为去皮后切制的茯苓，为不规则厚片，厚薄不一。白色、淡红色或淡棕色。

【甘草】

甘草片为类圆形或椭圆形的厚片。外表皮红棕色或灰棕色，具纵皱纹。切面略显纤维性，中心黄白色，有明显放射状纹理及形成层环。质坚实，具粉性。气微，味甜而特殊。

炙甘草片为类圆形或椭圆形切片。外表皮红棕色或灰棕色，微有光泽。切面黄色至深黄色，形成层环明显，射线放射状。略有黏性。具焦香气，味甜。

【薄荷】

薄荷饮片为不规则的段。茎方柱形，表面紫棕色或淡绿色，具纵棱线，棱角处具茸毛。切面白色，中空。叶多破碎，上表面深绿色，下表面灰绿色，稀被茸毛。轮伞花序腋生，花萼钟状，先端5齿裂，花冠淡紫色。揉搓后有特殊清凉香气，味辛凉。

2. 逍遥丸的基本知识

【处方来源】《太平惠民合剂局方》

【处方组成】柴胡100g，当归100g，白芍100g，炒白术100g，茯苓100g，炙甘草80g，薄荷20g。

【组方原则】方中柴胡性微寒，味苦、辛，功能解表退热、疏肝解郁、升阳举气，为君药。当归性温，味甘、辛，归心、肝、脾经，功能补血活血，为补血圣药、活血要药，故能调经止痛，且能润肠通便；白芍性微寒，味酸、苦，归肝脾二经，功能养血柔肝、平肝止痛，当归、白芍共为臣药，养血而敛阴平肝。甘草性平，味甘，归心、肺、脾、胃经，功能补脾益气、化痰止咳、缓解止痛、清热解毒、调和诸药；白术性温，味甘、苦，归脾、胃经，功能益气健脾、燥湿利水、止汗、安胎，甘草、白术为佐药，和中而补土；茯苓性平，味甘，归心、脾、肾经，功能淡渗利湿、健脾宁心，亦为佐药，助白术以益土，而令心气安宁。生姜性温，味辛，归肺、脾、胃经，功能解表散寒、温中止呕、温肺止咳；薄荷性凉，味辛，归肺、肝经，功能疏散风热、清理头目、利咽，疏肝行气，生姜与薄荷温中祛痰、疏肝泻肺，共为使药。诸药合用，共奏舒肝解郁，清热调经之功效。

【功能主治】疏肝健脾，养血调经。用于肝郁脾虚所致的郁闷不舒，胸胁胀痛，头晕目眩，食欲减退，月经不调。

【规格】每8丸相当于饮片3g。

3. 浓缩丸的特点

（1）方中全部或部分药材经过提取浓缩后，体积减小，便于服用与携带。

（2）利于储藏，不易霉变。

（3）浓缩丸的药材经过提取、浓缩和干燥工序，受热时间较长，工艺处理不当，可能会使有些成分稳定性受到影响，导致药效降低。

四、能力训练

（一）操作条件

① 人员：操作员需要经过生产区更衣程序和净化区后进入操作间。

② 机器：煎药机、小型打粉机、药筛、混合机、炼药机、中药自动制丸机、烘箱、多媒体设备等。

③ 材料：中药饮片（柴胡100g，当归100g，白芍100g，炒白术100g，茯苓100g，炙甘草80g，薄荷20g）、标签纸、喷壶等。

④ 资料：《中华人民共和国药典》（2020年版）；《药品生产质量管理规范》生产工艺、操作方法、操作规程；附件1学习任务书、附件2逍遥丸（浓缩丸）的制备任务单、附件3逍遥丸（浓缩丸）的制备方案、附件4逍遥丸（浓缩丸）的制备记录单等。

⑤ 环境：洁净度应达到大于D级洁净度要求，温度18～26℃，相对湿度45%～65%，一般照明的照明值不低于300lx，中药临方制剂一体化工作站。

（二）安全及注意事项

1. 泛丸岗位应加强通风，尽量降低粉尘浓度。
2. 生产过程中所有物料均应有标识，防止发生混药。
3. 中药煎药机使用时戴好手套，防止烫伤。
4. 按设备清洁要求进行清洁。
5. 水电安全、消防安全。

（三）操作过程

工作环节	工作内容	操作方法及说明	质量标准
下达任务	学习任务书的阅读理解（见附件1）	现场交流法，填写制备任务单（见附件2）	（1）正确解读学习任务书的剂型、数量、工期和质量要求等 （2）具有信息分析和自主学习能力
制订方案	逍遥丸（浓缩丸）制备方案的编制	资料查阅法；制备方案的编制（见附件3）	（1）方案全面合理，明确制备流程和质量标准 （2）具有信息检索和信息处理能力

工作环节	工作内容	操作方法及说明	质量标准
审核方案	审核并确认逍遥丸(浓缩丸)制备方案	制备方案的汇报;制备方案的修订确认	(1)汇报时采用文稿或PPT形式,结构严谨,层次清楚,详略得当 (2)与指导教师进行有效沟通,及时修改完善方案 (3)具有语言表达能力
实施方案与过程控制	1.生产前准备	(1)人员净化 (2)器具准备:煎药机、小型打粉机、药筛、混合机、炼药机、中药自动制丸机、烘箱	(1)清场合格,文件齐全,生产环境和设备符合工艺要求 (2)具有GMP管理意识
	2.用生姜提取挥发油,煎煮二次合并滤液,浓缩成稠膏	柴胡、当归各50g,薄荷与生姜100g提取挥发油,将药渣与炒白术、茯苓加水煎煮二次,合并滤液,滤过,浓缩成稠膏写制备记录单(见附件4)	(1)姜汁量不超过100mL (2)出3倍水煎液 (3)具有质量为本意识
	3.粉末的制备	对白芍及剩余当归、炙甘草(20g)进行洗涤、干燥、灭菌。除另有规定外,将饮片粉碎成细粉或最细粉 起模和盖面工序一般过6~7号筛的药粉 成型工序一般过5~6号筛的药粉,填写制备记录单(见附件4)	(1)所选用的饮片净度符合《中国药典》(2020年版)及《中药饮片质量标准通则试行》之规定 (2)药粉粒度符合工艺规程要求 (3)具有质量为本意识
	4.炙甘草水煎液的制备	取剩余炙甘草加水煎煮3次每次2h,合并煎液,滤过,或放置过夜,浓缩至适量	(1)煎煮加水量为药量的3倍水 (2)浓缩成浸膏 (3)具有质量为本意识
	5.制软材	在炙甘草浓缩水煎液,加入膏膏、细粉、挥发油及适量饴糖混匀制备软材	(1)软材要求湿润不沾手 (2)饴糖的加入量 (3)具有规范生产意识
	6.制丸	软材制成丸条,分粒,搓圆	(1)丸粒表面致密、光洁、色泽一致 (2)具有规范生产意识
	7.干燥	应及时低温干燥。干燥温度一般控制在60℃以下,填写制备记录单(见附件4)	(1)符合《中国药典》(2020年版)规定水丸的含水量不得超过12% (2)具有质量为本意识
	8.选丸	选丸丸粒干燥后,用筛网筛出不合格丸粒,以保证质量,填写制备记录单(见附件4)	(1)丸粒圆整、大小均匀、剂量准确 (2)具有质量为本意识
	9.包装与贴签	将生产合格的药丸装入适宜容器内,并在容器表面贴上标签,标注操作员、生产日期、药名、重量等,填写制备记录单(见附件4)	(1)容器清洁、消毒 (2)标注记录完整,真实 (3)具有诚信意识
	10.清场	清洁场地和设备	(1)场地清洁 (2)工具和设备清洁及摆放合理 (3)具有GMP管理意识

【问题情境一】

某药企业制备逍遥丸（浓缩丸），在生产过程中，药丸不光滑。试分析产生此现象的原因有哪些？应如何解决？

原因：泛丸制备过程中水加多了会导致结块，软材不成型。

解决方法：打粉要求是细粉，不能太粗。混合加水制软材要适中。

【问题情境二】

某药企要制备逍遥丸（浓缩丸），在生产过程中，挥发油的提取量不固定，试分析产生此现象的原因是什么？应如何解决？

原因：提取挥发油过程中温度过高或过低。

解决方法：挥发油提取过程中应严格控制提取温度，不要过于沸腾。

（四）学习结果评价

序号	评价内容	评价标准	评价结果（是/否）
1	任务书的阅读理解	（1）能解读任务书，解读任务的剂型、数量、工期和质量要求等 （2）具有信息分析和自主学习能力	
2	逍遥丸（浓缩丸）制备方案的编制	（1）能编制逍遥丸（浓缩丸）的制备方案，明确制备流程和质量标准，画出泛制的工艺流程图 （2）具有信息检索和信息处理能力	
3	审核并确认逍遥丸（浓缩丸）制备方案	（1）能采用文稿或PPT形式汇报，结构严谨，层次清楚，详略得当 （2）能与指导教师进行有效沟通，及时修改完善方案 （3）具有语言表达能力	
4	准备工序	（1）能进行人员净化和器具准备 （2）具有质量为本意识	
5	提取工序	（1）能准备好制丸赋形剂（姜汁） （2）具有GMP管理意识和质量为本意识	
6	粉碎过筛工序	（1）能正确进行物料的粉碎过筛操作 （2）能正确判断药粉粒度是否合格 （3）具有质量为本意识	
7	炙甘草水煎液制备工序	（1）能正确判断加水量 （2）能正确判断水煎液稠度是否合格 （3）具有规范生产意识	
8	制软材工序	（1）能正确判断软材是否合格 （2）能正确判断饴糖加入量是否合适 （3）具有质量危机意识	
9	制丸工序	（1）能正确判断丸粒粒径、外观是否合格 （2）具有规范生产意识	

序号	评价内容	评价标准	评价结果(是/否)
10	干燥工序	(1)能正确干燥丸粒 (2)具有质量为本意识	
11	选丸工序	(1)能准确筛选出合格的丸粒 (2)具有质量为本意识	
12	包装与贴签	(1)能选用适宜的容器包装丸粒 (2)能完整、真实标注丸粒信息 (3)具有诚信意识	
13	清场	(1)能对容器、工具和设备进行清洗、清洁、消毒 (2)能对一体化工作站进行清场 (3)具有GMP管理意识	

五、课后作业

1. 当出现浓缩丸产品表面色泽不一的问题时，试分析原因并提出解决方法。

2. 自行寻找一张可制备浓缩丸的处方，并编制该浓缩丸的制备方案。

附件1　学习任务书

某患者在某中医馆就诊，中医馆坐堂医师为患者开具了一张总药量为600g的逍遥丸（浓缩丸）的处方，要求制成每8丸重3g，患者要求在该中医馆的制剂室完成制备，2日后自行来取。成品要求是亮黑色的浓缩丸，气微，味甜、辛而后苦，表面致密光滑，便于吞服，不易吸潮，质量符合《中华人民共和国药典》（2020年版）等相关要求。

普通处方

×××中医院处方笺

姓名	×××	性别	女	门诊	×××××××
科别	中医科	年龄	35岁	日期	××××年××月××日

临床诊断:肝郁脾虚

R:
　　　　　柴胡100g　　当归100g　　白芍100g　　炒白术100g
　　　　　茯苓100g　　炙甘草80g　　薄荷20g
　　　　　　　　　　　　　　　　1剂
用法:浓缩丸，每8丸重3g。每日3次，1次3g,宜饭前(半小时)服用

医师	×××	审核	×××	金额	×××
调配	×××	核对	×××	发药	×××

附件2　逍遥丸（浓缩丸）的制备任务单

任务名称			
剂型		数量	
工期		质量要求	
接单日期		接单人	

附件3　逍遥丸（浓缩丸）的制备方案

编制人：　　　　　　　　　　　　　　　　　　编制日期：

工具	
材料	
设备	
资料	
工作方法	
劳动组织形式	
制备工艺	
成品质量要求	
制备计划用时	制备地点

附件4　逍遥丸（浓缩丸）的制备记录单

工序	人员	起止时间	生产地点	控制项目
挥发油的提取				提取挥发油物品重量： 提取挥发油的体积： 药渣与炒白术、茯苓第一次用水量： 第一次煎煮用时： 第一次煎煮滤液： 药渣与炒白术、茯苓第二次用水量： 第二次煎煮用时： 第二次煎煮滤液：
粉末的制备				粉末粒度： 外观： 重量：

工序	人员	起止时间	生产地点	控制项目
炙甘草水煎液的制备				第一次用水量： 第一次煎煮用时： 第一次煎煮滤液： 第二次用水量： 第二次煎煮用时： 第二次煎煮滤液： 第三次用水量： 第三次煎煮用时： 第三次煎煮滤液：
制软材				软材外观： 软材重量：
制丸				丸粒粒径： 外观： 重量：
干燥				干燥时间： 外观： 重量：
选丸				外观： 重量：
包装与贴签				容器材质与规格：

任务B-5-2　能解决逍遥丸（浓缩丸）制备过程中出现的工艺问题

一、核心概念

1. 物料平衡

物料平衡指产品或物料实际产量或实际用量及收集到的损耗之和与理论产量或理论用量之间的比值，并考虑可允许的偏差范围。

2. 收率

收率是一种反映生产过程中投入物料的利用程度的技术经济指标。

3. 炼蜜

炼蜜是指将蜂蜜过滤后热处理至一定程度的操作过程。炼蜜程度分嫩蜜、中蜜和老蜜。

嫩蜜：系指蜂蜜加热至 105 ～ 115℃而得的制品。嫩蜜含水量在 20% 以上，色泽无明显变化，稍有黏性。适用于黏性较强的药物制丸。

中蜜：系指蜂蜜加热至 116 ～ 118℃，满锅内出现均匀淡黄色细气泡的制品。炼蜜含水量约为 10% ～ 13%，用手指捻之多有黏性，但两手指分开时无长白丝出现。中蜜适用于黏性适中的药物制丸。

老蜜：系指蜂蜜加热至 119 ～ 122℃，出现有较大的红棕色气泡时的制品。老蜜含水量仅为 4% 以下，黏性强，两手指捻之出现白丝，滴入冷水中成边缘清楚的团状。多用于黏性差的矿物或纤维较重的药物制丸。

二、学习目标

1. 能及时处理逍遥丸（浓缩丸）制备过程中的常见问题，具有解决问题等通用能力和质量危机意识等职业素养。

2. 能进行物料平衡的计算，具有数字应用等通用能力和成本管理意识、效率意识等职业素养。

3. 具备社会主义核心价值观、工匠精神、劳动精神和劳模精神等思政素养。

三、基本知识

1. 逍遥丸（浓缩丸）提取（水煎液）物料平衡度计算公式

$$物料平衡度 = \frac{获取水煎液重量}{粉末投入量草药总重量 + 3倍水量} \times 100\%$$

2. 逍遥丸（浓缩丸）的收率计算公式

$$总收率 = \frac{包装实得干丸剂量（万丸）}{中药饮片投料理论产出量（万丸）} \times 100\%$$

$$某工序总收率 = \frac{实际得到中间产品量（kg）}{实际投入原辅料量（kg）} \times 100\%$$

四、能力训练

（一）操作条件

① 人员：操作员需要经过生产区更衣程序和净化区后进入操作间。

② 机器：烧杯、药筛、烘箱、搪瓷盘、计算器、制丸机等。

③ 材料：制丸药粉、蜂蜜、标签纸、签字笔、劳保用品等。

④ 资料：《药品生产质量管理规范》生产工艺、操作方法、操作规程等。

⑤ 环境：洁净度应达到大于 D 级洁净度要求，温度 18 ～ 26℃，相对湿度

45% ～ 65%，一般照明的照明值不低于300lx，中药临方制剂一体化工作站。

（二）安全及注意事项

1.制丸应进行通风、补尘，尽量降低粉尘浓度。

2.制丸的器具、设备一药一清理，避免混药。

3.及时将晾好的丸粒交中间站或下一道工序。

4.水电安全、消防安全。

（三）常见问题与解决方法

工作环节	常见问题	原因	解决方法
实施方案与过程控制	炼蜜	(1)火候把握不好 (2)颜色把握不准确	(1)熬制过程中要借助密度仪来进行测定 (2)具有解决问题的能力和数字应用能力
	丸粒大小不均匀	(1)合坨加蜜的量掌握不好 (2)成型过程中加粉不均匀	(1)少量多次，趁热添加 (2)具有解决问题的能力
	焦丸	(1)丸粒厚度不均匀 (2)烘箱温度不稳定 (3)物料未及时翻搅	(1)在烘箱的不锈钢盘中铺丸时厚度应尽量均匀，并在药物干燥的过程中及时翻搅。在条件允许的情况下，为干燥箱装鼓风装置，使干燥箱内各处温度一致 (2)具有解决问题的能力
	丸粒压缩变硬	在丸粒干燥的起始阶段，若水分蒸发过快，在粉粒外层的液体变薄，粉粒之间内聚力骤增，收缩作用增加，造成丸粒压缩变硬	(1)湿丸烘干温度应由低至高逐渐自然升温至各品种应控制的规定温度 (2)具有解决问题的能力
	表面粗糙	(1)药料中含纤维多 (2)药粉过粗	(1)饮片需要充分粉碎，并按照要求过筛 (2)具有解决问题的能力
	溶散迟缓	温度过高时(＞80℃)，湿丸中的淀粉类易糊化，黏性增加，不利于丸粒的溶散	(1)控制最高温度≤80℃，因为薄荷中存在挥发性成分，可再适当降低 (2)具有解决问题的能力
	物料平衡超限度	(1)操作不标准导致物料损失过大 (2)不同工序之间交接不细致，出现错误或遗漏	(1)规范操作，规范交接，双人复核；物料平衡限度为96%～102% (2)具有数字应用能力和成本管理意识

【问题情境一】

泛丸工小王在领料后，领取的物料如下：柴胡100g，当归100g，白芍100g，炒白术100g，茯苓100g，炙甘草80g，薄荷20g。小王在制备过程中，以上七味，柴胡、当归各50g，薄荷与生姜100g提取挥发油；药渣与炒白术、茯苓加水煎煮二次，每次2h，合并煎液共2900g，滤过，滤液浓缩成稠膏，白芍及剩余当归粉碎成细粉；取炙甘草20g，粉碎成细粉，剩余炙甘草加水煎煮三次，每次2h，合并煎液，滤过，或放置过夜；取滤液或上清液浓缩至适量，加入上述稠膏、细粉、挥发油及饴糖适量混匀制得合坨重量为710g，制丸，干燥，制备结束后，并未出现物料多余的情况，称量丸子的总重量为700g，请计算丹栀逍遥丸制备的整个过程的物料平衡。

计算过程： 物料平衡 =2900/（50+50+50+50+50+50+20+100+100）×3×2×100%=98.5%

【问题情境二】

如果你发现丸粒在制备的过程中，出现了一部分丸粒表面粗糙，怎么办。

解答： 丸粒表面粗糙说明白芍、当归、炙甘草在研磨过程中没有达到标准，逍遥丸（浓缩丸）在制备过程中细粉需要过100～120目筛。

（四）学习结果评价

序号	评价内容	评价标准	评价结果(是/否)
1	炼蜜	（1）能正确辨别炼蜜的各种程度 （2）具有解决问题的能力	
2	丸粒大小不均匀	（1）能正确处理丸粒大小不均匀的问题 （2）具有解决问题的能力	
3	焦丸	（1）能正确处理焦丸的问题 （2）具有解决问题的能力	
4	丸粒压缩变硬	（1）能正确处理丸粒压缩变硬的问题 （2）具有解决问题的能力	
5	表面粗糙	（1）能正确处理丸粒表面粗糙的问题 （2）具有解决问题的能力	
6	溶散迟缓	（1）能正确处理溶散迟缓的问题 （2）具有解决问题的能力	
7	物料平衡超限	（1）能正确处理物料平衡超限的问题 （2）具有解决问题的能力和成本管理意识	

五、课后作业

1. 试分析逍遥丸（浓缩丸）出现丸粒过硬的原因，并提出解决方法。
2. 合坨过程中表面粗糙怎么解决。

任务B-5-3　能正确判断逍遥丸（浓缩丸）的质量

一、核心概念

1. 重量差异

重量差异指按规定的称量方法测得每丸重量与平均丸重之间的差异程度。

2. 溶散时限

溶散时限指丸剂在水中溶化、崩散，碎粒全部通过吊篮筛网所需的时间；或丸剂虽未通过筛网但已软化没有硬"芯"所需的时间。

3. 药品包装

药品包装指选用适当的材料或容器，按一定的包装技术对中药制剂的成品或半成品进行分（灌）、封、装、贴签等操作，为药品提供品质保护、签注标签和说明的一种加工过程的总称。

4. 装量差异

装量差异指按规定的称量方法测得每袋（瓶）装量与标示装量之间的差异程度。

二、学习目标

1. 能对逍遥丸（浓缩丸）成品的质量进行判断，具有质量危机意识和 GMP 管理意识。

2. 能对逍遥丸（浓缩丸）成品进行验收交付，具有良好的沟通交流能力。

3. 能完善规范填写逍遥丸（浓缩丸）质量评价表，整理、存档相关操作记录，具有良好的信息处理能力。

4. 具备社会主义核心价值观、工匠精神、劳动精神和劳模精神等思政素养。

三、基本知识

1. 逍遥丸（浓缩丸）的重量差异检查

以 10 丸为 1 份（丸重 1.5g 及 1.5g 以上的以 1 丸为 1 份），取供试品 10 份，分别称定重量，再与每份标示重量（每丸标示量 × 称取丸数）相比较（无标示重量的丸剂，与平均重量比较），超出重量差异限度的不得多于 2 份，并不得有 1 份超出限度 1 倍。逍遥丸（浓缩丸）的重量差异限度见表 B-5-1。

表 B-5-1　逍遥丸（浓缩丸）的重量差异限度

标示重量（或平均重量）	重量差异限度
0.05g 及 0.05g 以下	+12%
0.05g 以上至 0.1g	±11%
0.1g 以上至 0.3g	+10%
0.3g 以上至 1.5g	±9%
1.5g 以上至 3g	±8%
3g 以上至 6g	±7%
6g 以上至 9g	±6%
9g 以上	±5%

2. 逍遥丸（浓缩丸）的溶散时限检查

取供试品 6 丸，选择适当孔径筛网的吊篮（丸剂直径在 2.5mm 以下的用孔径约 0.42mm 的筛网；在 2.5～3.5mm 之间的用孔径约 1.0mm 的筛网；在 3.5mm 以上的用孔径约 2.0mm 的筛网），照崩解时限检查法（通则 0921）片剂项下的方法加挡板进行检查。除另有规定外，小蜜丸、水蜜丸和水丸应在 1h 内全部溶散；浓缩水丸、浓缩蜜丸、浓缩水蜜丸和糊丸应在 2h 内全部溶散。滴丸不加挡板检查，应在 30min 内全部溶散，包衣滴丸应在 1h 内全部溶散。操作过程中如供试品黏附挡板妨碍检查时，应另取供试品 6 丸，以不加挡板进行检查。上述检查，应在规定时间内全部通过筛网。如有细小颗粒状物未通过筛网，但已软化且无硬芯者可按符合规定论。

3. 包装材料及选用原则

常用的丸剂包装材料有纸、塑料、玻璃、复合膜等。

包装材料	优点	缺点	常用的包材
纸类	（1）原料广泛、价格低廉 （2）安全卫生、无毒、无污染 （3）加工性能好，易于手工、自动化、机械化生产 （4）可自然降解、绿色环保 （5）印刷性能好，字迹清楚	（1）透过性大、防潮、防湿性能差 （2）传统造纸污染大	牛皮纸 高级化学纸浆 玻璃纸 蜡纸 植物羊皮纸 再生纸
塑料	（1）密度小、质轻 （2）化学性质优良、耐腐蚀 （3）阻隔性好 （4）可透明也可不透明 （5）价格便宜	不易分解，造成环境污染	聚乙烯（PE） 聚丙烯（PP） 聚氯乙烯（PVC） 聚碳酸酯（PC） 聚偏二氯乙烯（PVDC）
玻璃	（1）化学稳定性好，耐腐蚀 （2）安全卫生，无毒、无异味 （3）阻隔性优良、不透气 （4）光洁透明、造型美观 （5）可回收利用、成本低	质重、耗能大	硼硅玻璃 国际中性玻璃 低硼硅玻璃 钠钙玻璃
复合膜	（1）机械包装适应性好 （2）使用方便 （3）成本低廉 （4）阻隔性好	难以回收、易造成污染	普通复合膜 纸铝塑复合膜 高温蒸煮膜 多层共挤出复合膜

包装材料应遵循适应性原则和协调性原则。适应性原则指所选用的药品包装材料应能满足在有效期内确保药品质量的稳定，药品包装材料的选用还应与流通条件相适应，流通条件包括气候、运输方式、流通对象与流通周期等。协调性原则指药品包装材料、容器必须与药物制剂相容，并能抗外界气候、微生物、物理化学等作用的影响，同时应密封、防篡改、防替换、防儿童误食等。

4. 丸剂的包装要求

包装应选用适宜的包装材料和容器，严密包装，以免运输中受到撞击震动而松碎，或产生贮藏期内受光、热、湿和微生物等的影响而发生潮解、色变、褪色、溶散延长等现象。

5. 单剂量包装逍遥丸（浓缩丸）的装量差异检查

取供试品 10 袋（瓶），分别称定每袋（瓶）内容物的重量，每袋（瓶）装量与标示装量相比较，超出装量差异限度的不得多于 2 袋（瓶），并不得有 1 袋（瓶）超出限度 1 倍。单剂量包装逍遥丸（浓缩丸）的装量差异限度见 B-5-2。

表 B-5-2　单剂量包装逍遥丸（浓缩丸）的装量差异限度

标示装量	装量差异限度
0.0g 及 0.5g 以下	+12%
0.5g 以上至 1g	±11%
1g 以上至 2g	+10%
2g 以上至 3g	±8%
3g 以上至 6g	±6%
6g 以上至 9g	±5%
9g 以上	±4%

6. 逍遥丸（浓缩丸）的验收交付流程与要求

验收逍遥丸（浓缩丸）应当做好验收记录，包括药品的名称、剂型、规格、批号、生产日期、有效期、数量、验收合格数量、验收结果、质量要求等内容。验收人员应当在验收记录上签署姓名和验收日期。

交付逍遥丸（浓缩丸）时要做好发药交代与用药指导。交付药品时注意核对患者姓名、年龄等基本信息，指导患者逍遥丸（浓缩丸）的服用方法为口服，饭后服用，一日三次，每次 8 丸。服药期间注意少吃生冷及油腻难消化的食品，忌烟酒及刺激性饮料。

四、能力训练

（一）操作条件

① 人员：操作员需要经过生产区更衣程序和净化区后进入操作间。

② 机器：电子天平、崩解仪、自动包装机、搪瓷盘、计算器、计时器等。

③ 材料：称量纸、白纸、包装袋、标签纸、签字笔、劳保用品等。

④ 资料：电子天平操作规程、崩解仪操作规程、包装机操作规程等。

⑤ 环境：洁净度应达到大于 D 级洁净度要求。温度 18 ～ 26℃，相对湿度

45% ～ 65%，一般照明的照明值不低于300lx，中药临方制剂一体化工作站。

（二）安全及注意事项

1. 检查电子天平、崩解仪、包装机设备检验合格证是否有效。

2. 包装材料领用时，须认真核对标签、说明书的产品名称、规格与"包装记录 - 包装指令单"一致。

3. 贴标签前，根据"包装记录 - 包装指令单"核对待包装品和所用包装材料的名称、规格、数量是否一致，质量状态是否合格。

4. 机器运行过程中，禁止用手或拿清洁用品伸入压合、冲切等运动部件中清洁异物，以免发生安全事故。

（三）操作过程

工作环节	步骤	操作方法及说明	质量标准
质检	性状判断	（1）随机抽取适量制备完成的逍遥丸（浓缩丸），置于水平桌面的白纸上 （2）用中药临方制剂质量评价法，观察外观性状、色泽，评价口感及气味等 （3）填写记录	（1）抽样的随机化原则 （2）本品为亮黑色浓缩丸，气香，味甜、辛而后苦。外观应圆整，大小、色泽应均匀，无粘连现象 （3）及时记录 （4）具有质量危机意识
	重量差异	（1）校准和检查电子天平 （2）取供试品10丸，精密称定总重量，求平均丸重 （3）用减重法称量单丸丸重 （4）用质量标准判断该批丸剂的重量差异是否合格 （5）填写记录 （6）清场	（1）零点、量程、水平 （2）精密称重，精确至千分之一 （3）严格按照SOP完成操作 （4）超出重量差异限度的不得多于2份，并不得有1份超出限度1倍 （5）及时记录、准确 （6）符合GMP清场与清洁要求 （7）具有质量危机意识
	溶散时限	（1）检查崩解仪 （2）取供试品6丸，分别置上述吊篮的玻璃管中，启动崩解仪进行检查 （3）填写记录崩解时间 （4）用质量标准判断该批丸剂的溶散时限是否合格 （5）清场	（1）在水浴箱中放入无盐水至表示刻度；将吊篮悬挂于金属支架上，调节水位高度，使吊篮上升时筛网在水面下25mm处，下降时距底25mm，然后取下吊篮备用 （2）严格按照SOP完成操作 （3）及时记录、准确 （4）浓缩丸应在1h内全部溶散 （5）符合GMP清场与清洁要求 （6）具有质量危机意识
	包装	（1）准备生产：QA开工检查，设备调试，领料备料 （2）开始包装：领料，开动机器，分包装（每包6g），贴标签、印字、关闭机器 （3）填写记录 （4）清场	（1）检查设备清洁度与运转情况；设置包装参数；领取逍遥丸（浓缩丸），安放包装袋 （2）严格按照SOP完成操作 （3）及时记录、准确 （4）符合GMP清场与清洁要求 （5）具有规范生产意识

工作环节	步骤	操作方法及说明	质量标准
质检	装量差异	（1）校准和检查电子天平 （2）取供试品10包，精密称定总重量，求平均丸重 （3）用减重法称量每包重量 （4）用质量标准判断该批丸剂的重量差异是否合格 （5）填写记录 （6）清场	（1）零点、量程、水平 （2）精密称重，精确至千分之一 （3）严格按照SOP完成操作 （4）超出装量差异限度的不得多于2包，并不得有1包超出限度1倍 （5）及时记录、准确 （6）符合GMP清场与清洁要求 （7）具有质量危机意识
成品交付	验收交付	（1）核对逍遥丸（浓缩丸）成品信息，填写验收记录 （2）逍遥丸（浓缩丸）成品的发药交代和用药指导	（1）品种、剂型、数量、工期和质量要求等无误；记录填写及时、准确 （2）患者信息核对无误，发药交代礼貌服务、用药指导正确无误 （3）具有良好的沟通交流能力
成品交付	整理存档	（1）收集学习任务书、制备任务单、制备方案、制备记录单、检查记录单等 （2）将整理后的所有单据交给指导老师审核后归档保存，档案保存注明人员、时间等信息，保存时间为2年	（1）单据收集整理齐全，单据内容真实，无涂改，字迹清晰 （2）档案信息正确，保存规范 （3）具有良好的信息处理能力

【问题情境一】

质检员小张在进行逍遥丸（浓缩丸）水分测定（烘干法）过程中，测得这一批药物的水分含量为10%。这一批逍遥丸（浓缩丸）水分测定合格吗?

解答：根据《中国药典》（2020年版）水分测定检查中，除另有规定外，蜜丸和浓缩蜜丸中所含水分不得过15.0%；水蜜丸和浓缩水蜜丸不得过12.0%；水丸、糊丸、浓缩水丸不得过9.0%故不合格。

【问题情境二】

质检员小王做丸剂溶散时限检查时，发现有一丸黏附挡板，其余5丸均在2h内完全溶解，是否判定本批次丸剂溶散时限合格? 为什么?

解答：根据《中国药典》（2020年版）溶散时限检查中，浓缩水丸、浓缩蜜丸、浓缩水蜜丸和糊丸应在2h内全部溶散。操作过程中如供试品黏附挡板妨碍检查时，应另取供试品6丸，以不加挡板进行检查。所以这一批次的逍遥丸（浓缩丸）应当另取6丸进行溶散时限检查。

（四）学习结果评价

序号	评价内容	评价标准	评价结果（是/否）
1	性状判断	（1）能正确取样逍遥丸（浓缩丸） （2）能使用质量评价法正确判别逍遥丸（浓缩丸）的性状是否符合要求 （3）能规范如实填写记录 （4）具有质量危机意识	

序号	评价内容	评价标准	评价结果(是/否)
2	重量差异	(1)能校准和检查电子天平 (2)能使用电子天平进行重量差异检测 (3)能正确判别重量差异是否符合要求 (4)能按照实际过程规范如实填写记录 (5)能对场地、设备、用具进行清洁消毒 (6)具有质量危机意识和GMP清场管理意识	
3	溶散时限	(1)能检查崩解仪 (2)能使用崩解仪进行溶散时限检测 (3)能正确判别溶散时限是否符合要求 (4)能按照实际过程规范如实填写记录 (5)能对场地、设备、用具进行清洁消毒 (6)具有质量危机意识和GMP清场管理意识	
4	包装	(1)能完成包装前的准备 (2)能按照规程完成逍遥丸(浓缩丸)的包装 (3)能按照实际过程规范如实填写记录 (4)能对场地、设备、用具进行清洁消毒 (5)具有规范生产意识和GMP清场管理意识	
5	装量差异	(1)能校准和检查电子天平 (2)能使用电子天平进行装量差异检测 (3)能正确判别装量差异是否符合要求 (4)能按照实际过程规范如实填写记录 (5)能对场地、设备、用具进行清洁消毒 (6)具有质量危机意识和GMP清场管理意识	
6	验收交付	(1)能完成逍遥丸(浓缩丸)成品的验收 (2)能完成逍遥丸(浓缩丸)成品的交付 (3)具有良好的沟通交流能力	
7	整理存档	(1)能按照规程完成资料的收集整理 (2)能按照规程完成资料的存档 (3)具有良好的信息处理能力	

五、课后作业

1. 请查阅资料，画出中药丸剂装量差异的流程图。

2. 请查阅资料，简述中药丸剂验收交付时应该注意什么？

模块C

中药临方制剂工艺设计

项目C-1　荤膏制备工艺设计

任务C-1-1　能正确设计加减龟鹿二仙膏的工艺方案

一、核心概念

1. 煎膏剂

煎膏剂指饮片用水煎煮，取煎煮液浓缩，加炼蜜或糖（或转化糖）制成的半流体制剂，俗称膏方。一般可分为荤膏和素膏。

2. 荤膏

荤膏指以动物来源的胶进行收膏的膏方。与其相对应的素膏指的是不采用动物胶，仅以糖类或蜂蜜进行收膏的膏方。

3. 中药临方制剂工艺设计

中药临方制剂工艺设计指在符合相关法规、技术条件等情况下，根据处方要求、剂型特点和患者适应性等情况，进行制备工艺设计，从而满足一人一方一剂个性化需求的过程。

二、学习目标

1. 能分析判断加减龟鹿二仙膏制备任务单，必要时与客户直接有效沟通，明确工作要求及客户个性化需求，具备良好的信息处理能力。

2. 能查阅《中华人民共和国药典》（2020年版）、《加减龟鹿二仙膏生产工艺规程》等资料获取相关信息，明确工艺设计流程和质量标准，充分考虑安全性、有效性、经济性、可操作性、患者适应性等因素，编制完整可行的工艺设计方案，具备良好的信息检索能力。

3. 具备社会主义核心价值观、工匠精神、劳动精神和劳模精神等思政素养。

三、基本知识

1. 处方中药饮片的鉴别

【龟甲】

龟甲背甲及腹甲由甲桥相连，背甲稍长于腹甲，与腹甲常分离。背甲呈长椭圆形拱状，长 7.5 ～ 22cm，宽 6 ～ 18cm；外表面棕褐色或黑褐色，脊棱 3 条；颈盾 1 块，前窄后宽；椎盾 5 块，第 1 椎盾长大于宽或近相等，第 2 ～ 4 椎盾宽大于长；肋盾两侧对称，各 4 块；缘盾每侧 11 块；臀盾 2 块。腹甲呈板片状，近长方椭圆形，长 6.4 ～ 21cm，宽 5.5 ～ 17cm；外表面淡黄棕色至棕黑色，盾片 12 块，每块常具紫褐色放射状纹理，腹盾、胸盾和股盾中缝均长，喉盾、肛盾次之，肱盾中缝最短；内表面黄白色至灰白色，有的略带血迹或残肉，除净后可见骨板 9 块，呈锯齿状嵌接；前端钝圆或平截，后端具三角形缺刻，两侧残存呈翼状向斜上方弯曲的甲桥。质坚硬。气微腥，味微咸。

醋龟甲为不规则的块状。背甲盾片略呈拱状隆起，腹甲盾片呈平板状，大小不一。表面黄色或棕褐色，有的可见深棕褐色斑点，有不规则纹理。内表面棕黄色或棕褐色，边缘有的呈锯齿状。断面不平整，有的有蜂窝状小孔。质松脆。气微腥，味微咸，微有醋香气。

性状评价：一般以血甲块大、完整、洁净、无腐肉者为佳。

【鹿角】

马鹿角呈分枝状，通常分成 4 ～ 6 枝，全长 50 ～ 120cm。主枝弯曲，直径 3 ～ 6cm。基部盘状，上具不规则瘤状突起，习称"珍珠盘"，周边常有稀疏细小的孔洞。侧枝多向一面伸展，第一枝与珍珠盘相距较近，与主干枝成直角或钝角伸出，第二枝靠近第一枝伸出，习称"坐地分枝"；第二枝与第三枝相距较远。表面灰褐色或灰黄色，有光泽，角尖平滑，中、下部常具疣状突起，习称"骨钉"，并具长短不等的断续纵棱，习称"苦瓜棱"。质坚硬，断面外圈骨质，灰白色或微带淡褐色，中部多呈灰褐色或青灰色，具蜂窝状孔。气微，味微咸。

梅花鹿角通常分成 3 ～ 4 枝，全长 30 ～ 60cm，直径 2.5 ～ 5cm。侧枝多向两旁伸展，第一枝与珍珠盘相距较近，第二枝与第一枝相距较远，主枝末端分成两小枝。表面黄棕色或灰棕色，枝端灰白色。枝端以下具明显骨钉，纵向排成"苦瓜棱"，顶部灰白色或灰黄色，有光泽。

鹿角脱盘呈盔状或扁盔状，直径 3 ～ 6cm（珍珠盘直径 4.5 ～ 6.5cm），高 1.5 ～ 4cm。表面灰褐色或灰黄色，有光泽。底面平，蜂窝状，多呈黄白色或黄棕色。珍珠盘周边常有稀疏细小的孔洞。上面略平或呈不规则的半球形。质坚硬，断面外圈骨质，灰白色或类白色。

性状评价：一般以粗壮、坚实、无枯朽者为佳。

【党参】

党参片为类圆形的厚片。外表皮灰黄色、黄棕色至灰棕色，有时可见根头部有多数疣状突起的茎痕和芽。切面皮部淡棕黄色至黄棕色，木部淡黄色至黄色，有裂隙或放射状纹理。有特殊香气，味微甜。

米炒党参片形如党参片，表面深黄色，偶有焦斑。

性状评价：一般以条粗长、皮细、质柔韧、气味浓、嚼之无渣者为佳。

【枸杞子】

枸杞子呈类纺锤形或椭圆形，长 6～20mm，直径 3～10mm。表面红色或暗红色，顶端有小突起状的花柱痕，基部有白色的果梗痕。果皮柔韧，皱缩；果肉肉质，柔润。种子 20～50 粒，类肾形，扁而翘，长 1.5～1.9mm，宽 1～1.7mm，表面浅黄色或棕黄色。气微，味甜。

性状评价：一般以粒大、色红、肉厚、柔软滋润、糖分足、味甜者为佳。宁夏枸杞最优。

【当归】

当归片为类圆形、椭圆形或不规则薄片。外表皮浅棕色至棕褐色。切面浅棕黄色或黄白色，平坦，有裂隙，中间有浅棕色的形成层环，并有多数棕色的油点，香气浓郁，味甘、辛、微苦。

酒当归形如当归片。切面深黄色或浅棕黄色，略有焦斑。香气浓郁，并略有酒香气。

性状评价：一般以主根粗长、油润、色黄棕、断面黄白、气香浓郁者为佳。

【川芎】

川芎片为不规则厚片，外表皮灰褐色或褐色，有皱缩纹。切面黄白色或灰黄色，具有明显波状环纹或多角形纹理，散生黄棕色油点。质坚实。气浓香，味苦、辛，微甜。

性状评价：一般以个大饱满、质坚、香气浓厚、油性大者为佳。

【白芍】

白芍片为类圆形的薄片。表面淡棕红色或类白色。切面微带棕红色或类白色，形成层环明显，可见稍隆起的筋脉纹呈放射状排列。气微，味微苦、酸。

炒白芍形如白芍片，表面微黄色或淡棕黄色，有的可见焦斑。气微香。

酒白芍形如白芍片，表面微黄色或淡棕黄色，有的可见焦斑。微有酒香气。

性状评价：一般以根粗长、匀直、皮色光洁、质坚实、断面粉白色者为佳。

【熟地黄】

熟地黄为生地黄的炮制加工品，为不规则的块片、碎块，大小、厚薄不一。表面乌黑色，有光泽，黏性大。质柔软而带韧性，不易折断，断面乌黑色，有光泽。气微，味甜。

性状评价：一般以个大体重、质柔软油润、断面乌黑、味甜者为佳，尤以河南焦作产者最优。

2. 加减龟鹿二仙膏的基本知识

（1）龟鹿二仙膏

【处方来源】《摄生总要》

【处方组成】龟甲250g，鹿角250g，党参47g，枸杞子94g。

【组方原则】方中鹿角甘咸而温，善于温肾壮阳，益精补血；龟甲甘咸而寒，功效长于滋阴填髓，补肾健骨，两药是血肉有情之品，能够补阴阳达到生精血的功效，故作为君药使用。党参能够补后天脾胃之气，能够化生气血；枸杞子能够益肝肾，补精血，能够帮助龟甲、鹿角的滋补功效，两药一同作为臣药使用。这些药物一同使用，能够达到滋阴填精，益气壮阳的功效。

【功能主治】温肾益精，补气养血。用于肾虚精亏所致的腰膝酸软、遗精、阳痿。

【规格】每瓶装200g。

（2）四物合剂

【处方来源】《太平惠民和剂局方》

【处方组成】当归250g，川芎250g，白芍250g，熟地黄250g。

【组方原则】方中熟地黄滋阴养血，为君药。当归补血活血调经，为臣药。白芍养血柔肝和营，调畅气血；川芎入血分，理血中之气，共为佐药。其中熟地黄、白芍为阴柔之药，与辛温当归、川芎相配，则补血而不滞血，行血而不破血，补中有散，散中有收，共奏补血活血，养血调经之功。

【功能主治】养血调经。用于血虚所致的面色萎黄、头晕眼花、心悸气短及月经不调。

【规格】①每支装10mL；②每瓶装100mL。

3. 膏方中常用的胶剂

膏方中使用胶剂是膏方的用药特色，其功能不但有助于收膏成形，使药汁变稠，而且胶类中药本身有很好的药物功效，富含多种氨基酸，可以增强人体免疫功能。常用的有阿胶、龟甲胶、鳖甲胶、鹿角胶等胶类中药，功效如下。

（1）阿胶　为驴皮去毛后经过熬制而成的胶块，阿胶具有补血、止血、滋阴、润燥的功效，主要用于血虚、阴虚和慢性出血等症。

（2）龟甲胶　为龟科动物乌龟的甲壳熬煮成的固体胶块。龟甲胶具有滋阴养血，益胃健骨的功效。主要用于阴虚血亏，骨蒸潮热，吐血，鼻出血，烦热惊悸，肾虚腰痛，崩漏，带下等症。

（3）鳖甲胶　为鳖科动物中华鳖的背甲煎熬取汁、浓缩冷凝而成的胶块。鳖甲胶具有滋阴潜阳，软坚散结之功，主要用于阴虚潮热，阴痕积聚等症。

（4）鹿角胶 为鹿科动物梅花鹿或马鹿的角煎熬所得胶液经浓缩、冷凝后制成的胶块。鹿角胶具有温补肝肾，益精养血之功，主要用于肾气不足，虚劳羸瘦，腰痛，阳痿，滑精以及妇女宫冷、崩漏、带下等症。

4. 膏方中常用的甜味剂

甜味剂是指赋予食品以甜味的物质。主要分为天然甜味剂和人工合成甜味剂。

（1）天然甜味剂

① 白糖：味甘，性寒，具有润肺生津、和中益肺、舒缓肝气的作用，常做润肺剂的辅料。

② 红糖：是一种未经提纯的糖，含有多种维生素及微量元素，具有补血、破瘀、疏肝、祛寒作用，常做补血活血剂的辅料。

③ 冰糖：是结晶型蔗糖，具有滋补作用，常做润肺止咳剂的辅料。

④ 饴糖（麦芽糖）：具有缓中、补虚、生津、润燥的作用，常做生津、润燥剂的辅料。

⑤ 蜂蜜：具有滋补、祛痰镇咳或缓泻作用，常做滋补、祛痰镇咳、缓泻剂的辅料。

（2）合成甜味剂 对糖有低摄入要求的特殊人群，设计膏方处方时可选择合成的甜味剂，常见使用的有阿斯巴甜、木糖醇等。可以起到矫味作用，但不会提高血糖水平。

四、能力训练

（一）操作条件

① 人员：中药临方制剂工艺设计一般发生在临方制剂加工中心、中医医疗机构制剂室中，中药临方制剂工艺设计工作一般由技师层级的中药临方制剂工段长完成。

② 机器：计算机、多媒体设备等。

③ 材料：中药饮片（龟甲1250g，鹿角1250g，党参250g，枸杞子500g，当归1250g，川芎1250g，白芍1250g，熟地黄1250g）、标签纸、纸笔等。

④ 资料：《中华人民共和国药典》（2020年版）；《药品生产质量管理规范》；附件1加减龟鹿二仙膏的学习任务书、附件2加减龟鹿二仙膏的制备任务单、附件3加减龟鹿二仙膏的工艺方案等。

⑤ 环境：中药临方制剂一体化工作站。

（二）安全及注意事项

1. 设计工艺方案之前，明确客户个性化需求，做好记录，真正做到"一人一方一剂"。

2. 认真审查处方，防止有相反、相畏、妊娠禁忌的药物出现。

3. 对于含有需要特殊处理药材的处方，在设计工艺方案时应遵循以下原则：不同类型的药材，膏方制作时处理方法也不同。其中，人参需要另煎，切片处理后加适量清水浸泡 2 h，文火煎 2～3 h，共煎 2～3 次取汁使用；黑芝麻、山药、核桃肉、莲子等需要先炒，再予以碾碎成粗粉；羚羊角、海龙、海马、西红花、冬虫夏草、灵芝孢子、琥珀等贵细药材，需要根据具体情况选择另煎、研磨成粉、鲜榨、碾碎、碾成泥等处理方法。其中，研磨的药材需要先去除杂质和清洗，待烘干后再研磨，取细粉过 5 号筛后备用，一般在收膏时另行加入。胶类中药需要进行预粉碎，然后加入适量黄酒浸泡约 4h，待药液浓缩后使用。对于需要另行加工处理的饮片，在工艺设计时要明确具体可操作，防止影响加工工艺的实施。

4. 对于糖类辅料成分的特殊处理

蜂蜜需先加热沸腾后过滤，然后继续加热至细气泡翻腾、手捻有黏性但手指分开无白丝的状态；冰糖熬炼（白砂糖、饴糖、木糖醇需加水加热熬炼）至糖液呈金黄色；红糖需以 2 倍以上的水加热煮沸，然后静置沉淀去除杂质，再浓缩后备用。

5. 工艺设计方案完成之后双人复核，确保安全无误，切实可行。

（三）操作过程

工作环节	工作内容	操作方法及说明	质量标准
下达任务	加减龟鹿二仙膏任务书的分析判断（见附件1）	（1）现场交流法：明确患者情况及需求 （2）分析并填写制备任务单（见附件2）	（1）分析判断学习任务书，必要时与顾客直接有效沟通，明确工作要求及客户个性化需求 （2）具有信息处理能力
制订方案	加减龟鹿二仙膏工艺方案的编制	（1）资料查阅法：查阅龟鹿二仙膏和四物合剂制备工艺，根据不同类型的药材设计不同的处理方法 （2）按照以下八个步骤编制加减龟鹿二仙膏工艺方案（见附件3） ① 药材准备 ② 特殊药材处理 ③ 糖类辅料成分的特殊处理 ④ 药材浸泡 ⑤ 药材煎煮 ⑥ 药液浓缩 ⑦ 收膏 ⑧ 包装	（1）方案合理可行，充分考虑功能性、安全性、经济性、可操作性等，符合《中华人民共和国药典》(2020年版)、生产工艺规程的规定，满足任务要求 （2）具有信息检索能力

【问题情境一】

某中药制剂中心收到一份膏方处方，内含贵细中药，请问在进行膏方工艺设计时应如何处理贵细中药，有哪些注意事项？

解答：在工艺方案设计时，贵细中药的生粉量若不大于30g，可以直接打粉兑入。生粉量若超过30g，以入煎剂熬制为好。生粉量以不超过饮片总量的3%为佳，一般30g左右为宜，最大量不要超过100g。

【问题情境二】

膏方进补季来临，有些糖尿病患者想服用膏方调理，请问在进行膏方工艺设计时应如何处理？

解答：考虑到大部分膏方配有糖类物质，服用膏方后会引起血糖升高。针对糖尿病患者，在工艺方案设计时，辅料一般不用冰糖与白糖，以免引起血糖升高。可选用甜菊糖、木糖醇、阿巴斯甜、甜蜜素等。收膏胶类的选用，当以性凉之龟甲胶、鳖甲胶为佳，趋于阴阳两虚之人可配以中性偏温之阿胶。

（四）学习结果评价

序号	评价内容	评价标准	评价结果（是/否）
1	加减龟鹿二仙膏任务书的分析判断（任务书见附件1）	（1）能分析判断任务书，必要时与顾客直接有效沟通，明确工作要求及客户个性化需求 （2）具有信息处理能力	
2	加减龟鹿二仙膏工艺方案的编制	（1）能编制合理可行、充分考虑功能性、安全性、经济性、可操作性等因素的方案，方案符合《中华人民共和国药典》（2020版）、生产工艺规程的规定，满足任务要求 （2）具有信息检索能力	

五、课后作业

1. 查找资料，请写出膏方的特点、组成与适用人群。
2. 自行寻找一张加减膏方的处方，并设计该处方的工艺方案。

附件1　学习任务书

某中药临方制剂加工中心接到一份加减龟鹿二仙膏的加工订单，要求2日内根据患者如下情况设计一份临方膏方的制备方案，然后进行加工制备。服药患者53岁，女，有高血压等基础性疾病，客户要求膏方口感好，量不能太多，便于服用，包装简单大方，适当装饰。处方如下：

××× 中医院处方笺

姓名	×××	性别	女	门诊	××××××××
科别	中医科	年龄	53岁	日期	×××× 年 ×× 月 ×× 日

临床诊断:腰膝酸软、头晕眼花、心悸气短

R:

    龟甲 1250g   鹿角 1250g   党参 250g   枸杞子 500g

    当归 1250g   川芎 1250g   白芍 1250g   熟地黄 1250g

1 剂

用法:膏方,每早一食勺,开水冲,空腹服。如感冒、发热停服用。

医师	×××	审核	×××	金额	×××
调配	×××	核对	×××	发药	×××

附件2　加减龟鹿二仙膏的制备任务单

任务名称	
处方品种及药量	
患者特殊情况及要求	
有无需特殊处理品种(单包)	
有无毒麻类超标	
制备剂型	总投药量	
生产工期	取药时间	
接单日期	接单人	

附件3　加减龟鹿二仙膏的工艺方案

编制日期:

工具	
材料	
设备	
资料	
工作方法	
劳动组织形式	
制备工艺设计	① 药材准备 ② 特殊药材处理 ③ 糖类辅料成分的特殊处理

制备工艺设计	④ 药材浸泡		
	⑤ 药材煎煮		
	⑥ 药液浓缩		
	⑦ 收膏		
	⑧ 包装		
成品质量要求			
制备计划用时		制备地点	
编制人		复核人	

任务C-1-2　能按照规程验证加减龟鹿二仙膏的工艺

一、核心概念

1. 细粉

细粉指能全部通过五号筛，并含能通过六号筛不少于95%的粉末。

2. 浓缩

浓缩指在沸腾状态下利用气化作用将挥发性不同的物质进行分离，除去部分溶剂，获得高浓度药液的工艺操作，是将中药进一步处理生产成半成品或成品的中间环节。

3. 炼蜜

炼蜜指将蜂蜜过滤后热处理至一定程度的操作过程。炼蜜的目的可以除去固体杂质和部分水分，破坏酶类的活性和杀灭微生物，促进蔗糖转化为葡萄糖和果糖，以提高蜂蜜的质量、稳定性和增加黏性。根据蜂蜜的炼制程度一般为嫩蜜、中蜜和老蜜3种规格。

4. 烊化

烊化指将胶类药物放入水中或加入少许黄酒蒸化或已煎好的药液中溶化，再倒入已煎好的药液中和匀内服的过程。烊化可不使胶类药物黏附于其他药物或药罐上，不影响其他药物有效成分的溶出，但胶类药物会受一定损失，容易烧焦。

如阿胶、鹿角胶、龟甲胶等。

5. 返砂

返砂指煎膏剂在贮藏一段时间后出现糖的结晶析出的现象。

二、学习目标

1. 能根据企业管理规范要求，统筹完成加减龟鹿二仙膏工艺方案的生产，并如实认真的记录工艺流程、参数等相关信息，明确制备要素及注意事项，具有一定的创新意识。

2. 能充分考虑患者个性化用药需求，设计加减龟鹿二仙膏工艺方案准确全面，符合《药品生产质量管理规范》规定，满足任务要求，交由指导教师审核，具备良好的解决突发问题能力。

3. 具备社会主义核心价值观、工匠精神、劳动精神和劳模精神等思政素养。

三、基本知识

1. 药材准备

按处方要求将加工炮制合格的饮片准确称量配齐。若为新鲜果品类如雪梨等应先去果核，洗净后压榨取汁，果渣与其他药一并煎煮，滤汁合并后浓缩；胶类药物如阿胶、鹿角胶等应采用烊化的方法制成胶液，在收膏时加入到清膏中。

2. 特殊药材处理

（1）另煎兑入类　如西洋参、红参、藏红花等，需要另泡并另煎2次，压榨取汁，合并煎液，过滤，备用。待收膏时直接兑入浓缩药液中。

（2）研碎拌入类　如核桃仁、胡桃仁等药食两用的滋补品，需要除去杂质，研碎，在收膏时直接加入膏中，搅拌均匀，直至成膏。

（3）打粉掺入类　如人参、三七、冬虫夏草、琥珀等，若不宜浸泡煎煮，需要粉碎成细粉者，在收膏接近完成前，徐徐撒入膏中（或用筛网筛入），或以适量沸水溶解成混悬液兑入膏中。

3. 糖类辅料成分的特殊处理

糖类须经炼制，除去杂质和部分水分，杀灭细菌及酶，熔融糖晶，防止蔗糖制煎膏后重结晶，产生"返砂"。

炼糖的方法一般可按糖的种类及质量加适量的水炼制。

（1）白糖　可加水50%左右，用高压蒸气或直火加热熬炼，并不断搅拌至糖液开始显金黄色，泡发亮光及微有青烟发生时，停止加热，以免烧焦。

（2）红糖　含杂质较多，转化后一般加糖量2倍的水稀释，静置适当时间，除去沉淀备用。

（3）冰糖　含水分较少，炼制时间宜短，且应在开始炼制时加适量水，以免烧焦。

（4）饴糖　含水量较多，炼制时可不加水，且炼制时间较长，为促使糖转化，可适量加入枸橼酸或酒石酸（一般为糖量的 0.1%～0.3%），至糖转化率达 40%～50% 时，取出，冷至 70℃时，加碳酸氢钠中和后备用。

（5）蜂蜜

① 嫩蜜：系将蜂蜜加热至 105～115℃，含水量为 17%～20%，相对密度为 1.35 左右，颜色稍变深，用手捻搓略有黏性。

② 中蜜：系将嫩蜜继续加热至 116～118℃，含水量为 14%～16%，密度为 1.37 左右，颜色呈浅红色，表面出现浅黄色有光泽翻腾的均匀细气泡（俗称鱼眼泡），用手捻有黏性，两手指离开时无长白丝出现。

③ 老蜜：系将中蜜继续加热至 119～122℃，含水量为 10% 以下，密度为 1.40 左右，颜色呈红棕色，表面出现较大的红棕色气泡（俗称牛眼泡），用手捻之黏性强，两手指离开时出现白色长丝，滴入水中呈珠状，吹之不散（俗称滴水成珠）。

4. 药材浸泡

药材浸泡是膏方加工过程中的重要一环，其影响因素在实际操作中十分重要，核心是使饮片充分浸润，使煎煮时有效成分能快速溶出。首先，查看是否有特殊需求的品种，如需要先煎、后下的品种及胶类药需要拣出另放等；其次，将饮片放入容量相当的洁净不锈钢桶内，用 6～8 倍量清水将药料完全浸没；最后，浸泡药液供第一次煎药用，浸泡时间不低于 4h。

5. 药材煎煮

药材应加工成片或段，按具体品种规定的方法煎煮。一般煎煮 2～3 次，每次 1～3h，必要时注意补充沸水以免煎焦，滤取煎液，静置，取上清液。处方中有含糖或淀粉多的药材，煎煮时间应长些，煎煮次数要多些。如参芪膏、十全大补膏的制备。每次煎出液均应用绢布或多层纱布滤过，滤液最好静置澄清 3～5h，使杂质充分沉降，再滤过除去。

6. 药液浓缩

滤液置蒸发锅中，武火加热至沸腾，捞出浮沫。当药液变稠时改用文火，不断搅拌，防止焦化，继续浓缩至规定的相对密度，或取少许浓缩液滴于桑皮纸上以液滴周围不渗水为度，即得清膏。

7. 收膏

向清膏中加入规定量的炼糖或炼蜜，然后继续加热，不断搅拌并捞除液面上的泡沫至规定标准。除另有规定外，炼蜜或炼糖的用量一般不超过清膏量的 3 倍。收膏时随着稠度增加，加热温度可相应降低。《中国药典》（2020 年版）规定用相对密度控制煎膏的稠度，相对密度一般在 1.40 左右。若需加饮片细粉，在煎膏冷却后加入，搅拌混匀。收膏稠度视各品种而定，一般是夏天宜老、冬天宜嫩，传统收膏的标准经验判定方法如下。

（1）用搅拌棒趁热挑起，出现"夏天挂旗、冬天挂丝"的现象。

（2）用搅拌棒趁热蘸取，滴于桑皮纸上周围不出现水迹即可。

（3）用搅拌棒趁热蘸取，滴于冷水中不散但不成珠状。

（4）食指与拇指共捻，能拉出约2cm的白丝（俗称打白丝）。

8. 包装

制成的煎膏应充分冷却后再装入容器中。为方便取用，容器最好选用大口容器。容器应洗净、干燥或灭菌，以免膏滋生霉变质。切勿热时分装，切勿热时加盖，以免水蒸气冷凝回流入煎膏中而使煎膏产生霉败现象。密闭，贮藏于阴凉干燥处。

四、能力训练

（一）操作条件

① 人员：操作员需要经过生产区更衣程序和净化区后进入操作间。

② 机器：电磁炉、煎药锅、电子秤、包装机等。

③ 材料：中药饮片（龟甲1250g，鹿角1250g，党参250g，枸杞子500g，当归1250g，川芎1250g，白芍1250g，熟地黄1250g）、辅料、搅拌棒、滤网、标签纸、纸笔、容器、密度计等。

④ 资料：《中华人民共和国药典》（2020年版）；《药品生产质量管理规范》；附件加减龟鹿二仙膏的小试记录单等。

⑤ 环境：洁净度应达到大于D级洁净度要求，温度18～26℃，相对湿度45%～65%，一般照明的照明值不低于300lx，中药临方制剂一体化工作站。

（二）安全及注意事项

1. 煎膏中如需加入药粉，除另有规定外，一般应加入细粉。

2. 清膏按规定量加入炼蜜或糖（或转化糖）收膏，若需加饮片细粉，待冷却后加入，搅拌混匀。除另有规定外，加炼蜜或糖（或转化糖）的量，一般不超过清膏量的3倍。

3. 煎膏应无焦臭、异味，无糖的结晶析出。

4. 除另有规定外，煎膏剂应密封，置阴凉处贮存。

5. 药材前处理过程中所有物料均应有标识，防止发生混药。

6. 煎煮的器具、设备一药一清理，避免混药。

7. 按设备清洁要求进行清洁。

8. 水电安全、消防安全。

（三）操作过程

工作环节	工作内容	操作方法及说明	质量标准
实施方案	1.药材准备	按处方要求将龟甲1250g，鹿角1250g，党参250g，枸杞子500g，当归1250g，川芎1250g，白芍1250g，熟地黄1250g等饮片准确称量配齐	（1）饮片质量符合《中国药典》（2020年版）及《中药饮片质量标准通则试行》之规定 （2）饮片数量应准确无误，符合工艺规程要求 （3）具有质量为本意识
	2.特殊药材处理	（1）当归和川芎冷浸0.5h，用水蒸气蒸馏，收集蒸馏液约1250mL，蒸馏后的当归和川芎水溶液另器保存备用 （2）龟甲煎煮三次，每次24h，煎液滤过，滤液合并，静置；鹿角制成6～10cm的段，漂泡至水清，取出，加水煎煮三次，第一、二次各30h，第三次20h，煎液滤过，滤液合并，静置	（1）蒸馏和煎煮过程符合《中国药典》（2020年版）及《中药饮片质量标准通则试行》之规定 （2）准确记录煎煮用水量、煎煮时间、滤液量 （3）龟甲煎煮至酥脆，鹿角煎煮至轻折即断 （4）滤液经200目筛网滤过至澄清 （5）具有吃苦耐劳的劳动精神
	3.糖类辅料成分的特殊处理	取适量蔗糖，制成转化糖备用	（1）加入蔗糖量50%的纯化水用直火加热熬炼，并不断搅拌至糖液开始显金黄色，泡发亮光及微有青烟发生时，停止加热，以免烧焦 （2）加入糖的量一般不超过清膏量的3倍 （3）具有精益求精的工匠精神
	4.药材浸泡	党参、枸杞子、白芍、熟地黄加水浸泡	（1）使用6～8倍量清水将药料完全浸没 （2）浸泡药液供第一次煎药用，浸泡时间不低于4h （3）具有吃苦耐劳的劳动精神
	5.药材煎煮	党参、枸杞子、白芍、熟地黄与当归和川芎的药渣加水煎煮三次，第一、二次各2h，第三次1.5h，煎液滤过，滤液合并，静置	（1）煎煮过程符合《中国药典》（2020年版）及《中药饮片质量标准通则试行》之规定 （2）准确记录煎煮加水量、煎煮时间、滤液量 （3）滤液经200目筛网滤过至澄清 （4）具有吃苦耐劳的劳动精神
	6.药液浓缩	合并上述三种滤液和蒸馏液，浓缩成清膏	（1）浓缩过程符合《中国药典》（2020年版）及《中药饮片质量标准通则试行》之规定 （2）准确记录滤液总量、浓缩时间、相对密度、清膏量 （3）浓缩至相对密度为1.25（60℃） （4）具有创新意识

工作环节	工作内容	操作方法及说明	质量标准
实施方案	7.收膏	转化糖加入上述清膏中,混匀,浓缩至规定的相对密度,即得	(1)收膏过程全程文火,不停向一个方向搅拌,直至挂旗,相对密度在1.40左右 (2)准确记录转化糖量、浓缩时间、相对密度、收膏量 (3)具有精益求精的工匠精神
	8.包装	制成的煎膏应充分冷却后再装入容器中,贴上标签,密封,置阴凉处贮存	容器应洗净、干燥或灭菌
	9.清场	清洁场地和设备	(1)场地清洁 (2)工具和设备清洁及摆放合理 (3)具有GMP管理意识
过程控制	检查验收	包装好的成品和小试记录单交由指导教师检查审核	(1)制备过程符合《药品生产质量管理规范》规定,满足任务要求 (2)具有解决突发问题能力

【问题情境一】

某制剂中心操作人员在进行膏方制备生产过程中出现了焦化现象,试分析出现此问题的原因及解决办法。

在膏方制备过程中出现焦化现象主要有以下两方面原因。

(1)在煎煮过程中出现焦化现象。

原因:由于药材浸泡时间短,没有充分吸收水分,需要在煎煮过程中继续吸收水分,导致煎煮的水量不足造成焦化现象。同时由于药材没有浸透,也不利于药材有效成分的析出,从而影响膏方疗效。

解决办法:严格按照膏方的操作规程进行操作。药材须经过充分浸泡,并在煎煮前加入足量的水,一般超过药面15cm,同时煎煮过程应及时搅拌。

(2)在浓缩过程中出现焦化现象。

原因:由于浓缩过程中水分不断蒸发,药液中含水量减少,极易出现焦化现象。

解决办法:在煎煮完成过滤药渣时,一定要保证药渣滤除干净(一般使用四层200目及以上滤网过滤),否则药渣残留在药液中浓缩时容易沉底,易被焦化;还要注意及时搅拌,特别是后期要不断搅拌,以防焦化产生焦味。

【问题情境二】

近日某中医馆接到顾客反映称所购买的膏方在使用过程中出现了发霉变质的情况,请分析出现此情况的原因并给予用药指导。

原因:由于膏方含糖量高,在保存、放置及服用过程中受潮或使用不当,易发生霉变。

解决办法:

(1)包装时:首先应选择密封性好的玻璃瓶、瓷罐或其他容器洗涤处理干净,控去水分;其次应在膏体80℃以上装瓶,旋紧或盖严盖子,自然冷却后形成负压,可以保持3至5年不发霉变质。有条件的可以使用符合标准的塑料包装材料,采用单剂量包装。

(2)服用时:舀取膏方的汤匙应固定,汤匙应洗净、干燥、消毒,不能带入水汽;汤匙应置于容器中,不再取出。也可以一次取出3~5天的服用量,置于小容器中,避免多次取用造成污染。

(3)发霉处理:若膏体表层出现少许霉点,可以将霉点表层去除,余下部分倒出重新入锅熬煮,煮透后膏液再次装入干净容器。或将余下部分隔水蒸透,待完全凉透后,加盖密封,入冰箱冷藏。若膏体内部深处出现霉点,不应服用。

(四)学习结果评价

序号	评价内容	评价标准	评价结果(是/否)
1	药材准备	(1)能按照要求鉴定饮片质量 (2)能准确复核饮片数量 (3)具有质量为本意识	
2	特殊药材处理	(1)能规范进行蒸馏和煎煮操作 (2)能准确记录煎煮用水量、煎煮时间、滤液量 (3)能根据龟甲和鹿角质地判断煎煮程度 (4)能使用200目筛网过滤滤液 (5)具有吃苦耐劳的劳动精神	
3	糖类辅料成分的特殊处理	(1)能规范制备转化糖,且转化糖质量符合要求 (2)能根据清膏量计算转化糖投料量 (3)具有精益求精的工匠精神	
4	药材浸泡	(1)能规范进行药材浸泡操作 (2)具有吃苦耐劳的劳动精神	
5	药材煎煮	(1)能规范进行煎煮操作 (2)能准确记录煎煮加水量、煎煮时间、滤液量 (3)能使用200目筛网过滤滤液 (4)具有吃苦耐劳的工匠精神	
6	药液浓缩	(1)能规范进行浓缩操作 (2)能准确记录滤液总量、浓缩时间、相对密度、清膏量 (3)能规范测量相对密度 (4)具有创新意识	
7	收膏	(1)能规范进行收膏操作 (2)能准确记录转化糖量、浓缩时间、相对密度、收膏量 (3)能规范测量相对密度 (4)具有精益求精的工匠精神	

序号	评价内容	评价标准	评价结果(是/否)
8	包装	(1)能规范进行包装操作 (2)具有吃苦耐劳的劳动精神	
9	清场	(1)能对容器、工具和设备进行清洗、清洁、消毒 (2)能对一体化工作站进行清场 (3)具有GMP管理意识	
10	检查验收	(1)能向指导教师提交成品和小试记录单 (2)具有解决突发问题能力	

五、课后作业

1. 在煎膏剂小试过程中，若出现"返砂"现象，请分析原因并提出解决方法。
2. 在制备膏方过程中，判断膏方黏稠度的传统经验方法有哪些?

附件 加减龟鹿二仙膏的小试记录单

生产日期：

工序	人员	起止时间	生产地点	控制项目
药材准备				龟　甲(　)g　鹿　角(　)g 党　参(　)g　枸杞子(　)g 当　归(　)g　川　芎(　) 白　芍(　)g　熟地黄(　)g
特殊药材处理				当归和川芎用水量： 当归和川芎蒸馏液量： 龟甲第1次用水量： 龟甲第1次煎煮用时： 龟甲第1次滤液量： 龟甲第2次用水量： 龟甲第2次煎煮用时： 龟甲第2次滤液量： 龟甲第3次用水量： 龟甲第3次煎煮用时： 龟甲第3次滤液量： 鹿角第1次用水量： 鹿角第1次煎煮用时： 鹿角第1次滤液量： 鹿角第2次用水量： 鹿角第2次煎煮用时： 鹿角第2次滤液量：

工序	人员	起止时间	生产地点	控制项目
糖类辅料成分的特殊处理				蔗糖投料量： 转化糖量：
药材浸泡				药材投料量： 浸泡用水量： 浸泡用时：
药材煎煮				药材第1次用水量： 药材第1次煎煮用时： 药材第1次滤液量： 药材第2次用水量： 药材第2次煎煮用时： 药材第2次滤液量： 药材第3次用水量： 药材第3次煎煮时间： 药材第3次滤液量：
药液浓缩				当归和川芎蒸馏液量： 龟甲滤液总量： 鹿角滤液总量： 药材滤液总量： 浓缩时间： 相对密度：
收膏				转化糖投料量： 浓缩时间： 相对密度：
包装				容器材质与规格：

任务C-1-3　能改进并完善加减龟鹿二仙膏制备工艺

一、核心概念

1. 相对密度

相对密度指在相同的温度、压力条件下，某物质的密度与水的密度之比。除另有规定外，温度为20℃。测定药品的相对密度，可用以检查药品的纯杂程度。

2. 收率

收率指在化学反应或相关的化学工业生产中，投入单位数量原料获得的实际生产的产品产量与理论计算的产品产量的比值。

3. 物料平衡

物料平衡指产品或物料的理论产量或理论用量与实际产量或用量之间的比值。

二、学习目标

1. 能根据加减龟鹿二仙膏的小试结果，完成数据计算，分析工艺参数，初步形成加减龟鹿二仙膏工艺优化建议，具备较强的统筹协调能力。

2. 能根据指导教师反馈意见，最终形成一份切实可行的加减龟鹿二仙膏工艺方案；根据归档文件整理规范要求，及时完成相关记录的填写、整理、存档等工作，具有一定的效率意识。

3. 具备社会主义核心价值观、工匠精神、劳动精神和劳模精神等思政素养。

三、基本知识

1. 物料平衡度计算公式

$$物料平衡度 = \frac{干丸总重量 + 废弃量}{粉末投入量 + 投入辅料量} \times 100\%$$

2. 收率计算公式

$$总收率 = \frac{包装实得干丸剂量（万丸）}{中药饮片投料理论产出量（万丸）} \times 100\%$$

$$某工序总收率 = \frac{实际得到中间产品量（kg）}{实际投入原辅料量（kg）} \times 100\%$$

3. 相对密度计算公式

除另有规定外，取供试品适量，精密称定，加水约 2 倍，精密称定，混匀，作为供试品溶液。照相对密度测定法（通则 0601）测定，按下式计算，应符合各品种项下的有关规定。凡加饮片细粉的煎膏剂，不检查相对密度。

$$供试品相对密度 = \frac{W_1 - W_1 \times f}{W_2 - W_1 \times f}$$

式中，W_1 为比重瓶内供试品溶液的重量，单位为 g。W_2 为比重瓶内水的重量，单位为 g。

$$f = \frac{加水供试品中的水重量}{供试品重量 + 加水供试品中的水重量}$$

4. 不溶物

取供试品 5g，加热水 200mL，搅拌使溶化，放置 3min 后观察，不得有焦屑等异物。加饮片细粉的煎膏剂，应在未加入细粉前检查，符合规定后方可加入细粉。加入药粉后不再检查不溶物。

5. 装量

照最低装量检查法（通则0942）检查，应符合规定。

6. 微生物限度

照非无菌产品微生物限度检查：微生物计数法（通则1105）和控制菌检查法（通则1106）及非无菌药品微生物限度标准（通则1107）检查，应符合规定。

四、能力训练

（一）操作条件

① 人员：操作员需要经过生产区更衣程序和净化区后进入操作间。

② 机器：计算机、多媒体设备等。

③ 材料：加减龟鹿二仙膏、标签纸、纸笔、容器、密度计等。

④ 资料：《中华人民共和国药典》（2020年版）、加减龟鹿二仙膏的小试记录单、加减龟鹿二仙膏数据分析表等。

⑤ 环境：中药临方制剂一体化工作站。

（二）安全及注意事项

1. 在进行数据计算时，确保准确无误。

2. 物料平衡如有显著误差，必须查明原因，确认无潜在质量事故后，方可按正常事故处理。

3. 除另有规定外，煎膏剂应密封，置阴凉处贮存。

（三）操作过程

工作环节		工作内容	操作方法及说明	质量标准
审定工艺参数	学生评价	计算相对密度	按照相对密度计算方法规范正确计算	相对密度为1.40左右（60℃）
		计算收率	按照收率计算方法规范正确计算	收率符合工艺要求
		计算物料平衡	按照物料平衡计算方法规范正确计算	95%～105%
		检查不溶物	按照不溶物检查法规范操作	无焦屑等异物，符合《中国药典》（2020年版）有关要求
	教师评价	核对关键步骤的控制参数	按照加减龟鹿二仙膏工艺优化建议表相关项目进行对比检查	符合加减龟鹿二仙膏工艺优化建议表相关质量要求
		评价煎膏剂外观	按照外观检查法规范操作	稠厚适中，色黑如漆，光亮如镜，无焦臭味
		检查包装密闭性	按照包装检查法规范操作	密封

工作环节	工作内容	操作方法及说明	质量标准
优化工艺方案	整理存档	(1)将整理后的所有单据交给指导老师审核后归档保存,档案保存注明人员、时间等信息 (2)根据工艺参数完善加减龟鹿二仙膏工艺方案	(1)单据收集整理齐全,单据内容真实,无涂改,字迹清晰 (2)形成精确具体的加减龟鹿二仙膏工艺方案 (3)具有一定的效率意识

【问题情境一】

某制剂中心检验人员在进行煎膏剂质量检查时发现有"返砂"现象,试分析出现此问题的原因及解决办法。

原因:出现"返砂"现象与煎膏剂所含的总糖和转化糖的量有关。当煎膏剂中所含的总糖量超过单糖浆量时,蔗糖晶核生长与成长速度均加快,从而析出糖结晶。

解决办法:一般要求煎膏剂中的总糖量应控制在85%以下为宜。为了控制糖的转化率,可加入枸橼酸或酒石酸(糖量0.1%~0.3%),使糖的转化率达40%~50%时,煎膏剂返砂问题可以解决。

【问题情境二】

近日某中医馆接到顾客反映称所购买的膏方在使用过程中口尝有"沙粒感",请分析出现此情况的原因并给出解决办法。

原因:首先可能是制备过程中使用的浓缩设备、容器、搅拌棒、筛网等器具清洗不干净,带入或脱落灰屑;其次可能是药汁中带入泥沙、药渣等异物;再次可能是煎膏辅料如冰糖、核桃、芝麻等中掺杂细砂、尘土、果壳等杂物;最后可能是因火候过大,胶未完全溶解等原因而引起粘锅结焦。

解决办法:将膏方加热后再次进行过滤(200目以上筛网),除去杂质,即可。

(四)学习结果评价

序号	评价内容	评价标准	评价结果(是/否)
1	审定工艺参数	(1)能正确测定加减龟鹿二仙膏的相对密度 (2)能准确计算收率、物料平衡 (3)能进行不溶物检查 (4)具有统筹协调能力和精益求精的工匠精神	
2	优化工艺方案	(1)能根据指导教师反馈,优化加减龟鹿二仙膏工艺方案 (2)能完成加减龟鹿二仙膏各项生产记录的填写、整理、存档等工作 (3)具有一定的效率意识和吃苦耐劳的劳动精神	

五、课后作业

1. 请根据加减龟鹿二仙膏工艺优化建议表所列内容，对加减龟鹿二仙膏工艺方案进行改进完善，重新优化设计加减龟鹿二仙膏工艺方案。

2. 结合本次学习任务，谈一谈在进行荤膏制备工艺设计时，有哪些注意事项？需具备哪些职业素养？

附件　加减龟鹿二仙膏工艺优化建议表

工艺参数	控制指标	实际指标	优化建议
炼糖加水量	蔗糖量30%～60%		
炼糖标准	黄色、透明、清亮		
清膏标准	相对密度为1.25（60℃）		
收膏加入炼糖量	不超过清膏量3倍		
灌装温度	冷却后灌装		
相对密度	相对密度为1.40左右（60℃）		
收率	据实计算		
物料平衡	95%～105%		
不溶物	无焦屑等异物		
外观	夏天挂旗 冬天挂丝		
包装	充分冷却后再装入容器中密闭		

项目C-2 水丸制备工艺设计

任务C-2-1 能正确设计加减人参健脾丸（水丸）的工艺方案

一、核心概念

1. 水丸

水丸指饮片细粉以水（或根据制法用黄酒、醋、稀药汁、糖液、含5%以下炼蜜的水溶液等）为黏合剂制成的丸剂。水丸传统采用泛制法制备。

2. 泛制法

泛制法指在转动的适宜工具或设备中将药材细粉与赋形剂交替润湿、撒布，不断翻滚，使药丸逐层增大的一种制丸方法。以泛制法制备的丸剂又称泛制丸。水丸是泛制法制丸的主要代表剂型。

3. 起模

起模是将药粉制成丸粒基本母核（丸模、模子）的操作，是泛丸成型的基础，是水丸制备的关键工序。模子的形状直接影响丸剂的圆整度，粒径为0.5～1.0mm。

4. 用粉量

起模用粉量应根据药粉的性质和丸粒的规格决定，一般为总粉量的1%～5%。成型用粉量以能被湿润的丸粒完全吸附为宜。起模、盖面用粉应过6～7号筛，成型用粉应过5～6号筛。

5. 水丸临方制剂工艺设计

临方制剂工艺设计指在符合相关法规、技术条件等情况下，根据具体的处方特点、分层泛丸等水丸剂特点和患者的个性偏好，设计药味入药形式（煎煮／生粉）、赋形剂选择、基本制法选择、填充辅料选择、原料药粉碎选择、矫味选择和包装选择等方案，指导临方水丸剂的制备与质量控制。

二、学习目标

1. 能分析判断加减人参健脾丸（水丸）工艺设计任务单，必要时与客户直接有效沟通，明确工作要求及客户个性化需求，具备良好的信息处理能力。

2. 能查阅《中华人民共和国药典》（2020 年版）、《人参健脾丸生产工艺规程》等资料获取相关信息，明确工艺设计流程和质量标准，充分考虑安全性、有效性、经济性、可操作性、患者适应性等因素，编制完整可行的工艺设计方案，具备良好的信息检索能力。

3. 具备社会主义核心价值观、工匠精神、劳动精神和劳模精神等思政素养。

三、基本知识

1. 处方中药饮片的鉴别

【人参】

人参主根呈纺锤形或圆柱形，长 3 ~ 15cm，直径 1 ~ 2cm。表面灰黄色，上部或全体有疏浅断续的粗横纹及明显的纵皱，下部有支根 2 ~ 3 条，并着生多数细长的须根，须根上常有不明显的细小疣状突出。根茎（芦头）长 1 ~ 4cm，直径 0.3 ~ 1.5cm，多拘挛而弯曲，具不定根（芋）和稀疏的凹窝状茎痕（芦碗）。质较硬，断面淡黄白色，显粉性，形成层环纹棕黄色，皮部有黄棕色的点状树脂道及放射状裂隙。香气特异，味微苦、甘。

人参片为圆形或类圆形薄片。外表皮灰黄色。切面淡黄白色或类白色，显粉性，形成层环纹棕黄色，皮部有黄棕色的点状树脂道及放射性裂隙。体轻，质脆。香气特异，味微苦、甘。

性状评价：生晒参一般以支大、质硬、皮细纹深、表面黄白、气香、味苦微甜者为佳。红参一般以身长、芦长、腿长、色棕红、皮细光泽、半透明、无黄皮者为佳。

【白术】

白术片为不规则的厚片。外表皮灰黄色或灰棕色。切面黄白色至淡棕色，散生棕黄色的点状油室，木部具放射状纹理；烘干者切面角质样，色较深或有裂隙。气清香，味甘、微辛，嚼之略带黏性。

麸炒白术片形如白术片，表面黄棕色，偶见焦斑。略有焦香气。

性状评价：一般以个大，质坚实，断面色黄白，无空心，香气浓者为佳。

【茯苓】

茯苓个为类球形、椭圆形、扁圆形或不规则团块，大小不一。外皮薄而粗糙，棕褐色至黑褐色，有明显的皱缩纹理。体重，质坚实，断面颗粒性，有的具裂隙，外层淡棕色，内部白色，少数淡红色，有的中间抱有松根。气微，味淡，嚼之黏牙。

茯苓块为去皮后切制的茯苓，呈立方块状或方块状厚片，大小不一。白色、淡红色或淡棕色。

茯苓片为去皮后切制的茯苓，呈不规则厚片，厚薄不一。白色、淡红色或淡棕色。

性状评价：一般以色白（赤茯苓以色绯红），质坚实，无砂粒嵌入，嚼之黏性强者为佳。

【山药】

山药为类圆形、椭圆形或不规则的厚片。表面类白色或淡黄白色，质脆，易折断，切面类白色，富粉性。气微，味淡、微酸，嚼之发黏。

性状评价：一般以条粗直，质坚实，体沉重，粉性足，色洁白者为佳。

【陈皮】

本品呈不规则的条状或丝状。外表面橙红色或红棕色，有细皱纹和凹下的点状油室。内表面浅黄白色，粗糙，附黄白色或黄棕色筋络状维管束。气香，味辛、苦。

性状评价：一般以色泽鲜艳、含油量大，香气浓郁者为佳。

【木香】

木香为类圆形或不规则的厚片。外表皮黄棕色至灰褐色，有纵皱纹。切面棕黄色至棕褐色，中部有明显菊花心状的放射纹理，形成层环棕色，褐色油点（油室）散在。气香特异，味微苦。

性状评价：一般以坚实，根条均匀，香气浓郁，油性大者为佳。

【砂仁】

阳春砂、绿壳砂呈椭圆形或卵圆形，有不明显的三棱，长 1.5～2cm，直径 1～1.5cm。表面棕褐色，密生刺状突起，顶端有花被残基，基部常有果梗。果皮薄而软。种子集结成团，具三钝棱，中有白色隔膜，将种子团分成 3 瓣，每瓣有种子 5～26 粒。种子为不规则多面体，直径 2～3mm；表面棕红色或暗褐色，有细皱纹，外被淡棕色膜质假种皮；质硬，胚乳灰白色。气芳香而浓烈，味辛凉、微苦。

海南砂呈长椭圆形或卵圆形，有明显的三棱，长 1.5～2cm，直径 0.8～1.2cm。表面被片状、分枝的软刺，基部具果梗痕。果皮厚而硬。种子团较小，每瓣有种子 3～24 粒；种子直径 1.5～2mm。气味稍淡。

性状评价：一般以个大，坚实，饱满，种子色红棕，气味浓者为佳。

【黄芪】

黄芪为类圆形或椭圆形的厚片，外表皮黄白色至淡棕褐色，可见纵皱纹或纵沟。切面皮部黄白色，木部淡黄色，有放射状纹理及裂隙，有的中心偶有枯朽状，黑褐色或呈空洞。气微，味微甜，嚼之有豆腥味。

炙黄芪为圆形或椭圆形的厚片，直径 0.8 ～ 3.5cm，厚 0.1 ～ 0.4cm，外表皮淡棕黄色或淡棕褐色，略有光泽，可见纵皱纹或纵沟。切面皮部黄白色，木部淡黄色，有放射状纹理和裂隙，有的中心偶有枯朽状，黑褐色或呈空洞。具蜜香气，味甜，略带黏性，嚼之微有豆腥味。

性状评价：一般以条粗长，断面色黄白，粉性足，味甜，豆腥味浓者为佳。

【当归】

当归为类圆形、椭圆形或不规则薄片。外表皮浅棕色至棕褐色。切面浅棕黄色或黄白色，平坦，有裂隙，中间有浅棕色的形成层环，并有多数棕色的油点，香气浓郁，味甘、辛、微苦。

性状评价：一般以主根粗长，外皮色黄棕，断面色黄白，质柔韧、油润，气味浓郁者为佳。

【酸枣仁】

酸枣仁呈扁圆形或扁椭圆形，长 5 ～ 9mm，宽 5 ～ 7mm，厚约 3mm。表面紫红色或紫褐色，平滑有光泽，有的有裂纹。有的两面均呈圆隆状突起；有的一面较平坦，中间有 1 条隆起的纵线纹；另一面稍突起。一端凹陷，可见线形种脐；另一端有细小突起的合点。种皮较脆，胚乳白色，子叶 2，浅黄色，富油性。气微，味淡。

炒酸枣仁表面微鼓起，微具焦斑。略有焦香气，味淡。

性状评价：一般以粒大，饱满，完整，有光泽，外皮红棕色，无核壳者为佳。

【远志】

远志为圆筒形的段。外表皮灰黄色至灰棕色，有横皱纹。切面棕黄色。气微，味苦、微辛，嚼之有刺喉感。

制远志表面黄棕色。味微甜。

性状评价：一般以条粗，肉厚，去净木心者为佳。

【甘草】

甘草为类圆形或椭圆形的厚片。外表皮红棕色或灰棕色，具纵皱纹。切面略显纤维性，中心黄白色，有明显放射状纹理及形成层环。质坚实，具粉性。气微，味甜而特殊。

炙甘草为类圆形或椭圆形切片。外表皮红棕色或灰棕色，微有光泽。切面黄色至深黄色，形成层环明显，射线放射状。略有黏性。具焦香气，味甜。

性状评价：一般以外皮细紧，色红棕，质坚，体重，断面黄白色，粉性足，味甜者为佳。

【青皮】

青皮为类圆形厚片或不规则丝状。表面灰绿色或黑绿色，密生多数油室，切面黄白色或淡黄棕色，有时可见瓢囊 8～10 瓣，淡棕色。气香，味苦、辛。

性状评价：个青皮一般以坚实、皮厚、香气浓者为佳。

2. 加减人参健脾丸的基本知识

【处方名称】人参健脾丸

【处方来源】《证治准绳》

【处方组成】人参 25g，白术（麸炒）150g，茯苓 50g，山药（麸炒）100g，陈皮 50g，木香 12.5g，砂仁 25g，炙黄芪 100g，当归 50g，酸枣仁（炒）50g，远志（制）25g，炙甘草 15g，青皮 25g。

【组方原则】方中人参、麸炒白术为君药，补中益气，健脾和胃。茯苓健脾渗湿，山药、炙黄芪补脾益气，三者为臣药。木香、陈皮、砂仁芳香化湿，醒脾止泻，此三药既有助脾胃肠消化之功，又达君臣补而不滞之效，共为佐药。当归补血活血，润肠通便；炒酸枣仁、制远志宁心安神助眠，以助心血，既可治脾虚不生血，也治心失血养，三者共为使药。诸药合用，共奏健脾益气，和胃止泻之功效。

【功能主治】健脾益气，和胃止泻。用于脾胃虚弱所致的饮食不化、脘闷嘈杂、恶心呕吐、腹痛便溏、不思饮食、体弱倦怠。

【规格】每 100 丸重 6g。

3. 原料药的粉碎

除另有规定外，一般水泛丸的药粉应过 100～120 目筛，用细粉泛丸，泛出的丸粒表面细腻光滑圆整。若药粉较粗，则丸粒表面粗糙有花斑，甚至有纤维毛。用于起模、盖面、包衣工序的药粉一般应为过 120～140 目筛的细粉，或根据处方规定选用方中特定药材的细粉。若处方中有些药材需制备药汁，应按规定制备。

4. 水丸的赋形剂

（1）水　水是水丸制备中应用最广、最主要的赋形剂，应选用新煮沸放冷的水或纯化水。水本身虽无黏性，但能润湿溶解药物中的黏液质、胶类、糖、淀粉等成分后产生黏性，从而将药粉泛制成丸。凡临床治疗上无特殊要求，处方中未明确规定赋形剂的种类，成分遇水后性质稳定，润湿后又能产生黏性的药粉，皆可选用水作赋形剂泛丸。若处方中含少量可溶性成分，应先溶解在少量的水中，以利于分散。

（2）酒　酒具有活血通络、引药上行及降低药物寒性的作用，故舒筋活血之类的处方常以酒作赋形剂泛丸。因地区习惯和处方中药物性质不同，常用黄酒（含醇量 12%～15%）和白酒（含醇量 50%～70%）两种。酒是良好的有机溶剂，有助于药粉中生物碱、挥发油等溶出，以提高药效，如香附丸（水丸）。酒润湿药粉后产生的黏性比水弱，且含醇量越高、黏性越弱，若用水泛丸黏性太强时，可用酒（或乙醇）泛丸，如口咽清丸、参精止渴丸等。酒易于挥发而使制品容易干燥。同时，酒具有防腐作用，可使药物在泛制过程中不霉变。

（3）醋　常用米醋（含醋酸为 3%～5%）。醋能增加药材中生物碱类有效成分的溶出，增强疗效。醋能活血散瘀，消肿止痛，引药入肝经，故消瘀止痛的处方制丸常以醋作赋形剂泛丸，如香连丸。

（4）药汁　处方中某些药物不易制粉，可制成液体作赋形剂泛丸，具下列性质的药材可用此法。

① 处方中含有纤维丰富（如大腹皮、丝瓜络、千年健）、质地坚硬的矿物（如磁石、自然铜）、树脂类（如阿魏、乳香、没药）、浸膏（如儿茶、芦荟）、糖黏性（如大枣、熟地黄）、胶质（如阿胶、龟甲胶、鳖甲胶）等难于成粉的药物，可溶性盐类（如芒硝、青盐），可取其煎汁或加水烊化作赋形剂。

② 处方中有乳汁、牛胆汁、熊胆汁、竹沥汁等液体药物时，可加适量水稀释成混悬液，作为泛丸的赋形剂。

③ 处方中有生姜、大葱或其他鲜药时，为了防止鲜药的有效成分受热破坏、可将鲜药捣碎榨取其汁，作为赋形剂泛丸。

5. 起模

起模是将药粉制备丸粒基本母核（丸模、模子）的操作，是泛制法制备水丸的关键工序。丸模通常为直径约 1mm 的球形粒子，丸模的形状直接影响丸剂的圆整度，粒径和数目影响丸粒的规格。起模时常用水作为润湿剂，起模用粉应选用有适宜黏性的药粉，黏性过强或无黏性的药粉均不利于起模。

起模的方法主要有粉末直接起模法和湿颗粒起模法两种，其中粉末直接起模法，适用于药物粉末较疏松、纤维多黏性较差的物料；湿颗粒起模法适用于黏度一般或较强的药物粉末，黏合剂一般为水、药汁、流浸膏等。

四、能力训练

（一）操作条件

① 人员：中药临方制剂工艺设计一般发生在临方制剂加工中心、中医医疗机构制剂室中，中药临方制剂工艺设计工作一般由技师层级的中药临方制剂工段长完成。

② 机器：计算机、多媒体设备等。

③ 材料：中药饮片［人参 25g，白术（麸炒）150g，茯苓 50g，山药（麸炒）100g，陈皮 50g，木香 12.5g，砂仁 25g，炙黄芪 100g，当归 50g，酸枣仁（炒）

50g，远志（制）25g，炙甘草15g，青皮25g]、标签纸、纸笔等。

④ 资料：《中华人民共和国药典》（2020年版）；《药品生产质量管理规范》；附件1学习任务书、附件2加减人参健脾丸（水丸）的制备任务书单、附件3加减人参健脾丸（水丸）的工艺方案等。

⑤ 环境：中药临方制剂一体化工作站。

（二）安全及注意事项

1. 设计工艺方案之前，明确客户个性化需求，做好记录，真正做到"一人一方一剂"。

2. 认真审查处方，防止有相反、相畏、妊娠禁忌的药物出现。

3. 验收处方饮片时，检查调剂人员是否按照处方处理意见进行调配；再次复核处方饮片品种的准确性、饮片质量及处方的重量。

4. 工艺设计方案完成之后双人复核，确保安全无误，切实可行。

（三）操作过程

工作环节	工作内容	操作方法及说明	质量标准
下达任务	加减人参健脾丸（水丸）任务书的分析判断（见附件1）	（1）现场交流法：明确患者情况及需求 （2）分析并填写制备任务单（见附件2）	（1）分析判断任务书，必要时与顾客直接有效沟通，明确工作要求及客户个性化需求 （2）具有信息处理能力
制订方案	加减人参健脾丸（水丸）工艺方案的设计	（1）资料查阅法：查阅人参健脾丸（水丸）制备工艺，根据不同类型的药材，设计不同的处理方法 （2）按照以下八个步骤设计加减人参健脾丸（水丸）工艺方案（见附件3） ① 原料药处理 ② 赋形剂选择 ③ 起模 ④ 成型 ⑤ 盖面 ⑥ 干燥 ⑦ 选丸 ⑧ 包装	（1）方案合理可行，充分考虑功能性、安全性、经济性、可操作性等，符合《中华人民共和国药典》（2020年版）、生产工艺规程的规定，满足任务要求 （2）具有信息检索能力

【问题情境一】

某中药制剂中心收到一份水丸制备处方，内含阿胶和生地黄等黏性较大的饮片，请问在进行水丸工艺设计时应如何处理？

解决方法：阿胶和生地黄药物黏度大相互粘连不易起模，一般不作为起模用粉。按工艺方案设计，用小米起模时可用95%乙醇将淘洗好的小米涮一下，晾干，以减少小米黏性，后加入药粉起模，成型时可用50%乙醇作为赋形剂，降低黏度，或者直接将胶类药物烊化为液体作为赋形剂进行泛制。

【问题情境二】

某中药制剂中心收到一份水丸制备处方，内含多种中药，在工艺设计时，怎么判断哪些中药宜粉碎，哪些中药宜煎煮，药材在粉碎时需要注意哪些事项？

注意事项：

（1）动物组织或者动物药材不适合打粉。尤其是某些本身易被微生物污染的药，如桑螵蛸，是动物卵鞘，含有病原微生物，最好经煎煮高温消毒后服用。

（2）有毒性的药材不适合打粉，这类药打粉后因混合不匀，导致无法准确控制每次服用的量。打粉后可能致药效增强，毒性也随之增大。例如，全蝎具有通络止痛的功效，煎服需 3～6g，而研粉吞服每次只需 0.6～1g。

（3）含挥发油的药材打粉要注意粉碎机温度，如枳壳、豆蔻、薄荷等，粉碎机在高速旋转过程中温度较高，可能导致有效成分挥发油的蒸发，应采取短时间多次粉碎的方式，尽量降低粉碎机操作温度，减少挥发油的蒸发。

（4）黏性重、含糖量高的药材打粉要注意干燥，如熟地黄、枸杞子等，易吸潮软化发黏，应低温干燥充分。不然易黏附在打粉机内壁，影响药粉的细度。

（四）学习结果评价

序号	评价内容	评价标准	评价结果（是/否）
1	加减人参健脾丸（水丸）任务书的分析判断（见附件1）	（1）能分析判断任务书，必要时与顾客直接有效沟通，明确工作要求及客户个性化需求 （2）具有信息处理能力	
2	加减人参健脾丸（水丸）工艺方案的设计	（1）能编制合理可行，充分考虑功能性、安全性、经济性、可操作性等因素的工艺方案，方案符合《中华人民共和国药典》（2020年版）、生产工艺规程的规定，满足任务要求 （2）具有信息检索能力	

五、课后作业

1. 在设计加减人参健脾丸（水丸）工艺方案时需注意哪些事项。

2. 自行寻找一张加减水丸的处方，并设计该处方的工艺方案。

附件1　学习任务书

某临方制剂加工中心预订部门接到一份加减人参健脾丸（水丸）的加工订单，要求临方制剂部门1日内根据患者如下情况设计一份临方水丸加工的工艺流程方案，然后进行加工。服药患者为6岁的女童，对味道十分敏感，客户要求口感好、粒径适宜、便于服用；尽量口味偏甜、淡淡药香，包装卡通可爱，适当装饰。处方如下：

×××中医院处方笺

姓名	×××	性别	女	门诊	××××××××
科别	中医科	年龄	6岁	日期	××××年××月××日

临床诊断:脾胃虚弱

R:

人参25g	白术(麸炒)150g	茯苓50g	山药(麸炒)100g
陈皮50g	木香12.5g	砂仁25g	炙黄芪100g
当归50g	酸枣仁(炒)50g	远志(制)25g	炙甘草15g
青皮25g			

用法:水丸,每日2次,1次6g,饭后温服
1剂

医师	×××	审核	×××	金额	×××
调配	×××	核对	×××	发药	×××

附件2 加减人参健脾丸（水丸）的制备任务单

任务名称	
处方品种及药量	
患者特殊情况及要求	
有无需特殊处理品种(单包)	
有无毒麻类超标	

制备剂型		总投药量	
生产工期		取药时间	
接单日期		接单人	

附件3 加减人参健脾丸（水丸）的工艺方案

编制日期:

工具	
材料	
设备	
资料	
工作方法	
劳动组织形式	
制备工艺设计	①原料药处理 ②赋形剂选择 ③起模

制备工艺设计	④ 成型		
	⑤ 盖面		
	⑥ 干燥		
	⑦ 选丸		
	⑧ 包装		
成品质量要求			
制备计划用时		制备地点	
编制人		复核人	

任务C-2-2　能按照规程验证加减人参健脾丸（水丸）的工艺

一、核心概念

1. 手工水泛丸

手工水泛丸指采用手工泛制法制成的丸剂，是中药传统制剂技术，又称竹匾泛丸，体现了中医一人一方、辨证论治的精髓。

2. 细粉

细粉指能全部通过 5 号筛，并含能通过 6 号筛不少于 95% 的粉末。

3. 最细粉

最细粉指能全部通过 6 号筛，并含能通过 7 号筛不少于 95% 的粉末。

4. 泛丸匾

泛丸匾又称打盘，是传统中药水泛丸制备过程中的必备器具。多以毛竹劈成条状编成骨架，竹皮或藤皮编织成面制作而成，呈圆形，一般直径 60 ～ 80cm，高度 10 ～ 15cm，表面细密光滑。根据操作方法不同，又分为"桌匾""吊匾""手摇匾"。

5. 丸模

丸模即丸粒基本母核，也称模子，通常为直径约 1mm 的球形粒子，其形状影响丸剂的圆整度，其粒径和数目影响丸粒的规格。

二、学习目标

1. 能根据企业管理规范要求，统筹完成加减人参健脾丸（水丸）工艺设计方案的小试，并如实认真的记录工艺流程、参数等相关信息，明确制备要素及注意事项，具有一定的创新意识。

2. 能充分考虑患者个性化用药需求，设计加减人参健脾丸（水丸）工艺方案准确全面，符合《药品生产质量管理规范》规定，满足任务要求，交由指导教师审核，具备良好的解决突发问题能力。

3. 具备社会主义核心价值观、工匠精神、劳动精神和劳模精神等思政素养。

三、基本知识

1. 原料药的处理

除另有规定外，一般水泛丸的药粉应过 100 ～ 120 目筛，用细粉泛丸，泛出的丸粒表面细腻光滑圆整。若药粉较粗，则丸粒表面粗糙有花斑，甚至有纤维毛。用于起模、盖面、包衣工序的药粉一般应为过 120 ～ 140 目筛的细粉，或根据处方规定选用方中特定药材的细粉。若处方中有些药材需制备药汁，应按规定制备。

2. 赋形剂的选择

水是水丸制备中应用最广、最主要的赋形剂，应选用新煮沸放冷的水或纯化水。水本身虽无黏性，但能润湿溶解药物中的黏液质、胶类、糖、淀粉等成分后产生黏性，从而将药粉泛制成丸。凡临床治疗上无特殊要求，处方中未明确规定赋形剂的种类，成分遇水后性质稳定，润湿后又能产生黏性的药粉，皆可选用水作赋形剂泛丸。若处方中含少量可溶性成分，应先溶解在少量的水中，以利于分散。

3. 起模

（1）粉末直接起模法　机械泛丸时，起模操作在泛丸锅中完成。即用喷雾器喷少量水，撒布少量药粉使之润湿，开动泛丸锅，刷下机壁附着的粉粒，再喷水，撒粉，如此反复操作，使粉粒逐渐增大，至丸模直径约1mm时，筛取1～2号筛之间颗粒，即得丸模。该法制得的丸模较紧密，但费工时。

手工泛丸时，起模操作是在泛丸匾中完成。即用刷子蘸取少量清水，于泛丸匾内一侧（约1/4处）刷匀，使匾面湿润（习称水区），然后将适量的药粉撒布于水区，双手持匾作团、揉、翻等动作，使药粉均匀地粘于匾上；然后用干刷子顺次扫下，倾斜药匾，使润湿的药粉集中到药匾干燥的另一侧，撒布适量的干药粉于湿药粉上，双手持匾作团、揉、翻、撞等动作，使干、湿药粉紧密黏附而成小颗粒；再在水区上加少量水，摇动药匾，使小颗粒在水区再次润湿，再用干刷子顺次扫下，倾斜药匾，使润湿的小颗粒集中到药匾干燥的另一侧，撒布适量的干药粉，双手持匾作团、揉、翻、撞等动作，如此加水加粉反复多次，颗粒逐渐增大至规定标准的圆球形小颗粒，筛去过大、过小颗粒，即得均匀的丸模。

（2）起模用粉量的计算　起模用粉量应根据药粉的性质和丸粒的规格决定。生产中可用下列经验公式计算：

$$X=0.625 \times D/C$$

式中，C 为成品水丸 100 粒干重，单位为 g；D 为药粉总量，单位为 kg；X 为一般起模用粉量，单位为 kg；0.625 为标准丸模 100 粒的湿重，单位为 g。

4. 成型

成型系指将已筛选均匀合格的丸模逐渐加大至接近成品的操作。加大的方法和起模一样，在丸模上进行反复加水润湿、撒粉、黏附滚圆及不断筛选的操作。必要时，可根据药材性质不同采用分层泛入的方法。

操作注意事项如下。

（1）每次加水、加粉量应适当，而且要分布均匀。随着丸粒的增大，加水量和加粉量应酌情逐步增加。

（2）滚动时间应适当，以使丸粒坚实致密而不影响其溶散为指标。

（3）应控制丸粒的粒度和圆整度。在丸粒增大过程中，不断筛选出产生的歪粒、粉块、过大过小的丸粒等，应随时用水调成糊状（俗称浆头）泛在加大的丸粒上，并避免有剩余细粉致使再次加润湿剂时产生新的丸模。

（4）处方中含有芳香挥发性或特殊气味或刺激性极大的药材，应采用分层泛入的操作，将这类药物泛于丸粒中层，避免挥发损失及掩盖药物不良气味和刺激性。

（5）泛丸锅不宜用铁质、铝质或铜质品，尤其含朱砂、硫黄及酸性药物的丸剂，以免变色或产生毒性成分。

5. 盖面

盖面是取已加大、合格、筛选均匀的丸粒，用盖面材料（清水、清浆和部分药材的极细粉等）继续泛制至成品大小，使丸粒表面致密、光洁、色泽一致的操作。常用的盖面方法如下。

（1）干粉盖面　在加大前先用 6 号筛从药粉中筛取最细粉供盖面用，或根据处方规定选用处方中特定的药材细粉盖面。将丸粒置于泛丸锅内，加赋形剂充分湿润，一次或分数次将用于盖面的药物细粉均匀撒于丸上，快速翻、揉，滚动一定时间，至丸粒表面致密、光洁、圆整时即可取出，俗称"收盘"。干粉盖面的丸粒干燥后，丸粒表面色泽均匀、美观。

（2）清水盖面　将丸药置于泛丸锅内，不加干粉，只加清水使丸粒充分润湿，滚动一定时间，迅速取出，立即干燥，否则干燥后的成品色泽不一致。清水盖面的丸粒表面色泽仅次于干粉盖面。

（3）清浆盖面 方法与清水盖面完全相同。用药粉或废丸粒加水制成清浆代替清水进行盖面，即加清浆使丸粒充分润湿，滚动一定时间，迅速取出，立即干燥。应特别注意分布均匀，收盘后立即取出，否则丸粒表面呈深浅不同的色斑。

操作注意事项如下。

（1）干粉盖面时，加入的药粉和赋形剂比例要恰当，分布要均匀，否则易出现光洁度差、色花、并粒及粘连现象。

（2）滚动时间太长，尽管光洁度好，但会造成溶散迟缓。

（3）对一些黏性较大、易并粒的丸药，出锅时可加少量麻油、液状石蜡等防粘连。

6. 干燥

泛制丸因含水量大、易发霉变质，故盖面后的丸粒应及时干燥，控制水丸含水量在9%以内。一般干燥温度为80℃左右，含芳香挥发性成分或遇热易分解成分的丸剂，干燥温度不应超过60℃。干燥时要注意经常翻动，避免出现"阴阳面"。长时间高温干燥可能影响水丸的溶散速度，可采用流化沸腾干燥，既可降低干燥温度，缩短干燥时间，还可控制含水量在2%～3%以下。但对于质地松散、吸水率较强、干燥时体积收缩性较大、易开裂的丸剂宜采用低温焖烘。对色泽要求较高的浅色丸及含水量特高的丸药，应采用先晾、勤翻、后烘的方法，以确保质量。

7. 选丸

选丸是将制成的水丸进行筛选，除去过大、过小及不规则的丸粒，使成品大小均一的操作。泛制法制备水丸过程中，常出现丸粒大小不匀和畸形，除在泛制过程中及时筛选外，干燥后，也需经过筛选。选丸的目的是确保丸粒圆整，大小均匀，剂量准确。选丸可选用手摇筛、振动筛、滚筒筛、CW-1500型小丸连续成丸机组、检丸器及立式检丸器等进行筛选分离。

四、能力训练

（一）操作条件

① 人员：操作员需要经过生产区更衣程序和净化区后进入操作间。

② 机器：小型打粉机、药筛、泛丸匾、选丸筛、烘箱、多媒体设备等。

③ 材料：中药饮片［人参25g，白术（麸炒）150g，茯苓50g，山药（麸炒）100g，陈皮50g，木香12.5g，砂仁25g，炙黄芪100g，当归50g，酸枣仁（炒）50g，远志（制）25g，炙甘草15g，青皮25g］、标签纸、竹刷、喷壶等。

④ 资料：《中华人民共和国药典》（2020年版）；《药品生产质量管理规范》；附件加减人参健脾丸（水丸）的小试记录单等。

⑤ 环境：洁净度应达到大于D级洁净度要求，温度18～26℃，相对湿度45%～65%，一般照明的照明值不低于300lx，中药临方制剂一体化工作站。

（二）安全及注意事项

1. 泛丸岗位应加强通风，尽量降低粉尘浓度。

2. 泛丸过程中所有物料均应有标识，防止发生混药。

3. 选择泛丸匾的时候，尽量选择吸水性能好的泛丸匾，以防止药匾面上积水过多而使药丸集聚成团。

4. 起模所选用的饮片细粉黏性应适中，黏性太强或太差均不利于泛制。

5. 泛丸的器具、设备一药一清理，避免混药。

6. 按设备清洁要求进行清洁。

7. 水电安全、消防安全。

（三）操作过程

工作环节	工作内容	操作方法及说明	质量标准
实施方案制	1. 生产前准备	（1）人员净化 （2）器具准备：打粉机、药筛、泛丸匾、竹刷、喷壶等	（1）清场合格，文件齐全，生产环境和设备符合工艺要求 （2）具有GMP管理意识
	2. 原料药的处理	（1）按处方要求将人参25g、白术（麸炒）150g、茯苓50g、山药（麸炒）100g、陈皮50g、木香12.5g、砂仁25g、炙黄芪100g、当归50g、酸枣仁（炒）50g、远志（制）25g、炙甘草15g、青皮25g等饮片准确称量配齐 （2）以上十三味饮片粉碎成细粉或最细粉 　起模和盖面工序一般用过6～7号筛的药粉 　成型工序一般用过5～6号筛的药粉，填写小试记录单（见附件）	（1）所选用的饮片净度符合《中国药典》（2020年版）及《中药饮片质量标准通则试行》之规定 （2）药粉粒度符合工艺规程要求 （3）具有吃苦耐劳的劳动精神
	3. 赋形剂的选择	应选用新煮沸放冷的水或纯化水	（1）所选用的纯化水符合《中国药典》（2020年版）规定 （2）具有GMP管理意识
	4. 起模	（1）计算起模用粉量并准确称取备用 （2）制备丸模：在泛丸匾中喷少量水，在其上撒布少量药粉使之润湿，转动泛丸匾，刷下锅壁附着的药粉，再喷水、撒粉，如此反复循环多次，使药粉逐渐增大，至泛成直径约1mm的球形颗粒时，筛取1号筛与2号筛之间的丸粒，即成丸模，填写小试记录单（见附件）	（1）起模用粉量为总药粉量的1%～5% （2）制备的丸模粒径应过1号筛和2号筛之间的颗粒 （3）每次撒布药粉宁少勿多 （4）成模量应符合工艺规程要求 （5）具有创新意识

工作环节	工作内容	操作方法及说明	质量标准
实施方案制定	5.成型	在丸模上反复加水湿润、撒粉、黏附滚圆。必要时可根据中药性质不同，采用分层泛入的方法，填写小试记录单（见附件）	（1）丸粒粒径、圆整度、溶散时限应符合工艺规程要求 （2）具有精益求精的工匠精神
	6.盖面	将丸粒润湿撞紧，接着一次或分次将盖面用粉撒于丸粒之上，快速揉、转、撞、翻，使分布均匀，至药物细粉全部黏附在丸粒表面，再旋转滚动适当时间，至丸粒表面湿润、光亮即可取出。盖面后还应让丸粒充分滚动、撞击，使其光、圆、紧密，填写小试记录单（见附件）	（1）丸粒表面致密、光洁、色泽一致 （2）具有精益求精的工匠精神
	7.干燥	应及时低温干燥。干燥温度一般控制在60℃以下，填写小试记录单（见附件）	（1）符合《中国药典》（2020年版）规定，水丸的含水量不得超过9% （2）具有吃苦耐劳的工匠精神
	8.选丸	选丸丸粒干燥后，用筛网筛出不合格丸粒，以保证质量，填写小试记录单（见附件）	（1）丸粒圆整、大小均匀、剂量准确 （2）具有精益求精的工匠精神
	9.包装与贴签	将生产合格的药丸装入适宜容器内，并在容器表面贴上标签，标注操作员、生产日期、药名、重量等，填写小试记录单（见附件）	（1）容器清洁、消毒 （2）标注记录完整，真实 （3）具有创新意识
	10.清场	清洁场地和设备	（1）场地清洁 （2）工具和设备清洁及摆放合理 （3）具有GMP管理意识
过程控制	检查验收	包装好的成品和小试记录单交由指导教师检查审核	（1）制备过程符合《药品生产质量管理规范》规定，满足任务要求 （2）具有解决突发问题能力

【问题情境一】

某药企在手工泛制加减人参健脾丸（水丸）过程中，发现丸模不圆、粘连成团现象。试分析产生此现象的原因有哪些？应如何解决？

原因：泛丸制备过程中加水过多会导致结块、大丸、形状不完整丸。

解决方法：泛丸时每次加水、粉要偏少，水要刷匀、刷薄，丸模应保持微挂粉状态，特别是在起模、成模阶段。除此之外，及时用药筛筛出结块、大丸和形状不完整丸，然后将其用水调成糊状，泛在丸粒上。

【问题情境二】

某药企在手工泛制加减人参健脾丸（水丸）干燥过程中，发现丸粒收缩变硬，试分析产生此现象的原因有哪些？应如何解决？

原因：在丸粒干燥的起始阶段，若水分蒸发过快，在粉粒外层的液体变薄，粉粒之间内聚力骤增，收缩作用增加，造成丸粒收缩变硬。

解决方法：湿丸烘干温度应由低至高逐渐自然升温至各品种应控制的规定温度。

（四）学习结果评价

序号	评价内容	评价标准	评价结果（是／否）
1	准备工序	（1）能进行人员净化和器具准备 （2）具有 GMP 管理意识	
2	原料药处理工序	（1）能正确进行物料的粉碎过筛操作 （2）能正确判断药粉粒度是否合格 （3）具有吃苦耐劳的劳动精神	
3	赋形剂选择工序	（1）能正确选择加减人参健脾丸（水丸）泛丸所用的赋形剂 （2）具有 GMP 管理意识	
4	起模工序	（1）能使用泛丸匾制备丸模 （2）能正确判断丸模粒径是否合格 （3）具有创新意识	
5	成型工序	（1）能使用泛丸匾进行泛丸操作 （2）能正确判断丸粒粒径、圆整度是否合格 （3）具有精益求精的工匠精神	
6	盖面工序	（1）能使用泛丸匾进行盖面操作 （2）能正确判断丸粒粒径、外观是否合格 （3）具有精益求精的工匠精神	
7	干燥工序	（1）能正确干燥丸粒 （2）具有吃苦耐劳的工匠精神	
8	选丸工序	（1）能准确筛选出合格的丸粒 （2）具有精益求精的工匠精神	
9	包装与贴签	（1）能选用适宜的容器包装丸粒 （2）能完整、如实标注丸粒信息 （3）具有创新意识	
10	清场	（1）能对容器、工具和设备进行清洗、清洁、消毒 （2）能对一体化工作站进行清场 （3）具有 GMP 管理意识	
11	检查验收	（1）能向指导教师提交成品和小试记录单 （2）具有解决突发问题能力	

五、课后作业

1. 现有药粉 100kg，要求制成 4000 粒总重 0.25kg 的水丸，请计算起模的用粉量。

2. 当水泛丸产品出现表面色泽不一的问题时，试分析原因并提出解决方法。

附件　加减人参健脾丸（水丸）的小试记录单

生产日期：

工序		人员	起止时间	生产地点	控制项目
原料药处理	药材准备				人参（　）g　白术（麸炒）（　）g　茯苓（　）g 山药（麸炒）（　）g　陈皮（　）g　木香（　）g　砂仁（　）g　炙黄芪（　）g　当归（　）g　酸枣仁（炒）（　）g　远志（制）（　）g　炙甘草（　）g　青皮（　）g
	药材粉碎				粉末粒度： 外观： 重量：
起模					粉末粒度： 丸模粒径： 丸模外观： 用粉量：
成型					丸粒粒径： 外观： 圆整度：
盖面					丸粒粒径： 外观： 重量：
干燥					干燥时间： 外观： 重量：
选丸					外观： 重量：
包装与贴签					容器材质与规格：

任务C-2-3　能改进并完善加减人参健脾丸（水丸）制备工艺

一、核心概念

1. 物料平衡

物料平衡是产品或物料的理论产量或理论用量与实际产量或用量之间的比值。

2. 收率

收率指在化学反应或相关的化学工业生产中，投入单位数量原料获得的实际生产的产品产量与理论计算的产品产量的比值。

3. 重量差异

重量差异指按规定的称量方法测得每丸重量与平均丸重之间的差异程度。

4. 装量差异

装量差异指按规定的称量方法测得每袋（瓶）装量与标示装量之间的差异程度。

5. 溶散时限

溶散时限指丸剂在水中溶化、崩散，碎粒全部通过吊篮筛网所需的时间；或丸剂虽未通过筛网但已软化没有硬的"芯"所需的时间。

6. 溶散迟缓

溶散迟缓指丸剂未在规定溶散时限内溶散的现象，是水丸最常见质量问题之一。

二、学习目标

1. 能根据小试结果，有效分析与审定工艺参数，初步形成加减人参健脾丸（水丸）工艺优化建议，具备较强的统筹协调能力。

2. 能根据指导教师反馈意见，对加减人参健脾丸（水丸）工艺方案进行调整和修改；根据归档文件整理规范要求，及时完成相关记录的填写、整理、存档等工作，具有一定的效率意识。

3. 具备社会主义核心价值观、工匠精神、劳动精神和劳模精神等思政素养。

三、基本知识

1. 物料平衡度计算公式

$$物料平衡度 = \frac{干丸总重量 + 废弃量}{粉末投入量 + 投入辅料量} \times 100\%$$

2. 收率计算公式

$$总收率 = \frac{包装实得干丸剂量（万丸）}{中药饮片投料理论产出量（万丸）} \times 100\%$$

$$某工序总收率 = \frac{实际得到中间产品量（kg）}{实际投入原辅料量（kg）} \times 100\%$$

3. 重量差异检查

以 10 丸为 1 份（丸重 1.5g 及 1.5g 以上的以 1 丸为 1 份），取供试品 10 份，分别称定重量，再与每份标示重量（每丸标示量 × 称取丸数）相比较（无标示重量的丸剂，与平均重量比较），超出重量差异限度的不得多于 2 份，并不得有 1 份超出限度 1 倍。重量差异限度见表 C-2-1。

表 C-2-1　重量差异限度

标示重量（或平均重量）	重量差异限度
0.05g 及 0.05g 以下	±12%
0.05g 以上至 0.1g	±11%
0.1g 以上至 0.3g	±10%
0.3g 以上至 1.5g	±9%
1.5g 以上至 3g	±8%
3g 以上至 6g	±7%
6g 以上至 9g	±6%
9g 以上	±5%

4. 装量差异检查

取供试品 10 袋（瓶），分别称定每袋（瓶）内容物的重量，每袋（瓶）装量与标示装量相比较，超出装量差异限度的不得多于 2 袋（瓶），并不得有 1 袋（瓶）超出限度 1 倍。装量差异限度见表 C-2-2。

表 C-2-2　装量差异限度

标示装量	装量差异限度
0.0g 及 0.5g 以下	±12%
0.5g 以上至 1g	±11%
1g 以上至 2g	±10%
2g 以上至 3g	±8%
3g 以上至 6g	±6%
6g 以上至 9g	±5%
9g 以上	±4%

5. 溶散时限检查

取供试品 6 丸，选择适当孔径筛网的吊篮（丸剂直径在 2.5mm 以下的用孔径约 0.42mm 的筛网；在 2.5 ～ 3.5mm 之间的用孔径约 1.0mm 的筛网；在 3.5mm 以上的用孔径约 2.0mm 的筛网），照崩解时限检查法（通则 0921）片剂项下的方法加挡板进行检查。除另有规定外，小蜜丸、水蜜丸和水丸应在 1h 内全部溶散；浓缩水丸、浓缩蜜丸、浓缩水蜜丸和糊丸应在2h内全部溶散。滴丸不加挡板检查，应在30min内全部溶散，包衣滴丸应在1h内全部溶散。操作过程中如供试品黏附挡板妨碍检查时，应另取供试品6丸，以不加挡板进行检查。上述检查，应在规定时间内全部通过筛网。如有细小颗粒状物未通过筛网，但已软化且无硬芯者可按符合规定论。

解决丸剂溶散超时限的对策如下。

（1）对于黏性成分、疏水性成分较多丸剂，可加适量崩解剂克服，缩短溶散时间。

（2）泛丸用药粉不宜过细，一般过5号筛或6号筛即可。

（3）在生产中只要不产生大量小丸，尽可能增加每次的加粉量，缩短滚动时间。

（4）含水量控制在《中国药典》（2020年版）规定范围内再稍低些即可，但不宜过低。

（5）选择适宜的干燥方法、干燥温度及干燥速度。

（6）难溶性的丸剂可用10%～25%乙醇起模泛丸，能使溶散时间缩短。在较难溶散的丸剂中加入适量崩解剂，如：1%～5%低取代羟丙基纤维素、羧甲基淀粉钠、淀粉及聚山梨酯-80等。

四、能力训练

（一）操作条件

① 人员：操作员需要经过生产区更衣程序和净化区后进入操作间。

② 机器：电子天平、崩解仪、搪瓷盘、计算器、计时器等。

③ 材料：称量纸、白纸、包装袋、标签纸、签字笔、劳保用品等。

④ 资料：电子天平操作规程、崩解仪操作规程、《中华人民共和国药典》（2020年版）、加减人参健脾丸（水丸）的小试记录单、加减人参健脾丸（水丸）数据分析表等。

⑤ 环境：中药临方制剂一体化工作站。

（二）安全及注意事项

1. 在检查重量差异时，包糖衣丸剂应检查丸芯的重量差异并符合规定，包糖衣不再检查重量差异。

2. 质量检查之前应先检查电子天平、崩解仪设备检验合格证是否有效。

3. 按设备清洁要求进行清洁。

4. 水电安全、消防安全。

（三）操作过程

工作环节		工作内容	操作方法及说明	质量标准
审定工艺参数	学生评价	计算收率	按照收率计算方法规范正确计算	收率符合工艺要求
		计算物料平衡	按照物料平衡计算方法规范正确计算	95%～105%
		检查重量差异	按照重量差异检查法规范操作	超出重量差异限度的不得多于2份，并不得有1份超出限度1倍
		检查装量差异	按照装量差异检查法规范操作	超出装量差异限度的不得多于2包，并不得有1包超出限度1倍
		检查溶散时限	按照溶散时限检查法规范操作	水丸应在1h内全部溶散
	教师评价	核对关键步骤的控制参数	按照加减人参健脾丸（水丸）工艺优化建议表相关项目进行对比检查	符合加减人参健脾丸（水丸）工艺优化建议表相关质量要求
		评价水丸外观	按照外观检查法规范操作	为棕褐色的水丸，气香，味微苦，略辛。外观应圆整，大小、色泽应均匀，无粘连现象
		检查包装密闭性	按照包装检查法规范操作	密封
优化工艺方案		整理存档	（1）将整理后的所有单据交给指导老师审核后归档保存，档案保存注明人员、时间等信息（2）根据工艺参数完善加减人参健脾丸（水丸）工艺方案	（1）单据收集整理齐全，单据内容真实，无涂改，字迹清晰（2）形成精确具体的加减人参健脾丸（水丸）工艺方案（3）具有一定的效率意识

【问题情境一】

某药企在检测手工泛制的加减人参健脾丸（水丸）物料平衡过程中，发现物料平衡超限度。试分析产生此现象的原因有哪些？应如何解决？

原因：①操作不标准导致物料损失过大；②不同工序之间交接不细致，出现错误或遗漏。

解决方法：规范操作，规范交接，双人复核使物料平衡限度控制在95%～105%。

【问题情境二】

某药企在检测手工泛丸溶散时限过程中，发现制备的水丸溶散迟缓。试分析产生此现象的原因有哪些？应如何解决？

原因：①原料药中含黏性成分、疏水性成分较多；②干燥温度过高（＞80℃）。

解决方法：严格按照工艺规程操作，控制干燥温度。

（四）学习结果评价

序号	评价内容	评价标准	评价结果(是/否)
1	审定工艺参数	（1）能准确计算收率、物料平衡、重量差异、装量差异 （2）能进行溶散时限检查 （3）具有统筹协调能力和精益求精的工匠精神	
2	优化工艺方案	（1）能根据指导教师反馈，优化加减人参健脾丸（水丸）工艺方案 （2）能完成加减人参健脾丸（水丸）各项生产记录的填写、整理、存档等工作 （3）具有一定的效率意识和吃苦耐劳的劳动精神	

五、课后作业

1. 请根据加减人参健脾丸（水丸）工艺优化建议表所列内容，对加减人参健脾丸（水丸）工艺方案进行改进完善，重新优化设计加减人参健脾丸（水丸）工艺方案。

2. 谈一谈在进行水丸制备工艺设计时，有哪些注意事项？需具备哪些职业素养？

附件　加减人参健脾丸（水丸）工艺优化建议表

工艺参数	控制指标	实际指标	优化建议
收率	据实计算		
物料平衡	95%～105%		
重量差异	超出重量差异限度的不得多于2份，并不得有1份超出限度1倍		
装量差异	超出装量差异限度的不得多于2包（瓶），并不得有1包（瓶）超出限度1倍		
溶散时限	水丸应在1h内全部溶散		
外观	应圆整，大小、色泽应均匀，无粘连现象		
包装	充分冷却后再装入容器中密闭		

项目C-3　浓缩丸制备工艺设计

任务C-3-1　能正确设计加减八珍益母丸（浓缩丸）的工艺方案

一、核心概念

1. 浓缩丸

浓缩丸又称药膏丸、浸膏丸，指饮片或部分饮片提取浓缩后，与适宜的辅料或其余饮片细粉，以水、炼蜜或炼蜜和水为黏合剂制成的丸剂。根据所用黏合剂不同，分为浓缩水丸、浓缩蜜丸和浓缩水蜜丸等。

2. 浓缩水丸

浓缩水丸指以水或适宜浓度的乙醇为润湿剂制成的浓缩丸。具有水丸的特点和规格，但与水丸比较，饮片或部分饮片进行了提取、浓缩，减小服用剂量，便于服用、运输、携带和贮存。浓缩水丸采用泛制法制备。

3. 浓缩蜜丸

浓缩蜜丸指以炼蜜为黏合剂制成的浓缩丸。具有蜜丸的特点和规格，但与蜜丸比较，饮片或部分饮片进行了提取、浓缩，减小服用剂量，便于服用、运输、携带和贮存。浓缩蜜丸采用塑制法制备。

4. 中药临方制剂

中药临方制剂指受患者委托，调剂或制剂人员根据医师为患者辨证施治后开具的个体化中药处方，采用适当工艺加工而成的定制化制剂，俗称"一人一方一剂"，是个性化药学服务的重要内容。

5. 浓缩丸制备工艺设计

制备工艺设计指在符合相关法规、技术条件和成本允许的情况下，根据具体的处方特点、载药量增大等浓缩丸特点和患者的个性偏好，设计药味入药形式（煎煮/生粉）、药味使用形式（先煎/后下等）、黏合剂选择、基本制法选择、填充辅料选择、原料药粉碎选择、原料药提取选择、原料药浓缩比例选择、矫味选择和包装选择等方案，指导临方浓缩丸的制备与质量控制。

二、学习目标

1. 能分析判断加减八珍益母丸（浓缩丸）工艺设计任务单，必要时与客户直接有效沟通，明确工作要求及客户个性化需求，具备良好的信息处理能力。

2. 能查阅《中华人民共和国药典》（2020 年版）、《八珍益母丸生产工艺规程》等资料获取相关信息，明确工艺设计流程和质量标准，充分考虑安全性、有效性、经济性、可操作性、患者适应性等因素，编制完整可行的工艺设计方案，具备良好的信息检索能力。

3. 具备社会主义核心价值观、工匠精神、劳动精神和劳模精神等思政素养。

三、基本知识

1. 处方中药饮片的鉴别

【益母草】

益母草饮片呈不规则的段。茎方形，四面凹下成纵沟，灰绿色或黄绿色。切面中部有白髓。叶片灰绿色，多皱缩、破碎。轮伞花序腋生，花黄棕色，花萼筒状，花冠二唇形。气微，味微苦。

性状评价：一般以茎细，质嫩，叶多，色绿，无杂质者为佳。

【党参】

党参片为类圆形的厚片。外表皮灰黄色、黄棕色至灰棕色，有时可见根头部有多数疣状突起的茎痕和芽。切面皮部淡棕黄色至黄棕色，木部淡黄色至黄色，有裂隙或放射状纹理。有特殊香气，味微甜。

米炒党参片形如党参片，表面深黄色，偶有焦斑。

性状评价：一般以根条粗长，质柔润，气浓味甜，嚼之无渣者为佳。

【白术】

白术片为不规则的厚片。外表皮灰黄色或灰棕色。切面黄白色至淡棕色，散生棕黄色的点状油室，木部具放射状纹理；烘干者切面角质样，色较深或有裂隙。气清香，味甘、微辛，嚼之略带黏性。

麸炒白术片形如白术片，表面黄棕色，偶见焦斑。略有焦香气。

性状评价：一般以个大，质坚实，断面色黄白，无空心，香气浓者为佳。

【茯苓】

茯苓个为类球形、椭圆形、扁圆形或不规则团块，大小不一。外皮薄而粗糙，棕褐色至黑褐色，有明显的皱缩纹理。体重，质坚实，断面颗粒性，有的具裂隙，外层淡棕色，内部白色，少数淡红色，有的中间抱有松根。气微，味淡，嚼之黏牙。

茯苓块为去皮后切制的茯苓，呈立方块状或方块状厚片，大小不一。白色、淡红色或淡棕色。

茯苓片为去皮后切制的茯苓，呈不规则厚片，厚薄不一。白色、淡红色或淡棕色。

性状评价：一般以色白（赤茯苓以色绯红），质坚实，无砂粒嵌入，嚼之黏性强者为佳。

【甘草】

甘草片为类圆形或椭圆形的厚片。外表皮红棕色或灰棕色，具纵皱纹。切面略显纤维性，中心黄白色，有明显放射状纹理及形成层环。质坚实，具粉性。气微，味甜而特殊。

炙甘草片为类圆形或椭圆形切片。外表皮红棕色或灰棕色，微有光泽。切面黄色至深黄色，形成层环明显，射线放射状。略有黏性。具焦香气，味甜。

性状评价：一般以外皮细紧，色红棕，质坚，体重，断面黄白色，粉性足，味甜者为佳。

【当归】

当归片为类圆形、椭圆形或不规则薄片。外表皮浅棕色至棕褐色。切面浅棕黄色或黄白色，平坦，有裂隙，中间有浅棕色的形成层环，并有多数棕色的油点，香气浓郁，味甘、辛、微苦。

酒当归片形如当归片。切面深黄色或浅棕黄色，略有焦斑。香气浓郁，并略有酒香气。

性状评价：一般以主根粗长，外皮色黄棕，断面色黄白，质柔韧、油润，气味浓郁者为佳。

【白芍】

白芍片为类圆形的薄片。表面淡棕红色或类白色。切面微带棕红色或类白色，形成层环明显，可见稍隆起的筋脉纹呈放射状排列。气微，味微苦、酸。

炒白芍片形如白芍片，表面微黄色或淡棕黄色，有的可见焦斑。气微香。

性状评价：一般以根粗，坚实，粉性足，无白心或裂缝者为佳。

【川芎】

川芎饮片为不规则厚片，外表皮灰褐色或褐色，有皱缩纹。切面黄白色或灰黄色，具有明显波状环纹或多角形纹理，散生黄棕色油点。质坚实。气浓香，味苦、辛，微甜。

性状评价：一般以个大，质坚实，断面色黄白，油性大，香气浓者为佳。

【熟地黄】

熟地黄饮片为不规则的块片、碎块，大小、厚薄不一。表面乌黑色，有光泽，黏性大。质柔软而带韧性，不易折断，断面乌黑色，有光泽。气微，味甜。

性状评价：鲜地黄一般以粗壮，色红黄者为佳。生地黄一般以块大，体重，断面乌黑色，味甜者为佳。

【黄芪】

黄芪饮片为类圆形或椭圆形的厚片，外表皮黄白色至淡棕褐色，可见纵皱纹或纵沟。切面皮部黄白色，木部淡黄色，有放射状纹理及裂隙，有的中心偶有枯朽状，黑褐色或呈空洞。气微，味微甜，嚼之有豆腥味。

性状评价：一般以条粗长，断面色黄白，粉性足，味甜，豆腥味浓者为佳。

【肉苁蓉】

肉苁蓉片为不规则形的厚片。表面棕褐色或灰棕色。有的可见肉质鳞叶。切面有淡棕色或棕黄色点状维管束，排列成波状环纹。气微，味甜、微苦。

酒肉苁蓉片形如肉苁蓉片。表面黑棕色，切面点状维管束，排列成波状环纹。质柔润。略有酒香气，味甜，微苦。

性状评价：甜肉苁蓉一般以个大，身肥，鳞细，颜色灰褐色至黑褐色，油性大，茎肉质软者为佳。咸肉苁蓉一般以色黑质糯，细鳞粗条，体扁圆者为佳。

【覆盆子】

覆盆子饮片呈半月形，背面密被灰白色茸毛，两侧有明显的网纹，腹部有突起的棱线。体轻，质硬。气微，味微酸涩。

性状评价：一般以个大、饱满、完整、质结实、色黄绿、味酸、无杂质者为佳。

【沙苑子】

沙苑子饮片略呈肾形而稍扁，长 2 ～ 2.5mm，宽 1.5 ～ 2mm，厚约 1 mm。表面光滑，褐绿色或灰褐色，边缘一侧微凹处具圆形种脐。质坚硬，不易破碎。子叶 2，淡黄色，胚根弯曲，长约 1 mm。气微，味淡，嚼之有豆腥味。

盐沙苑子形如沙苑子，表面鼓起，深褐绿色或深灰褐色。气微，味微咸，嚼之有豆腥味。

性状评价：一般以颗粒饱满，褐绿色者为佳。

【菟丝子】

菟丝子饮片呈类球形，直径 1 ～ 2mm。表面灰棕色至棕褐色，粗糙，种脐线形或扁圆形。质坚实，不易被指甲压碎。气微，味淡。

盐菟丝子形如菟丝子，表面棕黄色，裂开，略有香气。

性状评价：一般以色灰黄，颗粒饱满者为佳。

【枸杞子】

枸杞子饮片为类纺锤形或椭圆形，长6～20mm，直径3～10mm。表面红色或暗红色，顶端有小突起状的花柱痕，基部有白色的果梗痕。果皮柔韧，皱缩；果肉肉质，柔润。种子20～50粒，类肾形，扁而翘，长1.5～1.9mm，宽1～1.7mm，表面浅黄色或棕黄色。气微，味甜。

性状评价：一般以粒大、色红、肉厚、质柔润、籽少、味甜者为佳。

【山楂】

山楂饮片为圆形片，皱缩不平，直径1～2.5cm，厚0.2～0.4cm。外皮红色，具皱纹，有灰白色小斑点。果肉深黄色至浅棕色。中部横切片具5粒浅黄色果核，但核多脱落而中空。有的片上可见短而细的果梗或花萼残迹。气微清香，味酸、微甜。

炒山楂形如山楂片，果肉黄褐色，偶见焦斑。气清香，味酸、微甜。

焦山楂形如山楂片，表面焦褐色，内部黄褐色。有焦香气。

性状评价：一般以片大、皮红、肉厚、核小者为佳。

【神曲】

神曲饮片为方形或长方形的块状，直径约3cm，厚约1cm，外表土黄色，粗糙。质硬脆，易断，断面不平整，类白色，可见未被粉碎的褐色残渣及发酵后的空隙。具陈腐气，味苦。

炒神曲呈方形小块，部分破碎，表面深黄色，偶有焦斑。有香气，质坚脆。

焦神曲呈方形小块，部分破碎，表面焦黄色，内部微黄色。有焦香气，质坚脆。

性状评价：一般以色黄棕、块整、陈久、具香气、无虫蛀、无杂质者为佳。

【麦芽】

麦芽饮片呈梭形，长8～12mm，直径3～4mm。表面淡黄色，背面为外稃包围，具5脉；腹面为内稃包围。除去内外稃后，腹面有1条纵沟；基部胚根处生出幼芽和须根，幼芽长披针状条形，长约5mm。须根数条，纤细而弯曲。质硬，断面白色，粉性。气微，味微甘。

炒麦芽形如麦芽，表面棕黄色，偶有焦斑。有香气，味微苦。

焦麦芽形如麦芽，表面焦褐色，有焦斑。有焦香气，味微苦。

性状评价：一般以质坚充实、色淡黄、有胚芽、无霉虫、无杂质者佳。

2. 加减八珍益母丸的基本知识

【处方名称】八珍益母丸

【处方来源】《景岳全书》

【处方组成】益母草200g，党参50g，白术（麸炒）50g，茯苓50g，甘草25g，当归100g，白芍（酒炙）50g，川芎50g，熟地黄100g。

【组方原则】八珍益母丸方用四物和四君子加益母草而成，熟地黄、当归、白芍、川芎四物活血调经，党参、茯苓、白术、甘草四君子益气健脾；纯用四物则独阴不长，纯用四君子则孤阳不生，两方合用，则气血有调和之益，再合益母草活血行气，有补阴之功。诸药共奏补气血，调月经之功。方中重用妇科良药益母草，活血化瘀，调经止痛，为君药。熟地黄大补阴血，当归、白芍养血和血，党参、白术、茯苓益气健脾，共为臣药。川芎行气活血，使补而不滞，为佐药。甘草益气调和诸药为使。诸药合用，共奏益气养血，活血调经之功，是治疗气血不足兼有瘀滞之妇科疾病的常用方剂。

【功能主治】益气养血，活血调经。用于气血两虚兼有血瘀所致的月经不调，症见月经周期错后、行经量少、淋漓不净、精神不振、肢体乏力。

【规格】①大蜜丸，每丸重 9g；②水蜜丸，每 10 丸重 1g。

3. 浓缩丸常用的赋形剂

（1）水　最常用的赋形剂。水本身无黏性，但能润湿、溶解药粉中的黏液质、糖、胶质等成分而诱发黏性，使药材细粉制成泛丸。处方中某些引湿性、水溶性药物或剧毒药、贵重药可先溶解或分散于水中，再与其他药粉制丸。应使用制药纯化水（蒸馏水、去离子水等）或新沸冷开水。适用于遇水不变质、不溶解，而药材粉末本身又具有一定的黏性的药物。

（2）乙醇　乙醇润湿药粉后产生的黏性比水弱，且含乙醇量越高、黏性越弱，若用水泛丸黏性太强时，可用乙醇（或酒）泛丸。乙醇易于挥发而使制品容易干燥。同时，乙醇具有防腐作用，可使药物在泛制过程中不霉变。

（3）蜂蜜　蜂蜜中含有大量的糖类，不仅味甜，而且黏性较强，因而具有黏合、助丸成型的作用。尤其是蜂蜜加热炼制后，与药粉混合制丸，操作简便，丸粒光洁、滋润、崩解缓慢、作用持久，是一种良好的黏合剂。炼蜜规格及选用见表 C-3-1。

表 C-3-1　炼蜜规格及选用

规格	要求			选用
	炼制温度	含水量	颜色及特征	
嫩蜜	105～115℃	17%～20%	稍有黏性	适合于含较多黏液质、胶质、糖、淀粉、油脂、动物组织等黏性较强的药粉
中蜜	116～118℃	14%～16%	鱼眼泡、有黏性、无长白丝	适合于黏性中等的药粉制丸，大部分蜜丸所采用
老蜜	119～122℃	＜10%	牛眼泡、滴水成珠、黏性强、打白丝（白色长丝）	黏性差的矿物药、富含纤维的药粉

4. 浓缩丸的特点

（1）处方中部分或全部饮片经提取浓缩处理，具有体积减小、易于服用与吸收，同时利于携带与储藏、不易霉变等特点。

（2）饮片在提取浓缩过程经提取、浓缩和干燥等工序，受热时间较长，某些有效成分可能会受到影响，使药效降低。

（3）成品吸潮性较强，包装时必须注意密封防潮。

5. 饮片粉碎或提取的确定原则

原料药的处理应根据饮片的质地和所含有效成分的性质，考虑处方功能主治及制备方法的要求，确定饮片粉碎或提取。

① 一般量少而作用强烈的药物、贵重细料药及含淀粉多的饮片宜粉碎成细粉。

② 质地坚硬、纤维性强、体积大、含糖分多、黏性大的饮片宜提取制膏。

③ 有效成分（或有效部位）明确且含量较高的饮片，又有简便稳定可行的提取方法，可提取有效成分（或有效部位），并进一步去除杂质，缩小体积。提取与制粉饮片的比例，须根据得膏率、制粉率及采用的制丸工艺等情况综合分析确定。

6. 适宜粉碎的药材

贵细类：人参、三七、川贝母、西红花、冬虫夏草、阿胶等。

淀粉类：茯苓、山药、天花粉、白芷、浙贝母等。

含挥发油类：薄荷、莪术、肉桂等。

芳香类：草果、豆蔻、砂仁、厚朴等。

7. 适宜提取的药材

油脂类：柏子仁、郁李仁、苦杏仁、桃仁、芥子、莱菔子等。

含糖类：地黄、枸杞子、黄精等。

矿物贝壳类：紫石英、钟乳石、磁石、石决明、瓦楞、龟甲、鳖甲、龙骨、牡蛎等。

毒性药材：附子、川乌、草乌、商陆等。

纤维类：鸡血藤、葛根、灵芝、杜仲等。

8. 提取浓缩的注意事项

在提取制膏过程中，一般的饮片可采用煎煮法取其煎煮液浓缩；含挥发性成分的饮片应先提取挥发油或芳香水，药渣再与一般药材同煎；遇热易分解的饮片不宜直火加热煎煮，宜采用渗漉法提取。

浓缩时的温度不宜太高，以减压浓缩或薄膜浓缩为佳。膏的稠度应视粉末的多少而定，一般以刚用完为好。若需先制备浸膏粉，则浸膏粉质量直接影响成品的疗效。制粉的关键在于浸膏的干燥，常采用喷雾干燥法、减压干燥法等方法，干燥所得浸膏色泽浅、质地松脆、易于粉碎、药味浓郁。若采用常压干燥，则干燥所得浸膏色黑、质硬、极难粉碎、常有焦糊味。

四、能力训练

（一）操作条件

① 人员：中药临方制剂工艺设计一般发生在临方制剂加工中心、中医医疗机构制剂室中，中药临方制剂工艺设计工作一般由技师层级的中药临方制剂工段长完成。

② 机器：计算机、多媒体设备等。

③ 材料：中药饮片［益母草 200g，党参 50g，白术（麸炒）50g，茯苓 50g，甘草 25g，当归 100g，白芍（酒炙）50g，川芎 50g，熟地黄 100g，黄芪 100g，肉苁蓉 50g，覆盆子 30g，沙苑子 30g，菟丝子 30g，枸杞子 30g，山楂（炒焦）15g，神曲（炒焦）15g，麦芽（炒焦）15g］、标签纸、纸笔等。

④ 资料：《中华人民共和国药典》（2020 年版）；《药品生产质量管理规范》；附件 1 加减八珍益母丸（浓缩丸）的学习任务书、附件 2 加减八珍益母丸（浓缩丸）的制备任务单、附件 3 加减八珍益母丸（浓缩丸）的工艺方案等。

⑤ 环境：中药临方制剂一体化工作站。

（二）安全及注意事项

1. 设计工艺方案之前，明确客户个性化需求，做好记录，真正做到"一人一方一剂"。

2. 认真审查处方，防止有相反、相畏、妊娠禁忌的药物出现。

3. 验收处方饮片时，检查调剂人员是否按照处方处理意见进行调配；根据个人经验再次复核处方饮片品种的准确性和饮片质量；复核处方的重量：500g 处方重量误差应在 20g 以内；500 ~ 1000g 处方重量误差应在 30g 以内；1000g 以上处方重量误差应在 50g 以内；处方饮片药品味数在 1 ~ 4 之间的重量误差应在 5g 以内；贵细药品重量误差应在 0.1g ~ 0.5g 以内。

4. 除另有规定外，供制丸剂用的药粉应为细粉。不能通过筛网的粗粉可以加入提取浓缩药材中。

5. 所用饮片提取物应按制法规定，采用一定的方法提取浓缩制成。注意药材性质及组方比重确定提取成分，浓缩量不宜太大，一般不超过 60%。

6. 除另有规定外，浓缩水蜜丸、浓缩水丸均应在 80℃以下干燥；含挥发性成分或淀粉较多的丸剂应在 60℃以下干燥；不宜加热干燥的应采用其他适宜的方法干燥。

7. 工艺设计方案完成之后双人复核，确保安全无误，切实可行。

（三）操作过程

工作环节	工作内容	操作方法及说明	质量标准
下达任务	加减八珍益母丸（浓缩丸）任务书的分析判断(见附件1)	（1）现场交流法：明确患者情况及需求 （2）分析并填写制备任务单（见附件2）	（1）分析判断任务书，必要时与顾客直接有效沟通，明确工作要求及客户个性化需求 （2）具有信息处理能力
制订方案	加减八珍益母丸（浓缩丸）设计工艺方案的编制	（1）资料查阅法：查阅八珍益母丸（浓缩丸）和加减中药饮片的制备工艺，根据药材性质、组方比重等，设计粉碎和提取饮片的种类及程度、干燥温度及时间 （2）按照以下八个步骤编制加减八珍益母丸（浓缩丸）制备工艺方案（见附件3） ① 原料药处理 ② 赋形剂选择 ③ 制丸块 ④ 制丸条 ⑤ 制丸粒 ⑥ 干燥 ⑦ 质量控制 ⑧ 包装	（1）方案合理可行，充分考虑功能性、安全性、经济性、可操作性等，符合《中华人民共和国药典》（2020年版）、生产工艺规程的规定，满足任务要求 （2）具有信息检索能力

【问题情境一】

泛制法制备浓缩水丸有两种方法，第一种是取方中部分药材煎出液或提取液浓缩成膏作为黏合剂与另一些药材细粉泛制成丸。第二种是将稠膏与药材细粉混合成块状、烘干，磨成细粉，用纯净水或不同浓度的乙醇作润湿剂泛制成丸。请问在进行浓缩丸制备工艺设计时应如何选择，有哪些注意事项？

注意事项： 一般来说，方中膏少药粉多宜用泛制法；膏与药粉相适应可酌用机械制成小丸；膏多粉少时宜用塑制法，要确保浓缩丸的质量和疗效。

用泛制法制备浓缩丸时，需先制浸膏粉。此粉的质量直接影响着成品的疗效，制粉的关键在于浸膏的干燥。浸膏干燥多采用喷雾干燥法、低温减压干燥法。其干燥的浸膏块色泽浅，质地松脆，易粉碎，药味浓。如用常压干燥后的浸膏色黑，断面呈玻璃状，极难粉碎，味焦糊，成品疗效较差。

【问题情境二】

某中药制剂中心收到一份浓缩丸处方，内含挥发性成分的药材，请问在进行浓缩丸制备工艺设计时应如何提取浓缩，有哪些注意事项？

注意事项： 提取浓缩成膏过程，以不损失有效成分为好。所以应按药材的质地和临床所需药材的有效成分的性质，采取不同的方法进行提取。如含挥发性成分的药材，应先提取挥发油或芳香水。含遇热易分解有效成分的药材，不宜用直火煎熬，采用渗漉法较为恰当。一般性的药材可取其煎出液，浓缩成膏。

浓缩的温度要低，过高时有效成分易被破坏，又易焦糊，以减压浓缩或薄膜浓缩较好。膏的稠度应视粉末的多少而定，一般以能用完为好，太稀体积大，用不完；太稠又费人力、物力，混合时难以操作。溶剂也应根据药材性质适当选择，如水、乙醇或水乙醇混合溶剂。

（四）学习结果评价

序号	评价内容	评价标准	评价结果（是/否）
1	加减八珍益母丸（浓缩丸）任务书的分析判断（任务书见附件1）	（1）分析判断任务书，必要时与顾客直接有效沟通，明确工作要求及客户个性化需求 （2）具有信息处理能力	
2	加减八珍益母丸（浓缩丸）设计工艺方案的编制	（1）能编制合理可行、充分考虑功能性、安全性、经济性、可操作性等因素的设计方案，方案符合《中华人民共和国药典》（2020年版）、生产工艺规程的规定，满足任务要求 （2）具有信息检索能力	

五、课后作业

1. 简述中药饮片原料药的处理原则，并举例说明。
2. 自行寻找一张可制备浓缩丸的临方制剂处方，并设计该处方的工艺方案。

附件1　学习任务书

某临方制剂加工中心预订部门接到一份总药量为990g加减八珍益母丸（浓缩丸）的加工订单，要求临方制剂部门2日内根据患者如下情况设计一份临方浓缩蜜丸加工的工艺流程方案，然后交付给制剂生产部门进行加工。服药患者为40岁左右的女性、不爱吃药，客户要求口感好、粒径稍大、便于服用；尽量减少服用量和服用次数、口味偏甜，包装用瓶，方便携带，不用装饰。处方如下：

普通处方

×××中医院处方笺

姓名	×××	性别	女	门诊	×××××××××
科别	中医科	年龄	40岁	日期	×××年××月××日

临床诊断：气血两虚

R:

益母草200g	党参50g	白术（麸炒）50g	茯苓50g	甘草25g
当归100g	白芍（酒炙）50g	川芎50g	熟地黄100g	黄芪100g
肉苁蓉50g	覆盆子30g	沙苑子30g	菟丝子30g	枸杞30g

焦三仙（焦山楂、焦神曲、焦麦芽）各15g

1剂

用法：浓缩丸，每日2次，1次9g，饭后温服

医师	×××	审核	×××	金额	×××
调配	×××	核对	×××	发药	×××

附件2　加减八珍益母丸（浓缩丸）的制备任务单

任务名称			
处方品种及药量			
患者特殊情况及要求			
有无需特殊处理品种(单包)			
有无毒麻类超标			
制备剂型		总投药量	
生产工期		取药时间	
接单日期		接单人	

附件3　加减八珍益母丸（浓缩丸）的工艺方案

编制日期：

工具			
材料			
设备			
资料			
工作方法			
劳动组织形式			
制备工艺设计	①原料药处理 ②赋形剂选择 ③制丸块 ④制丸条 ⑤制丸粒 ⑥干燥 ⑦质量检查 ⑧包装		
成品质量要求			
制备计划用时		制备地点	
编制人		复核人	

任务C-3-2 能按照规程验证加减八珍益母丸（浓缩丸）的工艺

一、核心概念

1. 浓缩蜜丸塑制法

浓缩蜜丸塑制法指将处方中部分药材饮片提取浓缩成膏，加适量炼蜜混匀后做黏合剂，其余药材饮片粉碎成细粉与之混合均匀，制成可塑性丸块后再制丸；或将处方中全部药材饮片提取制成清（浸）膏，加适量炼蜜混匀后，再与适宜辅料混合均匀，制成可塑性丸块后再制丸。操作方法同蜜丸，原料药的处理原则同浓缩水丸。

2. 最细粉

最细粉指能全部通过 6 号筛，并含能通过 7 号筛不少于 95% 的粉末。

3. 浸提

浸提指采用适宜的溶剂与方法将饮片中可溶性成分浸出。目的是尽可能多地浸出饮片中的有效成分或有效部位，并最大限度地减少无效成分的浸出，以减少服用量，提高疗效。常用浸提溶剂有水、乙醇、丙酮等。

4. 含水量

含水量指含水物质中所含水分量占该物质总重量的百分比（重量含水量）或所含水分的体积占该物质总体积的百分比（容积含水量）。含水量 =（湿重 – 干重）/ 湿重 ×100%。

5. 搓丸板

搓丸板指由硬质木料等制成，主要有上下两压板和搓丸条板组成。上下压板上各有半圆形沟槽，对合后即为圆形。沟槽的直径依丸粒大小而定，常见规格有 3g、6g、9g 三种。是小规模制作丸药的最佳工具。

二、学习目标

1. 能根据企业管理规范要求，统筹完成工艺设计方案的小试，并如实认真地记录工艺流程、参数等相关信息，明确制备要素及注意事项，具有一定的创新意识。

2. 能充分考虑患者个性偏好，设计工艺方案准确全面，符合《药品生产质量管理规范》规定，满足任务要求，交由指导教师审核，具备良好的解决突发问题能力。

3.具备社会主义核心价值观、工匠精神、劳动精神和劳模精神等思政素养。

三、基本知识

1. 药材处理

（1）粉碎部分　粉碎的药物应占总处方药量的30%～40%，应粉碎成100～120目的最细粉。

① 含粉性强的药物，如桔梗、山药等。

② 质软易碎的药物，如海螵蛸、煅石膏等。

③ 贵重细料药物，如牛黄、麝香等。

④ 量少而作用强烈的药物，如冰片、蟾酥等。

（2）提取部分　提取的药物占总处方药量的60%～70%。

① 纤维性强的药物，如大腹皮、丝瓜络等。

② 质地坚硬的矿物药，如磁石、自然铜等。

③ 树脂类的药物，如乳香、没药等。

④ 糖分多的药物，如熟地黄、大枣等。

提取方法，按传统制备采用水煎煮。现代改进工艺后，根据处方中药物所含有效成的性质，采用不同的方法进行提取。

① 含挥发油的需提油，其残渣和水溶液应视其有无需要部分，若为需要部分则再经煎煮提取其水溶性成分，如陈皮提取挥发油后，还要将水溶性成分陈皮甙进行提取。

② 醇溶性成分多则用醇提法。提取方法应根据有效成分能否耐受热，可选择渗漉法或回流提取法。同时注意醇浓度的选择。

③ 水溶性成分和成分不详的药材要用水煎煮或温浸。

（3）其他药物处理

① 处方中若有汁类药物，如乳汁（麦门冬丸）、牛胆汁（牛胆苦参丸）、熊胆汁（舌尖丸）、竹沥（竹沥达痰丸）、饴糖（百补增力丸）、葡萄糖等液体药物，应加水稀释成混悬液，作为黏合剂使用。

② 处方中有新鲜药材，如鲜姜、葱白等，为防止其有效成分受热破坏，可榨成汁，按汁类药物处理。

③ 处方中含有胶类药物，如阿胶，为提纯品，很难粉碎，则可将其烊化后作为黏合剂使用。

2. 提取液浓缩成膏

将提取液浓缩成膏的过程中，应以不损失有效成分为前提，所以浓缩的方法要选择适当，浓缩的温度不要过高，防止成分分解破坏、膏体焦糊。一般多用薄膜蒸发和减压浓缩，浓缩至稠膏状，相对密度在1.35～1.40之间。

3. 润滑剂

为防止丸块黏附器具，同时使丸粒表面光滑，制丸过程中可使用适量的润滑剂。一般机制蜜丸用乙醇做润滑剂，传统制丸用麻油与蜂蜡的融合物做润滑剂，即将 1000g 麻油加热至沸，然后加入黄蜡 200～300g 融化，搅匀，冷却后即得油膏状润滑剂。

4. 制丸块

制丸块是将已混合均匀的药粉加入定温定量炼制好的蜂蜜，充分混匀，制成软硬适宜、可塑性良好的丸块（即软材）的操作，又称合坨、合药或和药。手工操作可在盆中进行，大生产则采用槽形混合机。制好的丸块应放置一段时间（俗称"醒坨"），待蜜充分渗透到药粉内，使制好的药坨更加柔润，便于后续操作的进行。

影响丸块质量的因素主要有以下三方面。

（1）炼蜜程度　应根据药粉的黏性强弱、粉末粗细、存放时间、药粉含水量高低、生产时的气温等选择不同程度的炼蜜。否则蜜过嫩，则蜜粉结合不好，丸粒搓不光滑；蜜过老，丸块发硬，难于搓圆。

（2）和药蜜温　应根据药性而定。

① 一般药用热蜜（80～90℃）、滋补药用温蜜（60～70℃）和药。

② 处方中含大量树脂、胶质、糖、油质类药物时，如乳香、没药、阿胶、熟地黄等，具有较强的黏性，用热蜜会使药粉烫成团，不易混合，且放冷后又变硬不好制丸，宜用温蜜（60℃左右）和药。

③ 处方中有冰片、麝香等芳香挥发性药时，为防药物遇热挥散，也应用低温蜜（50～60℃）和药。

④ 处方中含大量茎、叶、全草类或矿物性药物时，如益母草、紫苏叶、赭石、磁石等，其黏性很小，须用老蜜趁热（100℃左右）和药。

（3）用蜜量　用蜜量的多少直接影响到和药制成的团块的柔软性和成丸。药粉与炼蜜的比例一般为 1：0.7～1.5，通常为 1：1。在实际生产中视具体情况用蜜量可多可少。

影响用蜜量的主要因素有以下三点。①药粉性质，一般含糖量多、胶质类及油脂类的药粉本身黏性大，用蜜量少。相反含较多纤维质和质地疏松而黏性差的药粉则用蜜量多，最多可达 1：2 以上。②季节影响，夏天温度高，用蜜量应少；冬季温度低，用蜜量应多。③和药方法，手工和药用蜜量较多；机械和药用蜜量较少。

5. 制丸条

根据丸重的要求，将和好并放置一定时间的定量药坨，搓成适当的丸条，丸条的质量要求粗细均匀，表面光滑，内部充实无中空现象。搓条时需用少量润滑剂，防止粘连。手工搓条时，按照搓丸板上具有丸粒数和每丸重量称取一定重量的丸块（丸粒数×丸重），置于搓丸板的平面上，手持搓条板，施加压力搓成光滑的条。

6. 制丸粒

制丸粒是根据要求将搓好的丸条断成符合要求的丸粒的过程。丸粒制好后，要求圆整、光滑、滋润。手工制丸粒时，用不同规格的搓丸板搓丸，可以制成不同大小的丸粒。操作时先在搓丸板上下压板涂少量润滑油，然后将搓好的丸条横放在搓丸板上的下压板上，用上压板用力顺沟槽方向来回滑动加压，直到上下压板的沟槽相遇，此时将丸条切成小段，再前后搓动数次，即搓成圆滑的丸粒。

7. 干燥

为使蜜丸的含水量符合规定，防止蜜丸发霉变质，达到干燥和灭菌双重效果，可采用微波加热、远红外辐射干燥或 60～80℃低温干燥。处方中含有芳香挥发性或遇热易分解的药物成分时，应控制在 60℃以下干燥。以老蜜为黏合剂制成的蜜丸无须干燥，可立即分装。

四、能力训练

（一）操作条件

① 人员：操作员需要经过生产区更衣程序和净化区后进入操作间。

② 机器：煎药机、小型打粉机、药筛、搓条板、搓丸板、烘箱、瓷盆、方盘等。

③ 材料：中药饮片［益母草 200g，党参 50g，白术（麸炒）50g，茯苓 50g，甘草 25g，当归 100g，白芍（酒炙）50g，川芎 50g，熟地黄 100g，黄芪 100g，肉苁蓉 50g，覆盆子 30g，沙苑子 30g，菟丝子 30g，枸杞子 30g，山楂（炒焦）15g，神曲（炒焦）15g，麦芽（炒焦）15g］、蜂蜜、麻油、黄蜡、乙醇、滤网、密度计、标签纸、包装纸、纸笔等。

④ 资料：《中华人民共和国药典》（2020 年版），《药品生产质量管理规范》，附件加减八珍益母丸（浓缩丸）的小试记录单等。

⑤ 环境：洁净度应达到大于 D 级洁净度要求。温度 18～26℃，相对湿度 45%～65%，一般照明的照明值不低于 300lx，中药临方制剂一体化工作站。

（二）安全及注意事项

1. 一般处方中膏多粉少时用塑制法制丸。

2. 药材的提取、粉碎比例，一般以提取浓缩的稠膏与药粉混合即可制成适宜丸块为宜，必要时可加适量的细粉或炼蜜进行调节。

3.制备成丸后,应及时进行干燥。

4.粉碎岗位应加强通风,尽量降低粉尘浓度。

5.药材前处理过程中所有物料均应有标识,防止发生混药。

6.制丸的器具、设备一药一清理,避免混药。

7.按设备清洁要求进行清洁。

8.水电安全、消防安全。

(三)操作过程

工作环节	工作内容	操作方法及说明	质量标准
实施方案	1.生产前准备	(1)人员净化 (2)器具准备:搓条板、搓丸板、瓷盆、方盘等	(1)清场合格,文件齐全,生产环境和设备符合工艺要求 (2)具有GMP意识
	2.药材处理	(1)对药材饮片进行洗涤、干燥、灭菌 (2)将益母草200g、当归100g、黄芪100g、肉苁蓉50g、覆盆子30g、沙苑子30g、菟丝子30g、枸杞子30g、山楂(炒焦)15g、神曲(炒焦)15g、麦芽(炒焦)15g粉碎成最细粉 (3)将党参50g、白术(麸炒)50g、白芍(酒炙)50g、茯苓50g加水煎煮二次,第一次3h,第二次2h,合并滤液,滤过,滤液浓缩成稠膏;取熟地黄100g、甘草25g加水煎煮三次,第一次3h,第二次2h,第三次1h,合并煎液,滤过,滤液浓缩成稠膏;取川芎50g以70%乙醇为溶剂,浸渍24h后,进行渗漉,收集漉液,回收乙醇,浓缩成稠膏	(1)所选用的饮片净度符合《中国药典》(2020年版)及《中药饮片质量标准通则试行》之规定 (2)粉末经100目筛网过筛成最细粉 (3)滤液经200目筛网滤过至澄清 (4)浓缩至相对密度为1.25(60℃) (5)准确记录粉末粒度、筛前重量、粉末量 (6)准确记录提取加水量、提取时间、提取量 (7)准确记录浓缩时间、浓缩密度、浓缩量 (8)具有创新意识
	3.辅料处理	制备黏合剂,使用炼蜜锅炼制蜂蜜到规定程度 制备润滑剂,将蜂蜡与麻油(按1∶10的比例)加热溶化至沸腾,搅拌均匀	(1)炼蜜量不超过1600g (2)炼蜜颜色为红棕色,以手捻之有黏性,拉出长丝不断 (3)准确记录炼制程度、含水量、炼蜜量 (4)准确记录蜂蜡用量、麻油用量、润滑量 (5)具有精益求精的工匠精神
	4.制丸块	将稠膏与细粉混匀,加适量炼蜜,在瓷盆内混合均匀即成丸块,将丸块取出装于均匀涂抹润滑剂的不锈钢盘中,称重,复核无误后记录,再将不锈钢盘中的药坨倒于均匀涂抹润滑剂的凉药台上,附上物料签	(1)药粉与炼蜜的比例为1∶1.2~1∶1.4 (2)和药蜜温为80~100℃ (3)每次添加炼蜜宁少勿多 (4)丸块应符合工艺规程要求 (5)准确记录用蜜量、润滑剂用量、丸块量、合坨时间、凉丸时间 (6)具有吃苦耐劳的劳动精神

工作环节	工作内容	操作方法及说明	质量标准
实施方案	5.制丸条	在搓条板上加适量的润滑剂，称取一定重量的丸块，置于搓丸板的平面上，手持搓条板，施加压力搓成光滑的条	(1)丸条重量、均匀度、光滑度应符合工艺规程要求 (2)准确记录丸条外观、丸条重、丸条数、制条时间 (3)具有爱岗敬业的劳模精神
	6.制丸粒	操作时先在搓丸板上下压板涂少量润滑油，然后将粗细均匀的丸条横放在搓丸板低槽沟上，用有沟槽的压丸板，先轻轻前后搓动，逐渐施压，然后继续搓压，直至上下齿端相遇而将丸条切成小段，再搓成光滑圆整的丸粒	(1)丸粒圆整、表面光滑、滋润 (2)准确记录丸粒外观、丸粒重、丸粒数、制丸时间 (3)具有精益求精的工匠精神
	7.干燥	应及时干燥。将制丸于凉丸室放置5h以上，室温应控制在18～26℃，相对湿度应控制在45%～65%	(1)符合《中国药典》(2020年版)规定蜜丸的含水量不得超过15% (2)准确记录干燥温度、干燥时间、干燥后丸重 (3)具有诚实劳动的劳动精神
	8.选丸	丸粒干燥后，人工选出不合格丸粒，以保证质量	(1)丸粒圆整、大小均匀、剂量准确 (2)准确记录不合格丸粒数、不合格重量、合格丸粒数、合格重量 (3)具有诚实守信的社会主义核心价值观
	9.包装与贴签	将生产合格的药丸装入适宜容器内，并在容器表面贴上标签，标注操作员、生产日期、药名、重量等	(1)容器清洁、消毒 (2)标注记录完整、真实 (3)具有诚信意识
	10.清场	清洁场地和设备	(1)场地清洁 (2)工具和设备清洁及摆放合理 (3)具有GMP意识
过程控制	检查验收	包装好的成品和生产记录交由指导教师检查审核	(1)制备过程符合《药品生产质量管理规范》规定，满足任务要求 (2)具有解决突发问题能力

【问题情境一】

某药企用手工塑制加减八珍益母丸（浓缩丸），在生产过程中，制备出的蜜丸表面粗糙。试分析产生此现象的原因有哪些？应如何解决？

原因：①药料中含纤维多；②药料中含矿物或贝壳类药过多；③药粉过粗；④加蜜量少而且混合不均；⑤润滑剂用量不足。

解决方法：一般是将药材粉碎得更细些，加大用蜜量，用较老的炼蜜，给足润滑剂等办法解决。亦可将含纤维多的、矿物药等药味加以提取，浓缩成稠膏兑入炼蜜中。

【问题情境二】

某药企用手工塑制加减八珍益母丸（浓缩丸），在生产过程中或存放一定时间后，将蜜丸掰开时，在其中心有一个小空隙，常见有糖等结晶析出（俗称"返砂"），试分析产生此现象的原因是什么？应如何解决？

原因：①蜂蜜质量欠佳，含果糖少；②蜂蜜炼制不到程度；③合坨不均匀；④搓丸时力度控制不够精确。

解决方法：①改善蜂蜜质量；②控制炼蜜程度；③在合坨时反复揉搓，使丸块更细腻；④在搓丸时掌握力度，先轻轻前后搓动，逐渐加压，然后继续反复多次搓压。

（四）学习结果评价

序号	评价内容	评价标准	评价结果(是/否)
1	准备工序	（1）能进行人员净化和器具准备 （2）具有 GMP 意识	
2	药材处理工序	（1）能正确进行物料的粉碎过筛和提取浓缩操作 （2）能准确判断药粉粒度和提取浓度是否合格 （3）能准确记录粉碎、提取、浓缩等相关工艺参数 （4）具有创新意识	
3	辅料处理工序	（1）能正确选择加减八珍益母（浓缩丸）塑丸所用的黏合剂和润滑剂 （2）能准确记录炼蜜、蜜蜡用量等工艺参数 （3）具有精益求精的工匠精神	
4	制丸块工序	（1）能正确制备丸块 （2）能正确判断丸块可塑性是否合格 （3）能准确记录用蜜量、丸块重量等工艺参数 （4）具有吃苦耐劳的劳动精神	
5	制丸条工序	（1）能使用搓条板进行制丸条操作 （2）能正确判断丸条重量、均匀度、光滑度是否合格 （3）能准确记录丸条数、丸条重量等数据 （4）具有爱岗敬业的劳模精神	
6	制丸粒工序	（1）能使用搓丸板进行制丸粒操作 （2）能正确判断丸粒外观、质地是否合格 （3）能准确记录丸粒数、丸粒重等数据 （4）具有精益求精的工匠精神	
7	干燥工序	（1）能正确干燥丸粒 （2）能准确记录干燥温度、干燥时间等工艺参数 （3）具有诚实劳动的劳动精神	
8	选丸工序	（1）能准确筛选出合格的丸粒 （2）能准确记录不合格丸粒数、不合格重量等数据 （3）具有诚实守信的社会主义核心价值观	
9	包装与贴签	（1）能选用适宜的容器包装丸粒 （2）能完整、真实标注丸粒信息 （3）具有诚信意识	

序号	评价内容	评价标准	评价结果(是/否)
10	清场	(1)能对容器、工具和设备进行清洗、清洁、消毒 (2)能对一体化工作站进行清场 (3)具有GMP意识	
11	检查验收	(1)能向指导教师提交成品和小试记录单 (2)具有解决突发问题能力	

五、课后作业

1. 当塑制浓缩蜜丸产品出现表面粗糙的问题时，请分析原因并提出解决方法。

2. 为保证制备的浓缩蜜丸丸重和圆整度符合要求，操作中应注意哪些问题？

附件　加减八珍益母丸（浓缩丸）的小试记录单

工序		人员	起止时间	生产地点	控制项目
药材处理	粉碎				益母草(　)g　　当　归(　)g 黄　芪(　)g　　肉苁蓉(　)g 覆盆子(　)g　　沙苑子(　)g 菟丝子(　)g　　枸杞子(　)g 山楂(炒焦)(　)g 神曲(炒焦)(　)g 麦芽(炒焦)(　)g 粉末粒度： 筛前重量： 粉末量：
	提取浓缩				党参(　)g　　白术(麸炒)(　)g 茯苓(　)g　　白芍(酒炙)(　)g 第1次用水量： 第1次煎煮用时： 第1次滤液量： 第2次用水量： 第2次煎煮用时： 第2次滤液量： 浓缩时间： 浓缩密度： 稠膏量： 熟地黄(　)g　甘草(　)g 第1次用水量： 第1次煎煮用时： 第1次滤液量： 第2次用水量： 第2次煎煮用时：

工序		人员	起止时间	生产地点	控制项目
药材处理	提取浓缩				第2次滤液量： 第3次用水量： 第3次煎煮用时： 第3次滤液量： 浓缩时间： 浓缩密度： 稠膏量： 川芎(　　)g 乙醇用量； 滤液量： 乙醇回收量： 稠膏量：
辅料处理	炼蜜				温度： 相对密度： 含水量： 炼蜜量：
	润滑剂				蜂蜡用量： 麻油用量： 润滑量：
制丸块					用蜜量： 用润滑量： 丸块量： 合坨时间： 凉丸时间：
制丸条					丸条外观： 丸条重： 丸条数： 制条时间：
制丸粒					丸粒外观： 丸粒重： 丸粒数： 制丸时间：
干燥					干燥温度： 干燥时间： 干燥后总重：
选丸					不合格丸粒数： 不合格重量： 合格丸粒数： 合格重量：
包装与贴签					容器材质与规格：

任务C-3-3 能改进并完善加减八珍益母丸（浓缩丸）制备工艺

一、核心概念

1. 物料平衡

物料平衡是产品或物料的理论产量或理论用量与实际产量或用量之间的比值。

2. 收率

收率指在化学反应或相关的化学工业生产中，投入单位数量原料获得的实际生产的产品产量与理论计算的产品产量的比值。

3. 重量差异

重量差异指按规定的称量方法测得每丸重量与平均丸重之间的差异程度。

4. 装量差异

装量差异指按规定的称量方法测得每袋（瓶）装量与标示装量之间的差异程度。

5. 溶散时限

溶散时限指丸剂在水中溶化、崩散，碎粒全部通过吊篮筛网所需的时间；或丸剂虽未通过筛网但已软化没有硬的"芯"所需的时间。

二、学习目标

1. 能根据加减八珍益母丸（浓缩丸）的小试结果，完成数据计算，分析工艺参数，初步形成加减八珍益母丸（浓缩丸）优化建议，具备较强的统筹协调能力。

2. 能根据指导教师反馈意见，最终形成一份切实可行的加减八珍益母丸（浓缩丸）工艺设计方案；根据归档文件整理规范要求，及时完成相关记录的填写、整理、存档等工作，具有一定的效率意识。

3. 具备社会主义核心价值观、工匠精神、劳动精神和劳模精神等思政素养。

三、基本知识

1. 物料平衡度计算公式

$$物料平衡度（\%）=\frac{实际值}{理论值}\times100\%$$

理论值：按照所用的原辅料（包装材料）量在生产中无任何损失或差错的情

况下得出的最大数量。

实际值：生产过程实际产出量。

实际值包括：本工序产出量、收集的废品量、生产中取得样品量（检品）、丢弃的不合格物料（如捕尘系统、真空系统、管道系统中收集的废弃物）等。

2. 收率计算公式

$$总收率（\%）=\frac{包装实得干丸剂量（万丸）}{中药饮片投料理论产出量（万丸）}\times 100\%$$

$$某工序总收率（\%）=\frac{实际得到中间产品量（kg）}{实际投入原辅料量（kg）}\times 100\%$$

3. 重量差异检查

以 10 丸为 1 份（丸重 1.5g 及 1.5g 以上的以 1 丸为 1 份），取供试品 10 份，分别称定重量，再与每份标示重量（每丸标示量 × 称取丸数）相比较（无标示重量的丸剂，与平均重量比较），超出重量差异限度的不得多于 2 份，并不得有 1 份超出限度 1 倍。重量差异限度见表 C-3-2。

表 C-3-2　重量差异限度

标示重量（或平均重量）	重量差异限度
0.05g 及 0.05g 以下	±12%
0.05g 以上至 0.1g	±11%
0.1g 以上至 0.3g	±10%
0.3g 以上至 1.5g	±9%
1.5g 以上至 3g	±8%
3g 以上至 6g	±7%
6g 以上至 9g	±6%
9g 以上	±5%

4. 装量差异检查

取供试品 10 袋（瓶），分别称定每袋（瓶）内容物的重量，每袋（瓶）装量与标示装量相比较，超出装量差异限度的不得多于 2 袋（瓶），并不得有 1 袋（瓶）超出限度 1 倍。装量差异限度见表 C-3-3。

表 C-3-3　装量差异限度

标示装量	装量差异限度
0.0g 及 0.5g 以下	±12%
0.5g 以上至 1g	±11%
1g 以上至 2g	±10%

标示装量	装量差异限度
2g 以上至 3g	±8%
3g 以上至 6g	±6%
6g 以上至 9g	±5%
9g 以上	±4%

5. 溶散时限检查

取供试品 6 丸，选择适当孔径筛网的吊篮（丸剂直径在 2.5mm 以下的用孔径约 0.42mm 的筛网；在 2.5 ~ 3.5mm 之间的用孔径约 1.0mm 的筛网；在 3.5mm 以上的用孔径约 2.0mm 的筛网），照崩解时限检查法（通则 0921）片剂项下的方法加挡板进行检查。

除另有规定外，小蜜丸、水蜜丸和水丸应在 1h 内全部溶散；浓缩水丸、浓缩蜜丸、浓缩水蜜丸和糊丸应在 2h 内全部溶散。滴丸不加挡板检查，应在 30min 内全部溶散，包衣滴丸应在 1h 内全部溶散。操作过程中如供试品黏附挡板妨碍检查时，应另取供试品 6 丸，以不加挡板进行检查。上述检查，应在规定时间内全部通过筛网。如有细小颗粒状物未通过筛网，但已软化且无硬心者可按符合规定论。

解决丸剂溶散超时限的对策：

（1）对于黏性成分、疏水性成分较多丸剂，可加适量崩解剂克服，缩短溶散时间。

（2）泛丸用药粉不宜过细，一般过 5 号筛或 6 号筛即可。

（3）在生产中只要不产生大量小丸，尽可能增加每次的加粉量，缩短滚动时间。

（4）含水量控制在《中国药典》（2020 年版）规定范围内再稍低些即可，但不宜过低。

（5）选择适宜的干燥方法、干燥温度及干燥速度。

（6）难溶性的丸剂可用 10% ~ 25% 乙醇起模泛丸，能使溶散时间缩短。在较难溶散的丸剂中加入适量崩解剂，如 1% ~ 5% 低取代羟丙基纤维素、羧甲基淀粉钠、淀粉及聚山梨酯 -80 等。

四、能力训练

（一）操作条件

① 人员：操作员需要经过生产区更衣程序和净化区后进入操作间。

② 机器：电子天平、崩解仪、搪瓷盘、计算器、计时器等。

③ 材料：加减八珍益母丸（浓缩丸）、称量纸、白纸、包装袋、标签纸、签字笔、劳保用品等。

④ 资料：电子天平操作规程、崩解仪操作规程、《中华人民共和国药典》（2020年版）、加减八珍益母丸（浓缩丸）的小试记录单、加减八珍益母丸（浓缩丸）数据分析表等。

⑤ 环境：中药临方制剂一体化工作站。

（二）安全及注意事项

1. 检查电子天平设备检验合格证是否有效。

2. 通过批量小试，确定粉碎工艺参数，优化药粉混合时间，可以通过正交试验的方法，考察合坨过程所采用的炼蜜程度、和坨时蜜温以及药粉与炼蜜比例，优化合坨工艺参数，解决丸块硬度较大的问题，提高生产效率和浓缩蜜丸质量。

3. 蜂蜜来源的植物和地区较多，导致目前市场上炼蜜质量参差不齐，蜜源选择不当可能会对蜜丸的质量产生不利影响。

4. 崩解过于迟缓时，可加适量崩解剂来改善。

（三）操作过程

工作环节		工作内容	操作方法及说明	质量标准
审定工艺参数	学生评价	计算收率	按照收率计算方法规范正确计算	收率符合工艺要求
		计算物料平衡	按照物料平衡计算方法规范正确计算	95%～105%
		检查重量差异	按照重量差异检查法规范操作	差异限度为±6%，超出重量差异限度的不得多于2份，且不得有1份超出限度1倍
		检查装量差异	按照装量差异检查法规范操作	差异限度为±5%，超出装量差异限度的不得多于2包，且不得有1包超出限度1倍
		检查溶散时限	按照溶散时限检查法规范操作	浓缩蜜丸应在2h内全部溶散
	教师评价	核对关键步骤的控制参数	按照加减八珍益母丸（浓缩丸）工艺优化建议表相关项目进行对比检查	符合加减八珍益母丸（浓缩丸）工艺优化建议表相关质量要求
		评价浓缩蜜丸外观	按照外观检查法规范操作	本品为棕黑色的浓缩蜜丸；微有香气，味甜而微苦。外观应圆整，大小、色泽应均匀，无粘连现象
		检查包装密闭性	按照包装检查法规范操作	密封
优化工艺方案		整理存档	（1）将整理后的所有单据交给指导老师审核后归档保存，档案保存注明人员、时间等信息 （2）根据工艺参数完善加减八珍益母丸（浓缩丸）工艺方案	（1）单据收集整理齐全，单据内容真实，无涂改，字迹清晰 （2）形成精确具体的加减八珍益母丸（浓缩丸）工艺方案 （3）具有一定的效率意识

【问题情境一】

某中药临方制剂总监想要优化加减八珍益母丸（浓缩丸）的提取工艺，试分析优化策略？

优化策略：

（1）优化煎煮方式，采用"多级煎煮提取"的方法，即两次或多次分别提取分级别合并提取液后再浓缩，利用提高药材受热面积的原理，促进有限成分的分级浸出。

（2）优化传统工艺参数，增加控制指标。如溶剂pH、酸化酸度、不同醇浓度醇沉法等。

（3）生物学新技术的引用，如酶提取技术，利用酶破坏植物细胞壁的手段，简化有效成分提取，减少加热造成的耗能。

（4）新设备技术的开发，如超临界流体萃取（SFE）、超声波提取、微波提取（MAE）等新技术具有时间短、收率高、耗能低等优势。

【问题情境二】

近日某中医馆接到顾客反映称所购买的浓缩蜜丸在储存过程中发生发霉、生虫、生螨等问题，试分析产生此现象的原因是什么？应如何解决？

原因：①药材加工炮制不净，残留微生物或虫卵等；②药材在粉碎、过筛、合坨、制丸及包装等操作中污染；③包装不严密，在贮存中污染。

解决方法：制备过程中应严格按卫生标准要求，防止微生物和虫卵等带入或再污染。

（四）学习结果评价

序号	评价内容	评价标准	评价结果（是/否）
1	审定工艺参数	（1）能准确计算收率、物料平衡、重量差异、装量差异 （2）能进行溶散时限检查 （3）具有统筹协调能力和精益求精的工匠精神	
2	优化工艺方案	（1）能根据指导教师反馈，优化加减八珍益母丸（浓缩丸）工艺方案 （2）能完成加减八珍益母丸（浓缩丸）各项生产记录的填写、整理、存档等工作 （3）具有一定的效率意识和吃苦耐劳的劳动精神	

五、课后作业

1. 请根据加减八珍益母丸（浓缩丸）工艺优化建议表所列内容，对加减八珍益母丸（浓缩丸）工艺方案进行改进完善，重新优化设计加减八珍益母丸（浓缩丸）工艺方案。

2.结合本次学习任务，谈一谈在进行浓缩丸制备工艺设计时，有哪些注意事项？需具备哪些职业素养？

附件 加减八珍益母丸（浓缩丸）工艺优化建议表

工艺参数	控制指标	实际指标	优化建议
收率	据实计算		
物料平衡	95%～105%		
重量差异	差异限度为 ±6%，超出重量差异限度的不得多于 2 份，且不得有 1 份超出限度 1 倍		
装量差异	差异限度为 ±5%，超出装量差异限度的不得多于 2 包(瓶)，且不得有 1 包(瓶)超出限度 1 倍		
溶散时限	浓缩蜜丸应在 2h 内全部溶散		
外观	应圆整，大小、色泽应均匀，无粘连现象		
包装	充分冷却后再装入容器中密闭		